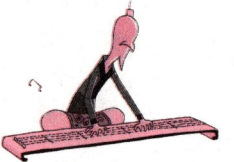

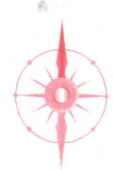

《黄帝内经》养生速查全书

矫浩然 ○ 编著

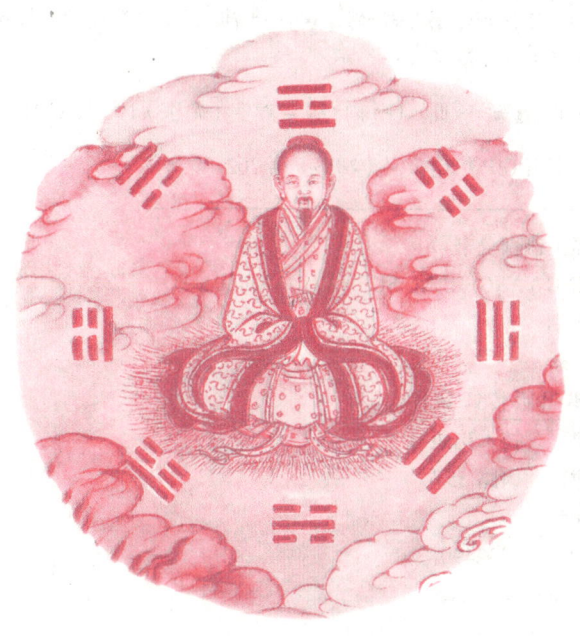

天津出版传媒集团

天津科学技术出版社

图书在版编目（CIP）数据

《黄帝内经》养生速查全书/矫浩然编著 .—天津：天津科学技术出版社，2013.8（2021.4重印）
ISBN 978-7-5308-8272-6

Ⅰ．①黄… Ⅱ．①矫… Ⅲ．①《内经》- 养生（中医）Ⅳ．① R221

中国版本图书馆 CIP 数据核字（2013）第 202139 号

《黄帝内经》养生速查全书
HUANGDINEIJING YANGSHENG SUCHA QUANSHU

责任编辑：孟祥刚
责任印制：兰　毅

出　　版：	天津出版传媒集团
	天津科学技术出版社

地　　址：天津市西康路 35 号
邮　　编：300051
电　　话：（022）23332490
网　　址：www.tjkjcbs.com.cn
发　　行：新华书店经销
印　　刷：三河市万龙印装有限公司

开本 720×1020　1/16　印张 18　字数 349 000
2021 年 4 月第 1 版第 2 次印刷
定价：55.00 元

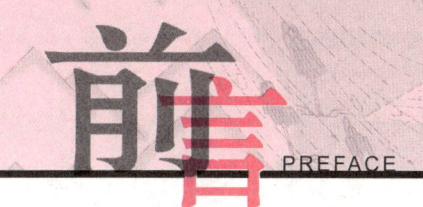

轻松读懂第一养生宝典

　　《黄帝内经》是我国现存最早的一部医学理论典籍，是中国人养心、养性、养生的千古圣典，也是一本蕴含中国生命哲学源头的大百科全书。它为我们解读了体内的五脏六腑、纵横身体上下的经络系统是如何运作，如何影响我们身体健康的。教人如何因地制宜、顺时养生，如何根据各人体质而养生，如何调节人体的阴阳平衡，如何调节自己的情志，如何追求至上的生命质量。数千年来，中华民族在它的庇佑之下生生不息——人们能够"尽终其天年，度百岁乃去"。

　　近年来，随着环境污染的加剧，生活节奏的加快，以及生活水平的提高，人们对养生方面知识的需求变得更加迫切。要想解除这些困扰，确保人体的健康，离开伏羲、神农、黄帝三位圣人的医学理论是不可能的。

　　本书参考了数千年来人们对《黄帝内经》的大量研究成果，采取人们容易理解的白话文形式，结合生命科学、道家养生理论和中国传统文化，对其中或隐或显的思想采用图解的形式进行全方位解读，为您扫清阅读中的外围障碍，解读更深入、更透彻，使您轻松把握《黄帝内经》的精髓。

　　本书采取文图一对一的形式，将《黄帝内经》中的思想精髓进行提炼和图解，丰富的知识含量、易懂的文字、艺术性的图解形式、别具一格的画风，使原书中看似艰深的哲学和中医原理，变成人人都能触摸践行的生活准则。相信本书定能使您在轻松阅读中，领悟到《黄帝内经》中的养生智慧，并从中发现对自己有用的东西。

节标题
点明本节要讲的内容。

正 文
通俗易懂的文字，让您很快进入《黄帝内经》。

《黄帝内经》——中医养生的源头

"不治已病治未病"是《黄帝内经》中的一个非常重要的思想，全书用大量篇幅教人如何在不吃药的情况下达到健康、长寿的目的，本书也因此而开创了中医养生的源头。

古人与当世之人的养生差别

书的一开始，黄帝就问岐伯，为何现在人寿命短而年纪轻轻动作就显得衰老，对此，岐伯是这样回答的：上古时期的人，懂得养生之道，能按照天地间阴阳变化的规律，来调整自身阴阳的变化；使用一些正确的养生方法，饮食有节制，生活作息有规律，不过度地劳累，因此能够使精神与形体相互协调，健康无病，达到人类应有的寿命即一百岁以后才去世。现在的人就不是这样了啊！他们把酒当做汤水贪饮不止，生活毫无规律，喝醉酒后行房；尽其所有的欲望，耗竭他的精气；不知色欲以致精竭阴枯，用不正当的嗜好将体内的真气耗散殆尽，不知道应当谨慎地保持精气的盈满；不善于调养自己的精神，贪图一时的快乐；生活作息没有规律，所以活到50岁左右就显得衰老了。

正确的养生之道

远古时候的圣人教导人们说：必须避开自然界致病因素的侵袭，思想上要保持清心寡欲，人体真气才能正常运行，精气和神气守内，病邪又怎么会侵犯人体呢？所以那时的人们都能够恬淡安闲而少有嗜欲，心情安逸而不受外界事物的干扰，身体虽然在劳动却不觉得疲倦。人体正气调顺，因为少欲，所以每个人的要求都能得到满足，每个人的愿望都可以实现，这样才能达到饮食通顺，每个人能根据所需满足自己的愿望。在饮食方面，不论是粗糙的还是精致的，人们都觉味美可口；无论穿什么样的衣服，都觉得很满意；对自己的生活习惯，总是顺心的；对别人的一切都不羡慕，思想达到淳朴境界。正因为如此，不良的嗜好就不能吸引他们的视听，淫念邪说就不能动摇他们的意志。

原文： 智者察同，愚者察异，愚者不足，智者有余，有余则耳目聪明，身体轻强，老者复壮，壮者益治。

释文： 聪明的人，在健康无病的时候，就能够注意养生保健；而愚蠢的人，只有在出现了疾病时，才知道注意。所以愚蠢的人常正气不足，体力衰弱；而聪明的人，正气旺盛，精力充沛。

养生的四种境界

在中国的传统文化中，寿命超出平常人水平的有四种人，分别是真人和贤人，他们都是懂得养生之道的人。

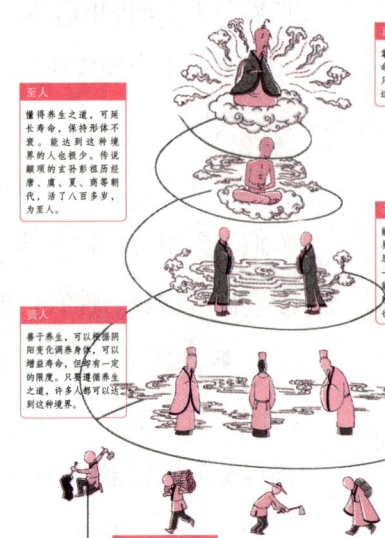

《内经》名言
在阅读本书的同时，品味原汁原味的经典。

别具一格的画风
让您在阅读本书时，体验一种美的享受。

使用说明

本书采取文图一对一的形式,将《黄帝内经》中的思想精髓进行提炼和图解。通俗易懂的文字、艺术性的图解形式、别具一格的画风,使原书中看似深奥的知识变得简单,人人都能触摸践行。

修炼图
疏通不同经脉的各个姿势展示。

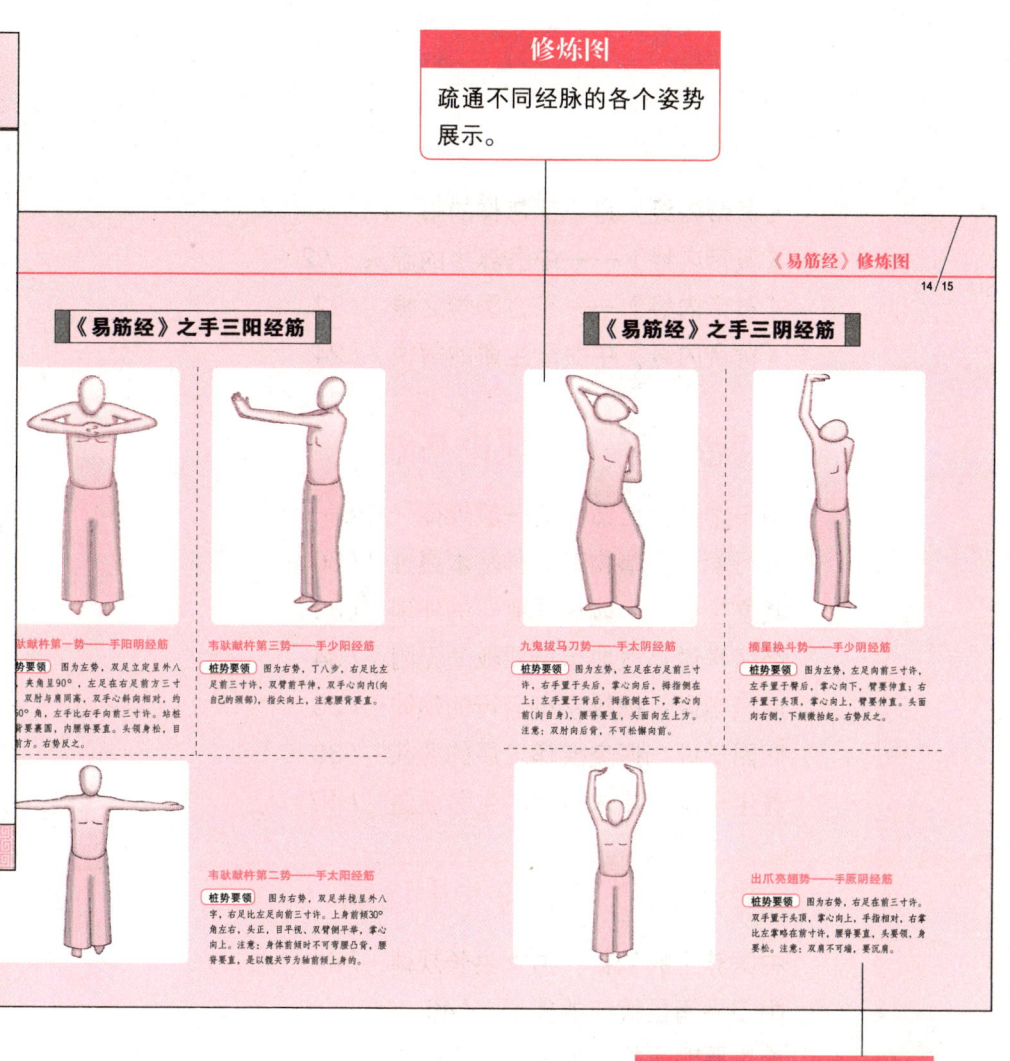

桩势要领
详细阐述每个姿势的要领。

目录
CONTENTS

《易筋经》修炼图　/ 12

第一章　◀ 揭秘《黄帝内经》

《黄帝内经》是一部怎样的书　/ 18
《黄帝内经》——中医养生的源头　/ 20
《黄帝内经》——东方医学之根　/ 22
《黄帝内经》中关于生命的解说　/ 24

第二章　◀《黄帝内经》的理论基础

阴阳学说：自然界的一般规律　/ 28
五行学说：事物有五种基本属性　/ 30
藏象学说：人体病理变化的外现　/ 32
经络学说：气血运行要畅通无阻　/ 34
运气学说：揭秘宇宙运行的规律　/ 36
病因学说：探究疾病发展的源头　/ 38
养生学说：追求至上的生命质量　/ 40

第三章　◀《黄帝内经》中的养生原则

中医养生的依据：男女生长规律　/ 44
阴阳平衡是健康的保证　/ 46
养生要顺应季节的变化　/ 48
养生要随时间的变化而变化　/ 50

52 / 体质决定人的养生方式

《黄帝内经》中的治病原则 ▶ 第四章

56 / 因地制宜
58 / 因各人体质而异
60 / 对时间的严格要求
62 / 上医治未病
64 / 治病就是要调和阴阳

我们的五脏六腑 ▶ 第五章

68 / 五脏六腑总览
70 / 心：主宰神明的君主之官
72 / 肺：吐故纳新的华盖之官
74 / 肝：疏泄藏血的将军之官
76 / 脾：运化统血的仓廪之官
78 / 胃：受纳腐熟的通降之官
80 / 胆：调志藏血的中正之官
82 / 心包：疏通气机的内臣
84 / 大肠：传导和排泄糟粕的通道
86 / 小肠：泌别清浊的受盛之官
88 / 肾：藏精纳气的作强之官
90 / 三焦：输液通气的决渎之官
92 / 膀胱：储津排尿的州都之官

CONTENTS

第六章 ◀ 人体的经络系统

手太阴肺经 /96
手阳明大肠经 /98
足阳明胃经 /100
足太阴脾经 /102
手少阴心经 /104
手太阳小肠经 /106
足少阴肾经 /108
足太阳膀胱经 /110
手厥阴心包经 /112
手少阳三焦经 /114
足少阳胆经 /116
足厥阴肝经 /118
奇经八脉："别道奇行"的特殊通道 /120
十五络脉（一） /122
十五络脉（二） /124

第七章 ◀ 神奇的脉象

脉象是怎么回事 /128
脉象与气候变化的关系 /130
脉象与人的生老病死 /132
三部九候诊脉法 /134
从脉象与面色变化来判断疾病 /136
从脉象看胃气 /138
五脏脉象与疾病 /140
通过人迎脉和寸口脉判断经脉病变 /142

CONTENTS

第八章 人体的经脉气血

146 / 人体的经脉气血
148 / 自然气候影响人体经脉气血的运行
150 / 气血变化对毛发的影响
152 / 卫气的出入离合
154 / 营卫之气在人体的运行
156 / 八风对人体的伤害

第九章 四季养生

160 / 春：养肝护阳
162 / 夏：护心养长
164 / 秋：护肺收气
166 / 冬：养肾藏气

第十章 饮食养生

170 / 人体靠五谷来滋养
172 / 食物在体内的运化
174 / 五色、五味与养生
176 / 过食五味的后果
178 / 五行生克与饮食养生

第十一章 情志养生

182 / 形神合一方能百病不侵
184 / 七情对五脏的影响
186 / 房事养生
188 / 神形气血的有余和不足

CONTENTS

气的盛虚与梦境 / 190
邪气侵入人体而致梦 / 192
气滞而致梦 / 194

第十二章 ◀ 体质养生

影响体质的因素：脏腑、经络、形体 / 198
阴阳五种人 / 200
阴阳二十五种人（一） / 202
阴阳二十五种人（二） / 204
肌肉坚厚对人的影响 / 206
脏腑大小对人的影响 / 208
阴阳之气的多少对人的影响 / 210
勇敢的人和怯懦的人 / 212

第十三章 ◀ 疾病的变化

病邪在体内的传变规律 / 216
病邪在五脏的表现与治疗 / 218
五脏病变在时间上的变化 / 220
疾病的预后 / 222
季节和时间变化对疾病的影响 / 224
从外表推测体内的病变 / 226
伤寒病的传变与治疗 / 228
五脏热病的变化与治疗 / 230
疟疾的变化与发作规律 / 232
五脏六腑的咳嗽 / 234
各种疼痛的产生与辨别 / 236

CONTENTS

238 / 各经脉病变引起的腰痛
240 / 痹病的形成与种类
242 / 痿病的形成与治疗
244 / 痈疽的形成与生死日限

六气变化与疾病 ▶ 第十四章

248 / 六气的变化与万物生成
250 / 风：百病之首
252 / 寒：使万物坚凝之气
254 / 暑：使万物繁茂之气
256 / 湿：化生万物之气
258 / 燥：清净收敛之气
260 / 火：使万物躁动之气

神奇的针灸 ▶ 第十五章

264 / 针灸何以如此神奇
266 / 针刺的工具：九针
268 / 针刺的方法
270 / 人体有三百六十五个气穴
272 / 针灸的取穴原理
274 / 针刺的深度
276 / 针刺的补泻原则
278 / 针刺时的禁忌
280 / 四季针刺部位选择的依据
282 / 不同季节误刺后会产生什么后果
284 / 误刺不同部位的后果

《易筋经》之足三阳经筋

人体有十二经筋：足三阳经筋、足三阴经筋、手三阳经筋、手三阴经筋。《易筋经》记载了改善人体十二经筋的一种有效方法，它的每一个桩式都是分别针对这些经筋而设定的。

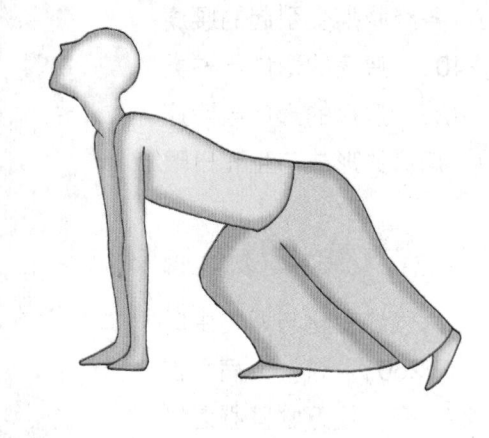

卧虎扑食势——足阳明经筋

（桩势要领）图为左势，左足为虚步，重心在右足，双手十指并拢支地，双手与肩同宽，腰脊要直，头要抬，要有领起全身之意。注意，腰背要平，右膝不可过屈。

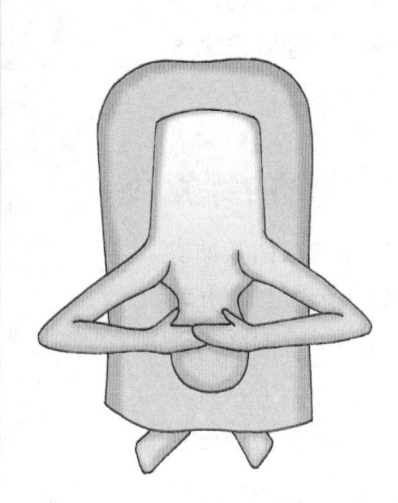

打躬势——足太阳经筋

（桩势要领）图为右势，右足略前，重心在左足，双足相距约一横足宽。俯身下腰，双手十指交叉，手指交于对侧手的手背，置于头后，掌心向上。注意：双肘不要夹，要展开，前臂成一直线，腰脊要直，不可凸背，颈不可弯。

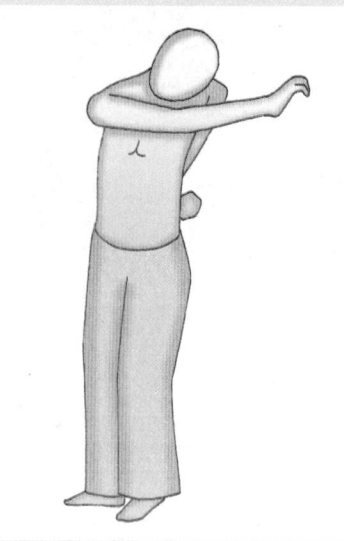

青龙探爪势——足少阳经筋

（桩势要领）图为左势，左足在前，右足外摆，双足呈90°角，右掌推向左侧；左手半握拳，置于左胯旁，头歪向左侧。注意：头要领起，虽然是头歪的姿势，但颈部要保持正直。

《易筋经》之足三阴经筋

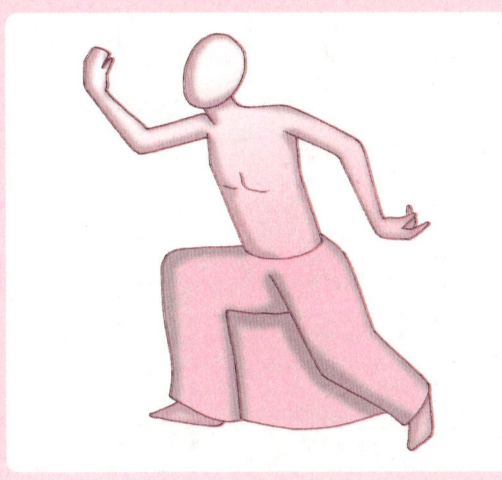

倒拽九牛尾势——足太阴经筋

（桩势要领）图为左势，左足为虚步，足尖点地，足趾向左侧，足跟提起，重心在右足；右手拇指、示指指向自己的印堂，其余三指自然握拳，右手距头约一尺，右肘与肩同高。左手置于左胯后，小指、示指伸直，指向身后，中指、无名指回勾，拇指扣在示指指端，掌心向右。

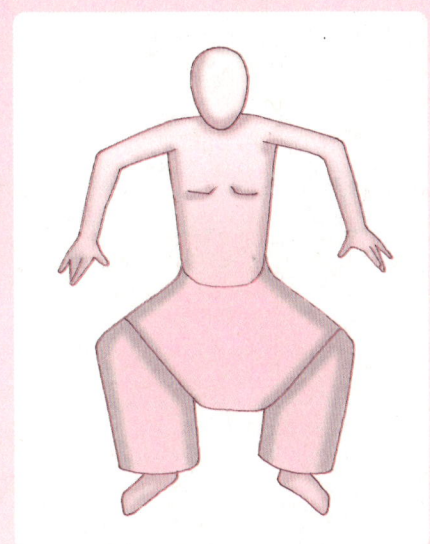

三盘落地势——足少阴经筋

（桩势要领）图为右势，右足在左足前三寸许，双足之间相距约一足，双足呈外八字。屈膝下蹲，收臀，腰脊要直，头要领起。双手置于两胯旁，五指自然张开，虎口向前，手心向下，双肘由后向外、向前翻拧，与双膝向后翻拧相对。右手比左手略向前寸许。

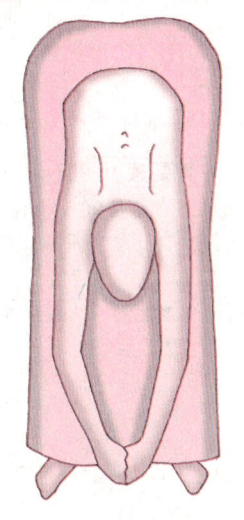

吊尾势——足厥阴经筋

（桩势要领）图为左势，左足略在前三寸许，双足外分呈180°角，双足尖向外，足跟向里，双足跟相距约一足，弯腰，抬头，双手十指交叉，手指交于对侧掌心而非掌背，掌心向下。注意：膝不可弯曲，头不可低下。右势反之。

《易筋经》之手三阳经筋

中医认为，十二经脉通畅则气血调和，身体健康；十二经脉不通则气血瘀阻，百病始生。而《易筋经》的玄妙之处就在于，通过特定的姿势，刺激每一桩式所对应的整条经脉，使整条经脉气血通畅，从而增强人体的真力。

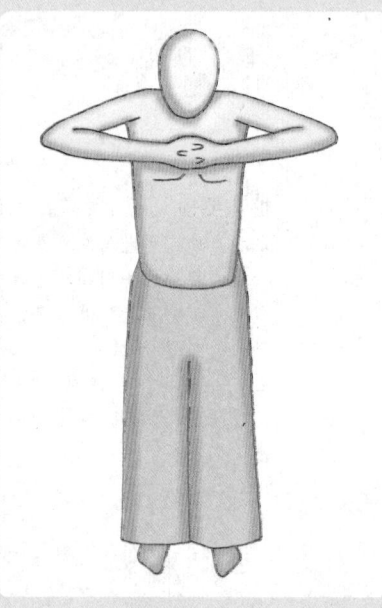

韦驮献杵第一势——手阳明经筋

桩势要领 图为左势，双足立定呈外八字，夹角呈90°，左足在右足前方三寸许，双肘与肩同高，双手心斜向相对，约呈60°角，左手比右手向前三寸许。站桩时背要裹圆，内腰脊要直。头领身松，目视前方。右势反之。

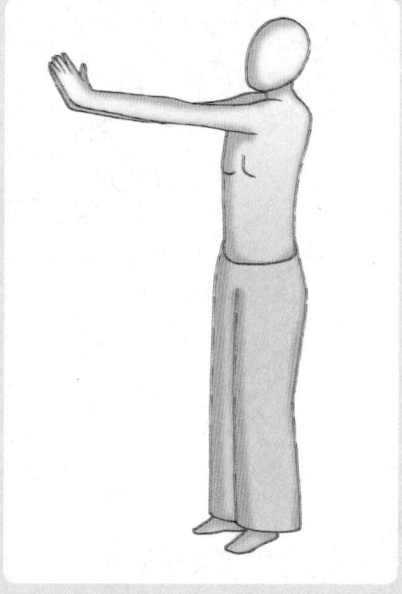

韦驮献杵第三势——手少阳经筋

桩势要领 图为右势，丁八步，右足比左足前三寸许，双臂前平伸，双手心向内（向自己的颈部），指尖向上，注意腰背要直。

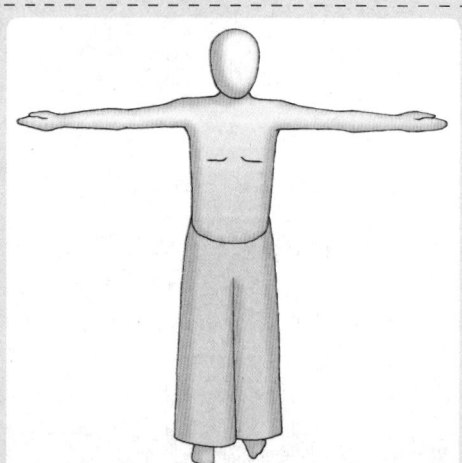

韦驮献杵第二势——手太阳经筋

桩势要领 图为右势，双足并拢呈外八字，右足比左足向前三寸许。上身前倾30°角左右，头正，目平视、双臂侧平举，掌心向上。注意：身体前倾时不可弯腰凸背，腰脊要直，是以髋关节为轴前倾上身的。

《易筋经》之手三阴经筋

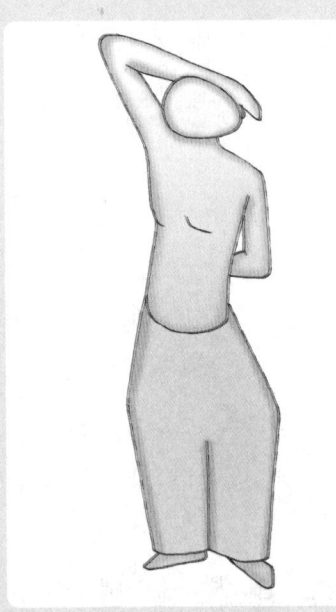

九鬼拔马刀势——手太阴经筋

桩势要领 图为左势，左足在右足前三寸许，右手置于头后，掌心向后，拇指侧在上；左手置于背后，拇指侧在下，掌心向前(向自身)，腰脊要直，头面向左上方。注意：双肘向后背，不可松懈向前。

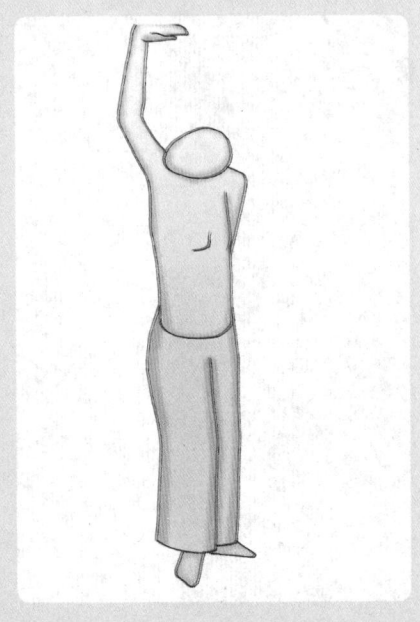

摘星换斗势——手少阴经筋

桩势要领 图为左势，左足向前三寸许，左手置于臀后，掌心向下，臂要伸直；右手置于头顶，掌心向上，臂要伸直。头面向右侧，下颏微抬起。右势反之。

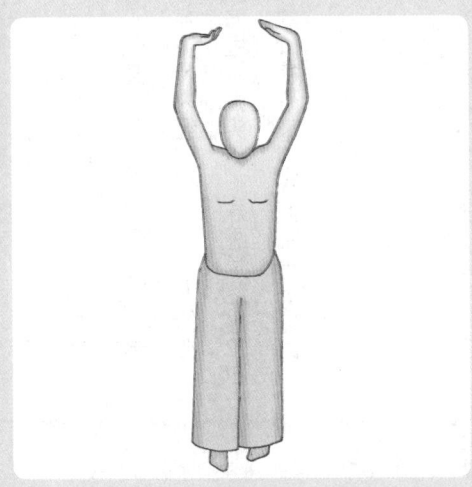

出爪亮翅势——手厥阴经筋

桩势要领 图为右势，右足在前三寸许。双手置于头顶，掌心向上，手指相对，右掌比左掌略在前寸许，腰脊要直，头要领，身要松。注意：双肩不可端，要沉肩。

第一章

揭秘《黄帝内经》

《黄帝内经》自成书之日起,流传数千年,以其博大精深的思想和内涵,吸引着一代又一代医家、爱好养生者去研读,去实践它的思想。《黄帝内经》到底是一本什么样的书?它为何被称为中医养生的源头和东方医学之根?它对人的生命又是如何解释的?接下来,我们将一一探讨这些问题。

本章目录

- 18 /《黄帝内经》是一部怎样的书
- 20 /《黄帝内经》——中医养生的源头
- 22 /《黄帝内经》——东方医学之根
- 24 /《黄帝内经》中关于生命的解说

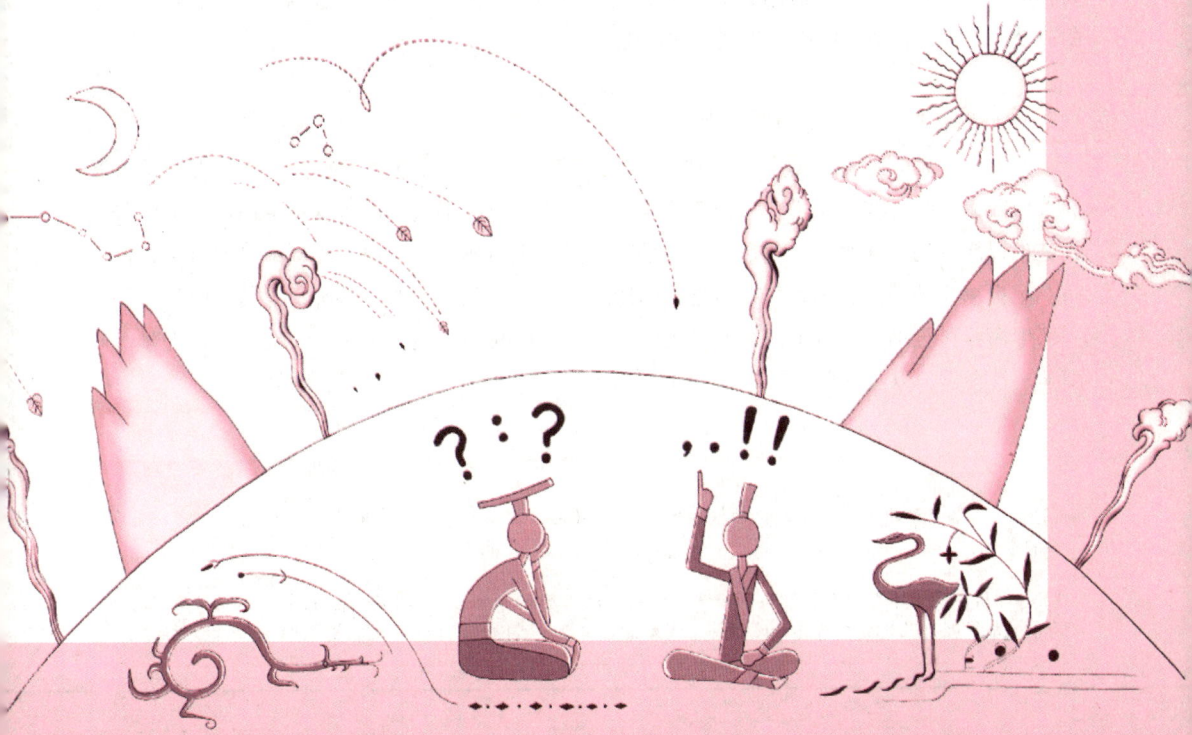

《黄帝内经》是一部怎样的书

《黄帝内经》又称《内经》，是后人假托黄帝之名而作，成书于战国或西汉时期，是上古乃至太古时代中国人在医学和养生方面的智慧结晶。

《黄帝内经》书名的含义

《黄帝内经》是一部讲"内求"的书，即要使生命健康长寿，不需外求，要往里求、往内求，所以叫"内经"。综观全书，《黄帝内经》中也只有13个药方，可以说是药方很少。可见，它主张要往里求、往内求。

《黄帝内经》的成书年代

关于《黄帝内经》的成书年代，许多学者考证后都认为，此书成书于战国或西汉时期，乃后人假托黄帝所作，其意只是溯源崇本，借以说明我国医药文化发祥甚早。在它汇编成书以后，又经过两汉时代以及后世一些学者的修订和补充。

《黄帝内经》的内容组成

《黄帝内经》包括《素问》和《灵枢》两大部分，各有文章81篇。分别从阴阳五行、天人相应、五运六气、脏腑经络、病机、诊法、治则、针灸等方面，结合当时哲学和自然科学的成就，作出了比较系统的理论概括和认识。

《黄帝内经》创造了三个历史第一

首先，《黄帝内经》是第一部中医理论经典。《黄帝内经》成书后，就一直庇佑着我们，使我们中华民族生生不息，繁衍至今。可以说，没有中医、没有《黄帝内经》的中华民族是难以想象的。其次，《黄帝内经》是第一部养生宝典。《黄帝内经》中虽然讲到如何治病，但更重要的还是教人如何在不吃药的情况下追求健康、长寿。再次，《黄帝内经》是第一部生命百科全书。《黄帝内经》以生命为中心，向我们讲述了医学、天文学、地理学、心理学、社会学，以及哲学、历史等，是一部围绕生命问题而展开的百科全书。

《内经》名言

原文： 是以圣人为无为之事，乐恬淡之能，从欲快志于虚无之守，故寿命无穷，与天地终。此圣人之治身也。

释文： 所以明达事理的人，懂得调和阴阳的重要性，不做对养生不利的事，能顺乎自然，以安闲清静为乐，从而使自己的精神意志始终保持无忧无虑的境界，所以可以长寿。这就是聪明人的养生方法。

第一章 揭秘《黄帝内经》

内经图

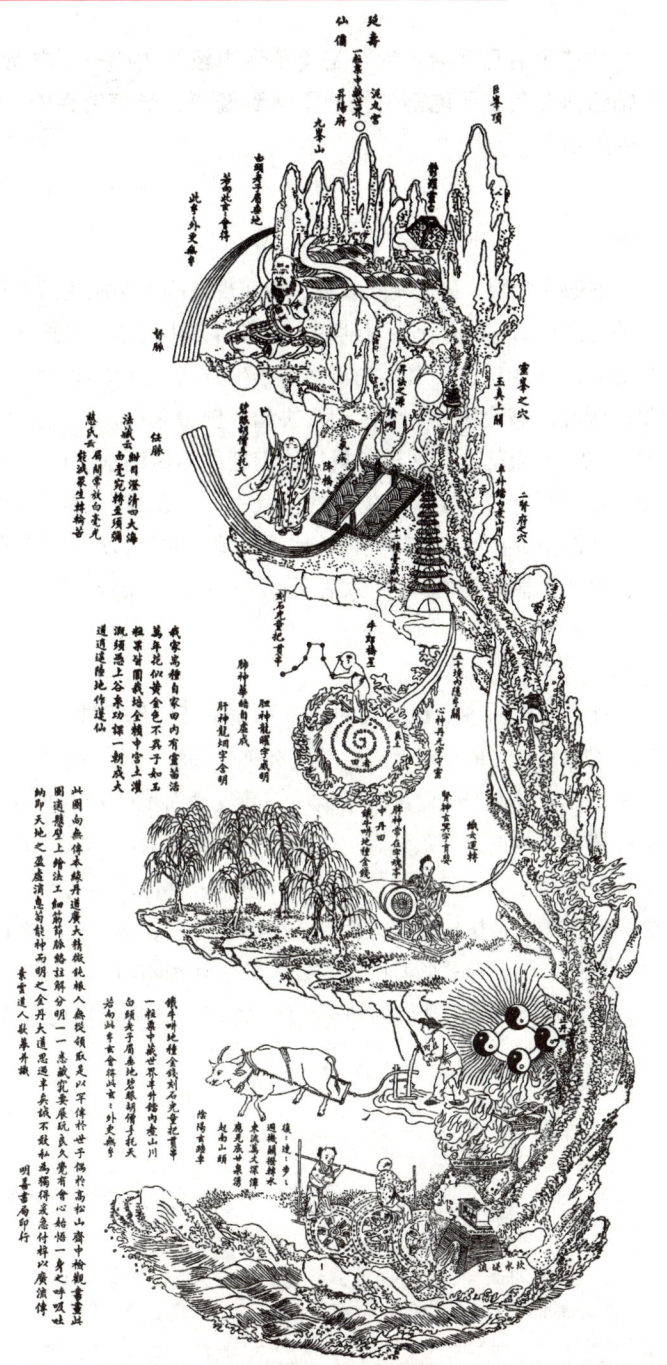

《内经图》，又名《内景图》，是北宗气功、小周天功法、百日筑基等功法的秘要，罕见传于世。

《内经图》描绘了在人身之内，内炼"精气神"的途径；以不同的人物进行各式的动作，喻示人身不同部位的奥秘及其相互之间的作用；以流水代表人身"精气"运化的渠道，以"城门、桥梁、重楼"代表精气之关窍。总之，《内经图》是源于《黄帝内经》的关于养生方法的图示，而《内经图》之命名，也可能包含着"内丹修炼"经典之意。

《黄帝内经》——中医养生的源头

"不治已病治未病"是《黄帝内经》中的一个非常重要的思想,全书用大量篇幅教人如何在不吃药的情况下达到健康、长寿的目的,本书也因此而开创了中医养生的源头。

古人与当世之人的养生差别

书的一开始,黄帝就问岐伯,为何现在的人寿命短而年纪轻轻动作就显得衰老,对此,岐伯是这样回答的:上古时期的人,懂得养生之道,能按照天地间阴阳变化的规律,来调整自身阴阳的变化;使用一些正确的养生方法,饮食有节制,生活作息有规律,不过度地劳累,因此能够使精神与形体相互协调,健康无病,活到人类应有的寿命即一百岁以后才去世。现在的人就不是这样了啊!他们把酒当做汤水贪饮不止,生活毫无规律,喝醉酒后行房;尽其所有的欲望,耗竭他的精气;纵情色欲以致精竭阴枯,用不正当的嗜好将体内的真气耗散殆尽,不知道应当谨慎地保持精气的盈满;不善于调养自己的精神,贪图一时的快乐;生活作息没有规律,所以活到50岁左右就显得衰老了。

正确的养生之道

远古时候的圣人教导人们说:必须避开自然界致病因素的侵袭,思想上要保持清心寡欲,人体真气才能正常运行,精气和神气固守于内,病邪又怎么会侵犯人体呢?所以那时的人们都能够志意安闲而少有嗜欲,心情安逸而不受外界事物的干扰,身体虽然在劳动却不觉得疲倦。人体正气调顺,因为少欲,所以每个人的要求都能得到满足,每个人的愿望都可以实现,这样才能达到精气运行通顺,每个人都能根据需要满足自己的愿望。在饮食方面,不论是粗糙的还是精致的,人们都觉得味美可口;无论穿什么样的衣服,都觉得很满意;对自己的生活习惯,总是顺心的;对别人的一切都不羡慕,思想达到淳朴境界。正因为如此,不良的嗜好就不能吸引他们的视听,淫念邪说就不能动摇他们的意志。

《内经》名言

原文: 智者察同,愚者察异,愚者不足,智者有余,有余则耳目聪明,身体轻强,老者复壮,壮者益治。

释文: 聪明的人,在健康无病的时候,就能够注意养生保健;而愚蠢的人,只有在出现了疾病时,才知道注意。所以愚蠢的人常正气不足,体力衰弱;而聪明的人,正气旺盛,精力充沛。

揭秘《黄帝内经》｜第一章

养生的四种境界

在中国的传统文化中，寿命超出平常人水平的有四种人，分别是真人、至人、圣人和贤人，他们都是懂得养生之道的人。

真人

掌握了养生之道，寿命同天地一样长久。只有极少数人能达到这种境界。

至人

懂得养生之道，可延长寿命，保持形体不衰。能达到这种境界的人也极少。传说颛顼的玄孙彭祖历经唐、虞、夏、商等朝代，活了八百多岁，为至人。

圣人

能够顺应自然，不为外界所劳累，没有过多的思虑，寿命可以达到一百多岁。只有少数人能真正遵循养生之道，所以达到这种境界的人也不多。

贤人

善于养生，可以根据阴阳变化调养身体，可以增益寿命，但却有一定的限度。只要遵循养生之道，许多人都可以达到这种境界。

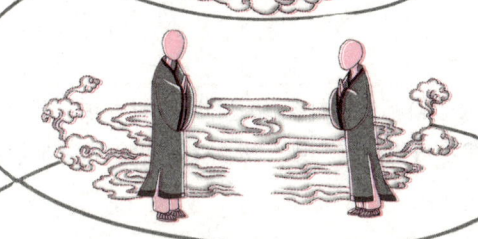
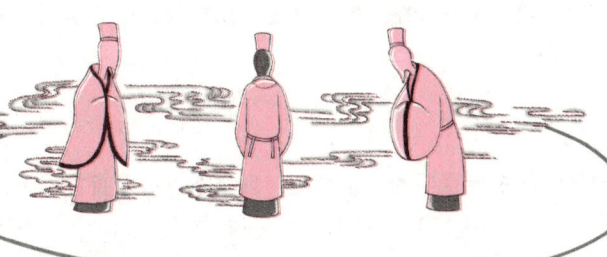
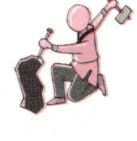
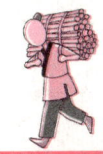
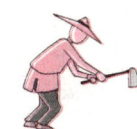
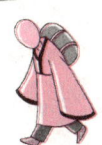
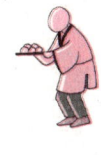

普通人

整日忙碌而不注重养生的人，他们的寿命一般都很短。

《黄帝内经》——东方医学之根

《黄帝内经》向我们讲述的不仅是一般的养生方法,而且也是中医学的养生观念,其中包括一些治病方法,其中最主要的就是针刺,当然,还有食物疗法、艾灸疗法、砭石疗法、药物疗法等。

药物疗法

药方分君药、臣药和使药。君药是对疾病起主要治疗作用的药物,臣药是辅佐君药发挥治疗作用的药物,使药是协助臣药的药物。

用药原则:用毒性大的药物进行治病,当病邪祛除到十分之六时,就应当停药;用毒性一般的药物进行治病,当病邪祛除到十分之七时,就应当停药;用毒性小的药物进行治病,当病邪祛除到十分之八时,就应当停药;即使是用没有毒性的药物进行治疗,当病邪祛除到十分之九时,也应当停药。剩余的未祛除的病邪用五谷、肉类、果品、蔬菜等饮食调养,但也要注意不能吃得太过,以防伤了人体的正气。假若病邪不能靠饮食调养完全祛除,再按上面所说的给药方法进行治疗。

针灸疗法

《黄帝内经》中用大量篇幅讲述针灸治病的原则与方法。《灵枢》中对针灸的工具与针刺的方法、禁忌与注意事项等进行了详细介绍。并首次将针刺与艾灸结合用于治疗疾病。

砭石疗法

《异法方宜论篇》中在介绍不同地区易发疾病与治疗方法时,提到了用砭石疗法用来治疗痈疡一类的疾病。

食物疗法

药食同源是中医中最重要的一条原则,食物除了可以直接用来治病外,还可辅助药物进行治疗,《黄帝内经》中将这一原则进行了发扬光大。如《汤液醪醴论篇》中提到的汤液醪醴就是一种很好的用来治病的食物。

《内经》名言

原文: 大怒则形气绝,而血菀于上,使人薄厥。

释文: 大怒会使人体气机紊乱,形体正常的协调关系遭到破坏,阳气上逆,血液随阳气上逆而瘀滞于头部,从而使人发生昏厥,成为"薄厥"病。

药物的君、臣、佐、使

君、臣、佐、使是《内经》提出的中医药处方原则，是对处方用药规律的高度概括，是从众多方剂的用药方法、主次配伍关系等因素中总结出来的带有普遍意义的处方指南。

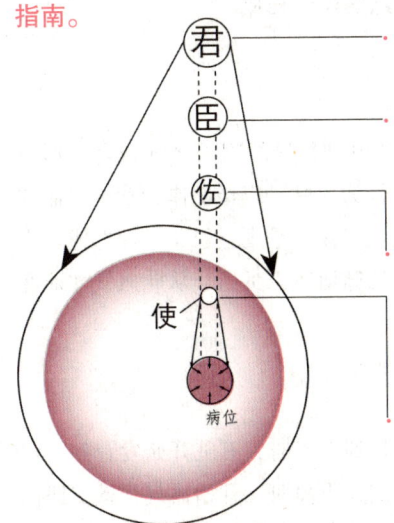

- 君药就是在治疗疾病时起主要作用的药。其药力居方中之首，用量也较多。在一个方剂中，君药是首要的、不可缺少的药物。

- 臣药有两种含义
  1. 辅助君药发挥治疗作用的药物。
  2. 针对兼病或兼症起治疗作用的药物。

- 佐药有三种含义
  1. 佐助药：协助君臣药加强治疗作用，或直接治疗次要兼症。
  2. 佐制药：消除或减缓君臣药的毒性和烈性。
  3. 反佐药：与君药性味相反而又能在治疗中起相成作用。

- 使药有两种含义
  1. 为引经药，将各药的药力引导至患病部位。
  2. 为调和药，调和各药的作用。

服用药物时应遵循的规则

药可以用来治病，但要适可而止。是药三分毒，对于不同毒性的药物，要在适当的时候及时停药，否则，就会对人体造成伤害。

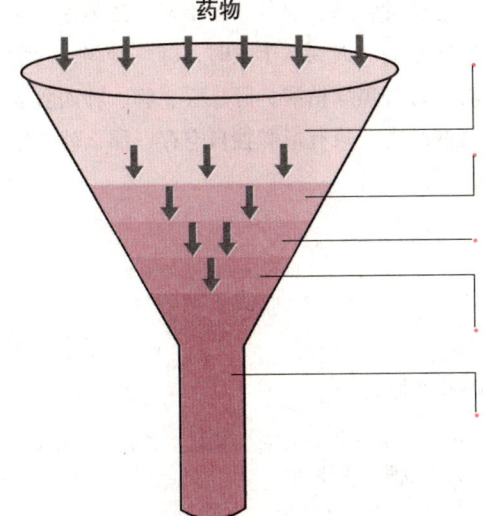

- 用毒性大的药物治病时，当病邪祛除到十分之六时，就应当停药。

- 用毒性一般的药物治病时，当病邪祛除到十分之七时，就应当停药。

- 用毒性小的药物治病时，当病邪祛除到十分之八时，就应当停药。

- 用没有毒性的药物治病时，当病邪祛除到十分之九时，就应当停药。

- 剩余的未祛除的病邪通过饮食调养。但要注意不能吃得太过，以免伤了人体的正气。

《黄帝内经》中关于生命的解说

生命的产生离不开父母的精血，生命的存在离不开神气。生命产生后，直至死亡，气血的变化有一个盛衰规律，谁也无法逃脱大自然的这一法则。

生命的产生

《灵枢·经脉》中说，人在开始孕育的时候，首先是源自父母的阴阳之气会合而形成精，精形成之后再生成脑髓，此后人体才会逐渐成形，以骨为支柱，以经脉作为营运气血的通道，以筋膜来约束骨骼，肌肉像墙一样护卫机体，到皮肤坚韧、毛发生长，人形即成。人出生以后，五谷入胃，化生精微而濡养全身，就会使全身的脉道得以贯通，从此血气才能在脉道中运行不息，濡养全身，而使生命维持不息。

血气的盛衰规律

生命产生之后，直至死亡，人血气盛衰的过程是：人长到十岁时，五脏开始发育到一定的健全程度，血气已流通，生气在下，所以喜欢走动。人到二十岁时，开始血气强盛，肌肉发达，所以喜欢急趋行走。人到三十岁时，五脏已全部发育强健，肌肉坚实，血脉充盛，所以喜欢步履稳重，从容不迫地行走。人到四十岁时，五脏六腑十二经脉都发育健全到了极点并开始平定，此时腠理开始疏松，颜面荣华逐渐衰落，鬓发开始花白，精气平定盛满不再会有突出的发展，精力也已经不十分充沛，所以喜欢静坐。人到五十岁时，开始肝气衰减，肝叶薄弱，胆汁也减少，目又是肝的外窍，因此两眼也开始昏花而不能看清楚东西。人到六十岁时，开始心气衰弱，心气不足，经常陷于忧愁、悲伤的情绪，血气营运不畅，形体懈怠无力，所以喜欢躺卧。人到七十岁时，脾气衰弱，皮肤枯槁。人到八十岁时，肺气衰弱，魄散而不藏舍，所以经常发生言语错误。人到九十岁时，肾气焦燥枯竭，肝、心、脾、肺四脏经脉气血空虚不足。人到百岁时，五脏都虚衰，神气都离去，只有形骸独自空存，那么就会年寿终结。

《内经》名言

原文： 夫心藏神，肺藏气，肝藏血，脾藏肉，肾藏志，而此成形。

释文： 心脏蕴藏着人体的神，肺脏蕴藏着人体的气，肝脏蕴藏着人体的血，脾脏蕴藏着人体的肉（形体），肾脏蕴藏着人体的志。五脏分工各不相同，从而形成了人体。

第一章 揭秘《黄帝内经》

《内经》对生命的解释

《内经》认为，生命的产生以母亲的血和父亲的精为基础来获得神气。这和现代科学认为的精卵结合产生生命的观点是一致的。

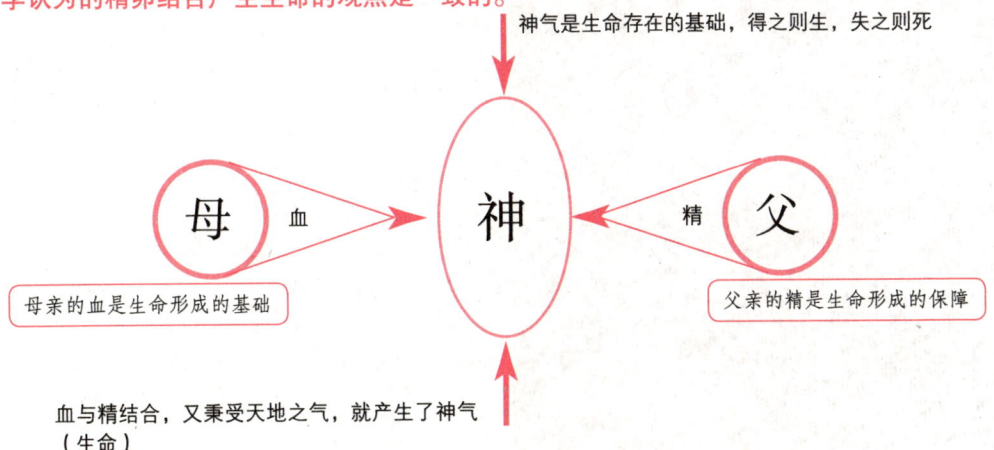

神气是生命存在的基础，得之则生，失之则死

母亲的血是生命形成的基础

父亲的精是生命形成的保障

血与精结合，又秉受天地之气，就产生了神气（生命）

人体血气的盛衰

人体内的血气从弱到盛，是一个生命成长的过程。在这一过程中，人体的各器官逐渐成熟；人体内血气从盛到衰，又是一个生命终结的过程。人体血气的盛衰构成了一个生命的循环。

100岁时，五脏都虚衰，神气都离去，人至此而寿终正寝。

90岁时，肾气焦燥枯竭，肝、心、脾、肺四脏经脉气血空虚不足。

80岁时，肺气衰弱，言不由衷。

70岁时，脾气衰弱，皮肤枯槁。

60岁时，心气衰弱，情绪低落。

50岁时，肝气衰减，胆汁也减少，两眼开始昏花。

10岁时，五脏开始健全，血气流通，喜欢走动。

20岁时，血气强盛，肌肉发达，喜欢疾驰。

30岁时，五脏强健，血脉充盛，步履稳重。

40岁时，经脉气血发展到了极点并开始衰弱。

第二章

《黄帝内经》的理论基础

《黄帝内经》的形成是一个漫长的过程，在这一过程中，之前形成的一些理论为其起到了奠基作用，《黄帝内经》又发展了这些理论，并形成了一些新的理论。如借阴阳学说来解释疾病的形成、身体的健康与否；用五行学说来解释五脏之间的生克关系；用藏象学说来反映体内五脏六腑的病变，等等。

本章目录

28 / 阴阳学说：自然界的一般规律

30 / 五行学说：事物有五种基本属性

32 / 藏象学说：人体病理变化的外现

34 / 经络学说：气血运行要畅通无阻

36 / 运气学说：揭秘宇宙运行的规律

38 / 病因学说：探究疾病发展的源头

40 / 养生学说：追求至上的生命质量

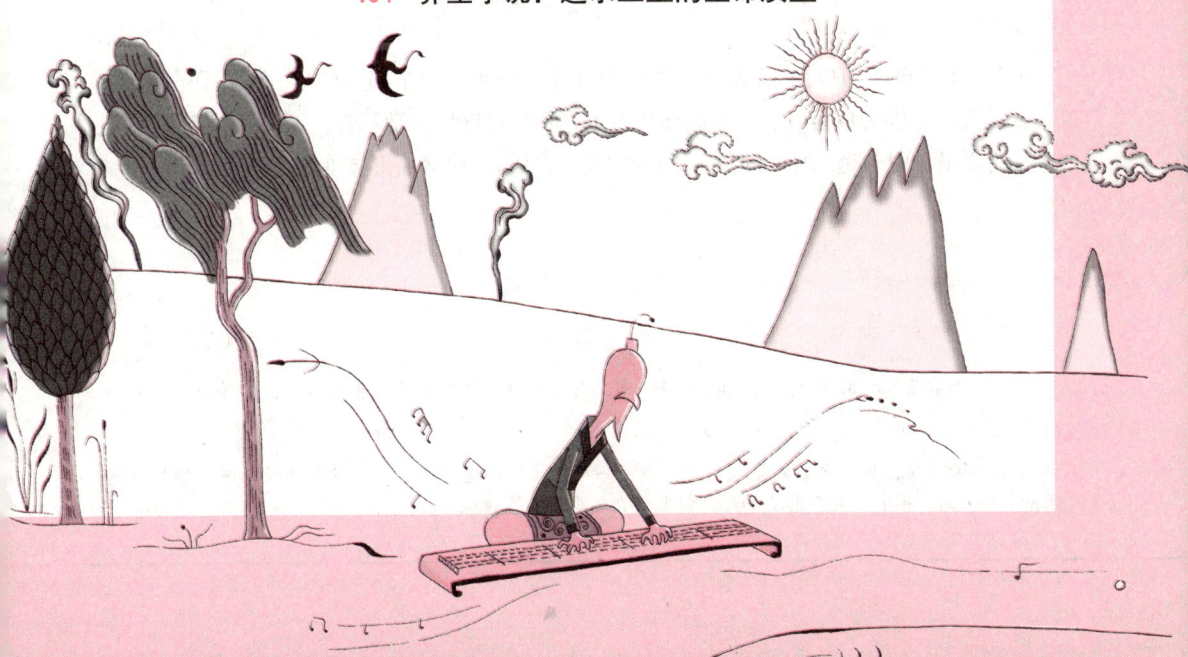

阴阳学说：自然界的一般规律

阴阳是自然界的一般规律，是万事万物的纲领，是事物变化的起源，也是新生与消亡的根本，自然界的无穷奥秘都在其中。《黄帝内经》主张诊断和治疗疾病务必求之于阴阳这一根本。

阴阳是自然界的根本

大凡天地之间，六合之内，无论是地之九州，还是人体九窍、五脏以及十二肢节，都是与自然界阴阳之气相贯通的。

自然界的轻清之气上升形成天，重浊之气下降成为地。阴性柔和而安静，阳性刚强而躁动；阴阳的相互作用，形成了生、长、化、收、藏的过程。阳施化清气，阴凝聚成形；寒到了极点就转化成热，热到了极点就转化成寒；寒气凝敛，能生浊阴；热气升散，能生清阳。

阴阳之气的变化规律

天气下交，地气上迎，阴阳相互交通，才能产生万物。还未出地面的为阴处，又称为阴当中的阴，若已经出了地面，就称为阴当中的阳。阳气给万物以生机，阴气使万物成形。所以，万物的发生，因为春季天气的温暖；万物的繁茂，因为夏季天气的炎热；万物的收成，因为秋季天气的清凉；万物的闭藏，因为冬季天气的寒冽。如果四时失序，气候变化无常，那么天地之间，就会阴阳相互阻隔而闭塞不通，生、长、化、收、藏的变化就会失去正常。

人体阴阳之气的运行规律

阳气在白天时保护人身的外部。早晨阳气开始产生，中午阳气旺盛，下午阳气开始衰退，汗孔关闭。因为日落以后，人们要休息了，不要过度地扰动筋骨，不要触冒雾露之气。如果不遵循早、中、晚三时阳气活动规律作息，人体就会生病而形体憔悴、消瘦。

《内经》名言

原文：夫上古圣人之教下也，皆谓之虚邪贼风，避之有时，恬淡虚无，真气从之，精神内守，病安从来？

释文：远古时代，圣人经常教导人们说：对于一年四季中的虚邪贼风，要注意及时回避；思想上要保持清静安闲，不能心存杂念。如此，病邪怎么还会侵袭人体呢？

卦气消息图

"卦气"是汉代易学的术语，其意在用"周易"解释一年的节气变化，其组成是由乾、坤二卦相互推移而形成的十二卦，依阴阳消息的次序排列而成。《内经》认为，自然界十二月阴阳消长的变化与人体五脏六腑的功能是相联系的，人体疾病亦与之相关。

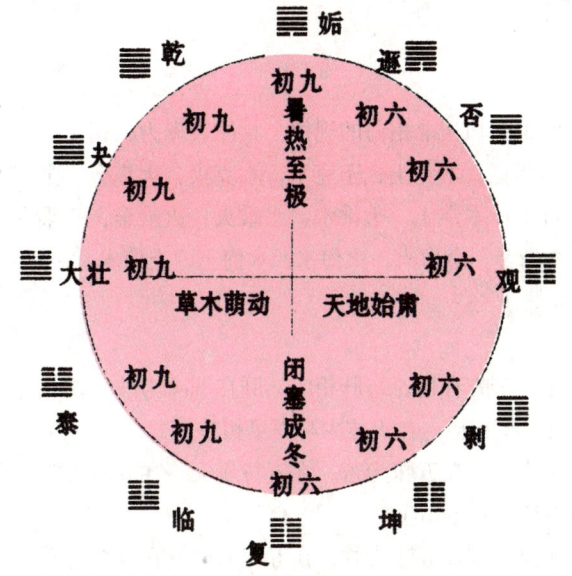

事物的阴和阳

阴与阳是一个相对的概念，它的内涵极其丰富。无论是具体的还是抽象的，大的还是小的，都可以划分出阴与阳。整个宇宙就是阴中有阳，阳中有阴。

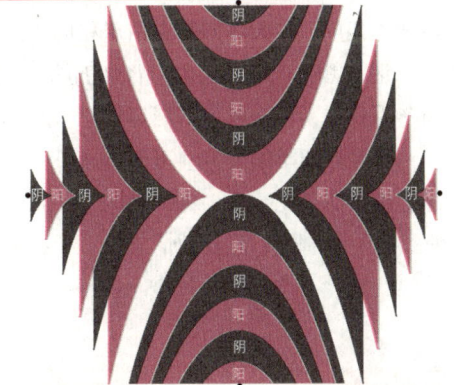

自然界						属性	人体				
天	太阳	白天	上午	明	热	阳	体外	体表	上身	腑	活动
地	月亮	晚上	下午	暗	寒	阴	体内	体内	下身	脏	睡眠

五行学说：事物有五种基本属性

五行学说是《黄帝内经》的一个重要理论基础，古人认为，宇宙由木、火、水、土、金五种最基本的物质构成，并以五行之间的相生相克规律来认识世界，解释和探求自然规律。

五行的生克乘侮

五行之间有着相生相克和相乘相侮的规律，具体表现为，相生：木生火，火生土，土生金，金生水，水生木。相克：木克土，土克水，水克火，火克金，金克木。相乘（五行中的一行对另一行克制太过）：木乘土，土乘水，水乘火，火乘金，金乘木。相侮（五行中的一行对克己者反克）：木侮金，金侮火，火侮水，水侮土，土侮木。

五行的演变与配象

《黄帝内经》认为，东方青色，与肝相应，肝在五味为酸，在五行属木，在五畜为鸡，在五谷为麦，在四季与春季相应，在天体中与岁星相应。

南方红色，与心相应，心在五味为苦，在五行属火，在五畜为羊，在五谷为黍，在四季与夏季相应，在天体中与荧惑星相应。

中央黄色，与脾相应，脾在五味为甘，在五行属土，在五畜为牛，在五谷为稷，在四季与长夏季节相应，在天体中与镇星相应。

西方白色，与肺相应，肺在五味为辛，在五行属金，在五畜为马，在五谷为稻，在四季与秋季相应，在天体中与太白星相应。

北方黑色，与肾相应，肾在五味为咸，在五行属水，在五畜为猪，在五谷为豆，在四季与冬季相应，在天体中与辰星相应。

自然界四季的交替、五行的演变，形成生、长、化、收、藏的过程，产生风、寒、暑、燥、湿。人有心、肝、脾、肺、肾五脏，化生心气、肝气、脾气、肺气、肾气，从而产生喜、怒、悲、忧、恐五种情志。

《内经》名言

原文： 是以嗜欲不能劳其目，淫邪不能惑其心，愚、智、贤、不肖，不惧于物，故合于道。

释文： 所以，不良的嗜好不能吸引他们的视听，淫念邪说不能动摇他们的意志。无论是愚笨的还是聪明的、德才兼备的还是才能低下的，都能做到不受外界事物的干扰，因而符合养生之道的要求。

《黄帝内经》的理论基础 | 第二章

五行的生克乘侮

五行学说认为宇宙由木、火、水、土、金五种最基本的物质构成，并以五行之间的相生相克规律来认识世界，解释和探求自然规律。

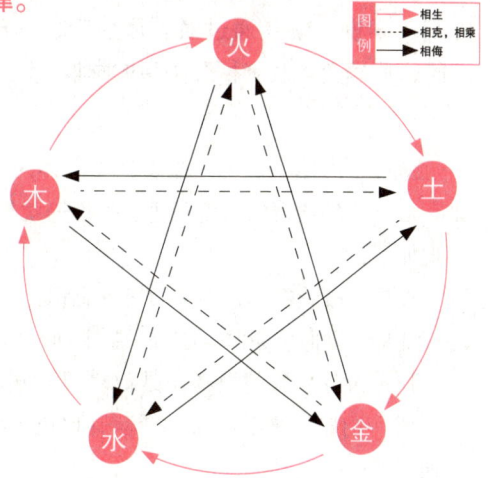

图例：相生、相克，相乘、相侮

相生	木生火，火生土，土生金，金生水，水生木。
相克	木克土，土克水，水克火，火克金，金克木。
相乘	（五行中的一行对另一行克制太过）木乘土，土乘水，水乘火，火乘金，金乘木。
相侮	（五行中的一行对克己者反克）木侮金，金侮火，火侮水，水侮土，土侮木。

五行配象图

古人用五行来解释宇宙间一切问题，用五脏与五行、五色、五味、五音等对应，来解释疾病产生的原因，判断在外界因素的影响下，五脏六腑所出现的变化。

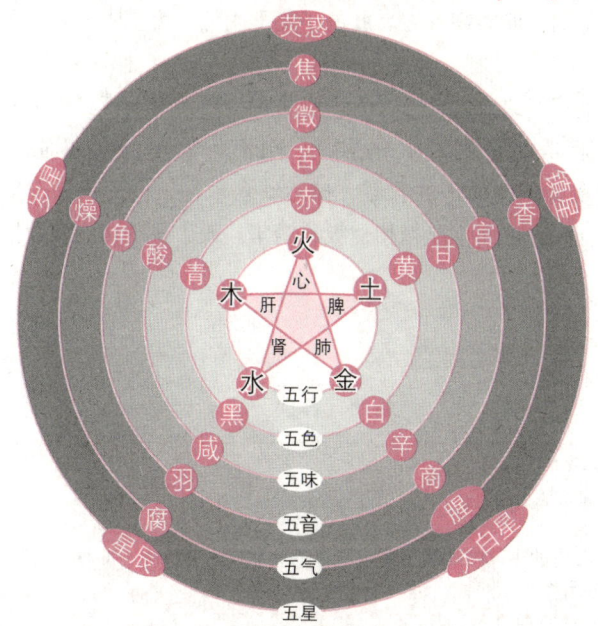

名词解释 长夏

指从立秋到秋分的时段，这是中医学的范畴。

藏象学说：人体病理变化的外现

藏，同"脏"，是指藏于体内的脏器；象，是指表现于外的生理、病理现象。藏象学说，就是通过对人体生理、病理现象的观察，研究人体各个脏腑的生理功能、病理变化及其相互关系的学说。

《黄帝内经》认为，脏腑处于人体内，其功能活动情况与健康状况可以从体表反映出来。现在比较通行的察言观色、手诊等就是藏象学说的一种应用，具体来说，藏象学说主要表现如下：

心是生命的根本，主宰着精神意识。心的荣华反映在面部，其功能是充实和温煦血脉。心气旺盛，则面色荣润。心位于膈上面，为"阳中之太阳"，与阳气最盛的夏季相通。

肺是人身之气的根本，是藏魄的地方。肺的荣华反映在毫毛，其功能是充养皮肤。肺气旺盛，则皮肤毫毛健康润泽。肺也位于膈上面，为"阳中之少阴"，与秋季下降的阳气相通。

肾是密封和潜藏的根本，是藏精的地方。肾的荣华反映在头发，其功能是充养骨骼。肾气旺盛，则头发光泽，骨骼坚韧。肾位于膈以下的腹腔，为"阴中之太阴"，与阴气最盛而阳气闭藏的冬季相通。

肝是人体耐受疲劳的根本，是藏魂的地方。肝的荣华反映在爪甲，其功能是充养筋膜，能生养血气。肝血充足，则爪甲坚润，筋柔韧有力。肝位于膈下阴位，为"阴中之少阳"，与春季初生的阳气相通。

脾为人体饮食的根本，是产生营气的地方。脾的荣华反映在口唇四周，其功能是充养肌肉，其味甘，其色黄。脾处于从阳到阴的位置，为"至阴"，与长夏季节的土气相通。

胃、大肠、小肠、三焦、膀胱像人身体中的容器，储运饮食水谷，也是营气产生的地方。它们能转变糟粕，传输水谷五味，进而排泄糟粕，吸收精华。而十一脏功能的发挥，又都取决于胆的少阳之气。

《内经》名言

原文：志意和则精神专直，魂魄不散，悔怒不起，五脏不受邪矣。

释文：意志调和，就会精神集中、思维敏捷，魂魄能正常活动而不散乱，没有懊悔、愤怒等过度的情绪刺激，五脏功能正常而免受邪气的侵袭。

第二章 《黄帝内经》的理论基础

内外相形

人的内脏发生病变，总是在体表有所反映。所以，如果一个人的面色发生变化，必定是他的内脏出现了病变；同样，如果通过诊脉诊察到了一个人内脏有了疾病，他的形体必定也出现了异常，它们之间的关系就如同人的形体和影子相随。

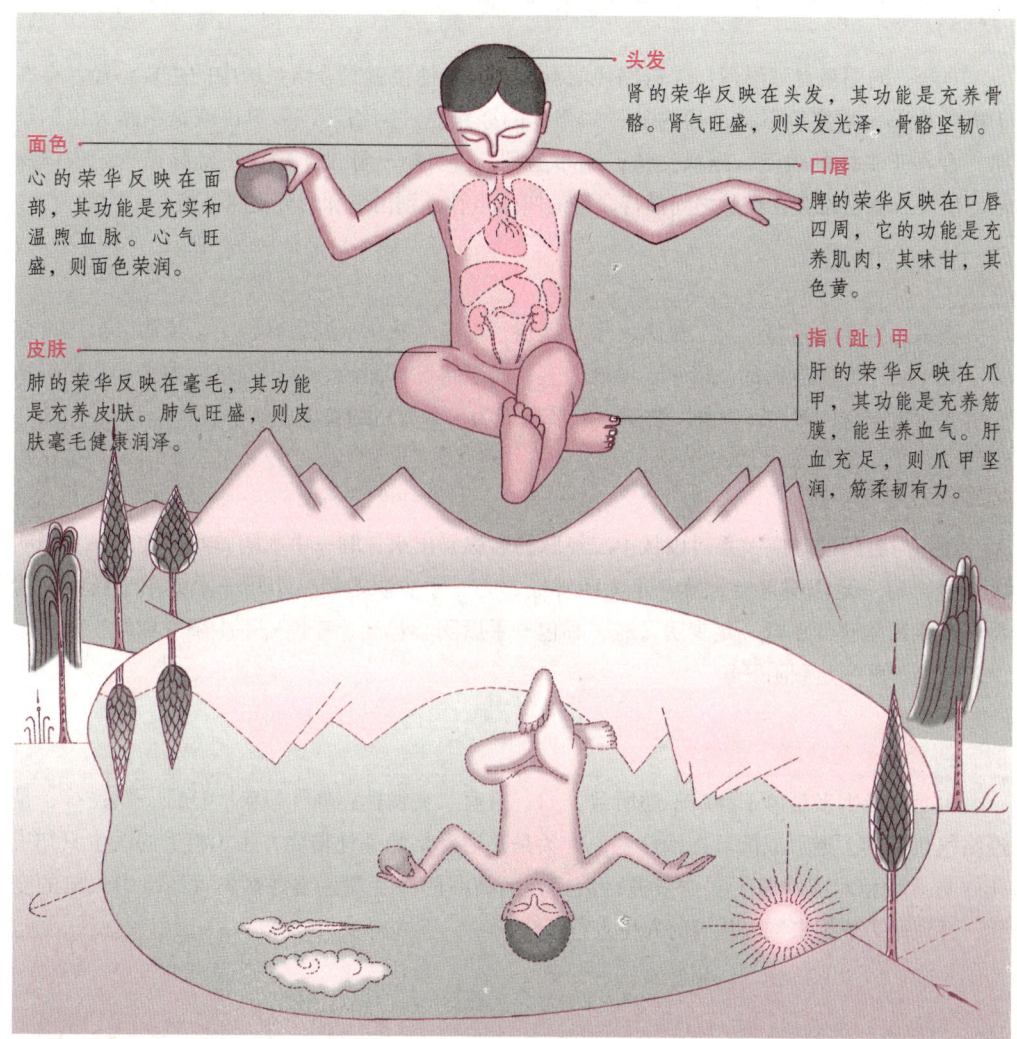

头发
肾的荣华反映在头发，其功能是充养骨骼。肾气旺盛，则头发光泽，骨骼坚韧。

面色
心的荣华反映在面部，其功能是充实和温煦血脉。心气旺盛，则面色荣润。

口唇
脾的荣华反映在口唇四周，它的功能是充养肌肉，其味甘，其色黄。

皮肤
肺的荣华反映在毫毛，其功能是充养皮肤。肺气旺盛，则皮肤毫毛健康润泽。

指（趾）甲
肝的荣华反映在爪甲，其功能是充养筋膜，能生养血气。肝血充足，则爪甲坚润，筋柔韧有力。

- 人的体表就像一潭清水，一面镜子，可以照看到我们体内脏腑的变化。
- 人的形体与内脏总是一致的，我们可以以此作为诊断健康的标准。
- 形体是脏腑健康程度的外在反映。

经络学说：气血运行要畅通无阻

经络是人体气血运行、联系脏腑和体表及全身各部的通道，是人体功能的调控系统。经络学也是人体针灸和按摩的基础，是中医学的重要组成部分。

经络的含义

"经"的原意是"纵丝"，有路径的意思，简单地说就是经络系统中的主要路径，存在于机体内部，贯穿上下，沟通内外；"络"的原意是"网络"，简单说就是主路分出的辅路，存在于机体的表面，纵横交错，遍布全身。《灵枢·脉度》中说：经脉循行于人体深部，从中分支出来并在经脉之间横行联络的叫作络脉，别出络脉的分支叫孙络。

经络的组成

经络的主要内容有：十二经脉、十二经别、奇经八脉、十五络脉、十二经筋、十二皮部等。其中属于经脉方面的，以十二经脉为主，属于络脉方面的，以十五络脉为主。它们纵横交贯，遍布全身，将人体内外、脏腑、肢节联成为一个有机的整体。

经络与脏腑的对应

经络与脏腑的对应关系可以从十二经脉的名称看出来：肺—手太阴肺经，大肠—手阳明大肠经，胃—足阳明胃经，脾—足太阴脾经，心—手少阴心经，小肠—手太阳小肠经，膀胱—足太阳膀胱经，肾—足少阴肾经，心包—手厥阴心包经，三焦—手少阳三焦经，胆—足少阳胆经，肝—足厥阴肝经。

病变的产生多是经络不通所致

病变的产生多是由于经络不通所致，如：黄疸、突发性疼痛、癫疾、狂证、气逆等，是经络气机持续上逆形成的。在治疗上，针灸是疏通经络的一种重要方法。粗劣的医生只知道死守与症状相对应的若干穴位来进行治疗，而高明的医生却注重观察病人经络中气机的变化，并以此为依据来选取相应的穴位进行治疗。

《内经》名言

原文： 十二经脉、三百六十五络，其血气皆上于面而走空窍。

释文： 人体周身的十二经脉以及与之相通的三百六十五络脉，所有血气都上达于面部而注于耳、目、鼻等各个孔窍之中。

人体经络系统

人体有经脉、络脉和孙络，浮于体表肉眼可见的为浮络。通过观察手掌鱼际部络脉的颜色变化，可以了解自己身体的健康状况。

经络系统			
	经脉	十二经脉	手三阴经	手太阴肺经、手厥阴心包经、手少阴心经
			手三阳经	手阳明大肠经、手少阳三焦经、手太阳小肠经
			足三阴经	足太阴脾经、足厥阴肝经、足少阴肾经
			足三阳经	足阳明胃经、足少阳胆经、足太阳膀胱经
		奇经八脉	任脉、督脉、冲脉、带脉、阴跷脉、阳跷脉、阴维脉、阳维脉
		十二经别	从十二经脉分出，分布于胸腹和头部，沟通表里两经并加强与脏腑联系的经脉
		十二经筋	十二经脉的气血在所循行的肌肉筋腱部分的会合
		十二皮部	十二经脉在体表皮肤的分区
	络脉	十五络脉	列缺、通里、内关、支正、偏历、外关、尾翳、长强、大包、飞扬、光明、丰隆、公孙、大钟、蠡沟
	孙络		
	浮络		

运气学说：揭秘宇宙运行的规律

> 运气学说是《黄帝内经》中的重要学说。在中医学中，可以通过观察每年运与气之间相互生治与承制的关系，用以推测每年气象特点及气候变化对疾病发生影响的一般规律。

什么是运气学说

运气学说由五运和六气两部分组成。运，是运行的意思。木、火、土、金、水构成了五运。五运之气的运行，导致了一年四季的形成。气，指六气，包括厥阴风木、少阴君火、少阳相火、太阴湿土、阳明燥金、太阳寒水。六气是形成气候变化的重要因素，两者合称五运六气。

五运主管四时

五运统领着每一年，布达天元真灵之气，统管万物生长的根源。九星悬照于天空，七星在那里环周绕旋，于是天道产生了阴阳的变化，天地有刚柔的区别。昼夜有幽暗与明朗的交替，四时有寒暑交替的次序，这样生化不息，自然万物就都明显地表现出来了。

六气的特性

厥阴风木之气的来临是和煦的，少阴君火之气的来临是温和的，太阴湿土之气的到来是湿润的，少阳相火之气的到来是炎热的，阳明燥金之气的到来是清凉迅疾的，太阳寒水之气的到来是寒冷的，这是正常的四时之气化。

运气变化对自然界和人的影响

《黄帝内经》认为，在同一年中，有的动物可以受孕繁殖，有的却不能，这是由于六气和五运生化了五种不同的动物，而运与气之间又存在相互制约的关系。气的流动造就了物体的形态，气的敷布导致生命的繁殖发育，气终止了物体就会发生变更。然而五味所获得之气，在生化上有厚有薄，在成熟的程度上有少有多，开始和终结都各不相同，这是由于受到了地气的制约，所以说自然万物不得天气而不能生，不得地气而不能长。

《内经》名言

原文： 木郁之发，太虚埃昏，云物以扰，大风乃至，屋发折木，木有变。故民病胃脘当心而痛，上支两胁，膈咽不通，食饮不下。

释文： 木气过分抑制土，会使复气发作起来，从而导致山石雷变，天昏地暗。在这样的气候条件下，人就容易患心腹胀满、肠鸣等疾病。

第二章 《黄帝内经》的理论基础

运气对生化的影响

运气的变化导致了五味有厚有薄，植物的成熟有先有后。五味总是出现在其运所主之时，而在其运被克之时则不会出现。

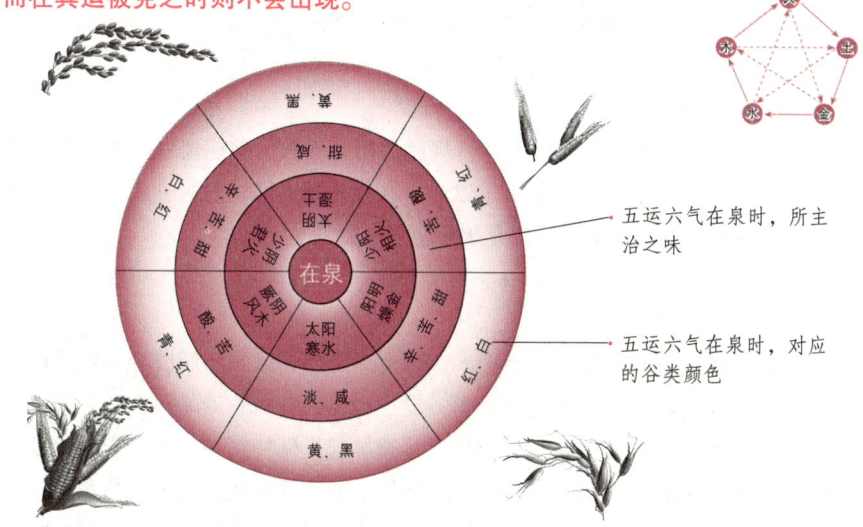

五运六气在泉时，所主治之味

五运六气在泉时，对应的谷类颜色

运气的变化对动物的影响

古人认为五虫与五运六气相对应，运与气之间的相互制约也影响了五虫（毛虫、羽虫、裸虫、介虫、鳞虫被称为"五虫"）的繁殖。

毛虫：毛虫指除人外的哺乳动物（即兽类），因身体被毛而得名，麒麟为毛虫之长。

羽虫：羽虫为身体有羽毛的动物（即鸟类），凤凰为羽虫之长。

裸虫：裸虫是总称无羽毛鳞甲蔽身的动物，有时也专指人类，人为裸虫之长。

鳞虫：鳞虫指各种有鳞的动物，包括鱼类、某些爬行动物（蛇、蜥蜴等）及传说中的龙等，龙为鳞虫之长。

介虫：介虫指有甲壳的虫类及水族（如贝类等），龟为介虫之长。

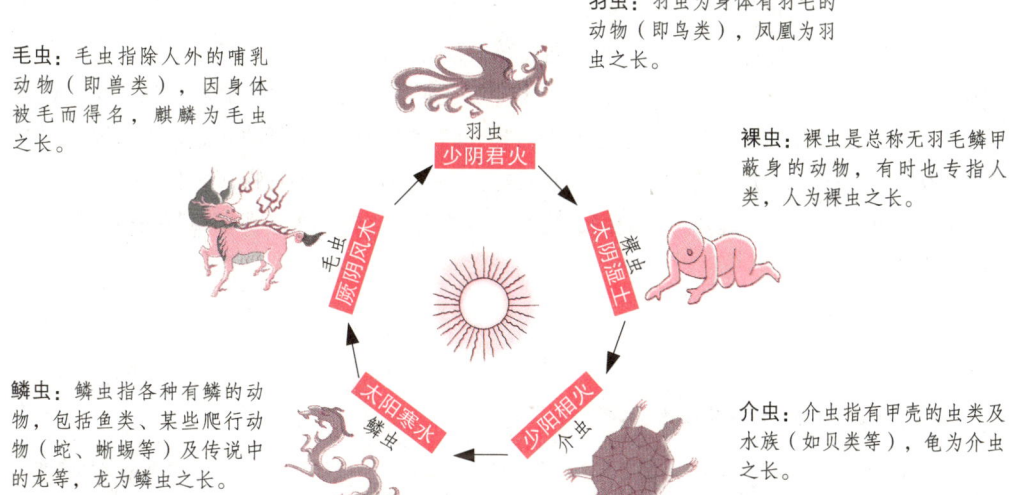

病因学说：探究疾病发展的源头

病因学说，是研究致病因素及其性质、致病特点和临床表现的学说。六淫、七情、饮食、劳逸、外伤等都可能导致人体发病。

饮食不当对身体的伤害

饮食不当，容易破坏食物在体内的运行规律，伤害五脏。脾病要忌温热饮食，不能吃得过饱；肺病忌寒冷饮食；发热严重时忌强进饮食；在热病稍有好转时，食用肉类会导致热病复发，过量饮食会造成余热难退，这些都是热病应当禁忌的。

气候变化对于疾病产生的影响

春季多风，容易出现恶寒发热的疾病，是因为感受外界风邪。所以春天伤于风邪，邪气滞留不去，到了夏天便出现完谷不化的泄泻；夏季高温，容易感受暑热邪气，邪气潜藏，秋季便出现疟疾；秋季干燥，人们要注意养肺，早睡早起，促使精神情志安宁，使秋气平定，肺气清肃。秋季感受了湿邪，邪气伏藏；冬季肺气上逆而成咳嗽、痿证；冬季寒冷，是生机潜伏、万物蛰藏的季节，自然界中的阳气深藏而阴寒之气很盛。感受寒邪，邪气潜伏，第二年春季便出现温病。

地理环境对人体的影响

不同地区的人，由于其生活习惯不同，所处环境不同，引起疾病的原因也是不同的，需要区别对待，采取不同的方法进行治疗。

东方气候温和，人们以鱼盐为美食，肌腠疏松，易发痈疡一类的疾病；南方阳气旺盛，地势低凹潮湿，人们喜吃酸味及发酵食品，腠理致密而带红色，多发生筋脉拘急、肢体麻痹的疾病；西方多沙石，风沙多，水土之性刚强，人们食的是肥美多脂的肉类，肌肤致密，疾病多是从体内而生；北方地理位置高，气候寒冷，人们多食用乳类食物，内脏受寒时易得胀满一类的疾病；中部地区地势平坦湿润，物产丰富，生活比较安逸，多患四肢痿弱、厥逆、寒热一类疾病。

《内经》名言

原文：怒则气逆，甚则呕血及飧泄，故气上矣。

释文：大怒会使肝气上逆，血液也随气向上逆行，病情严重的，可以引起呕血。如果肝气影响到脾胃的消化功能，还可以导致消化不良、大便泄泻的飧泄病。所以说怒则气上。

自然气候对人体经脉气血的影响

古人非常重视人体与自然界的对应,并且很早就总结出,人体经脉气血的变化与自然气候的变化有一定的关系,入侵人体的邪气性质也会影响气血的变化。

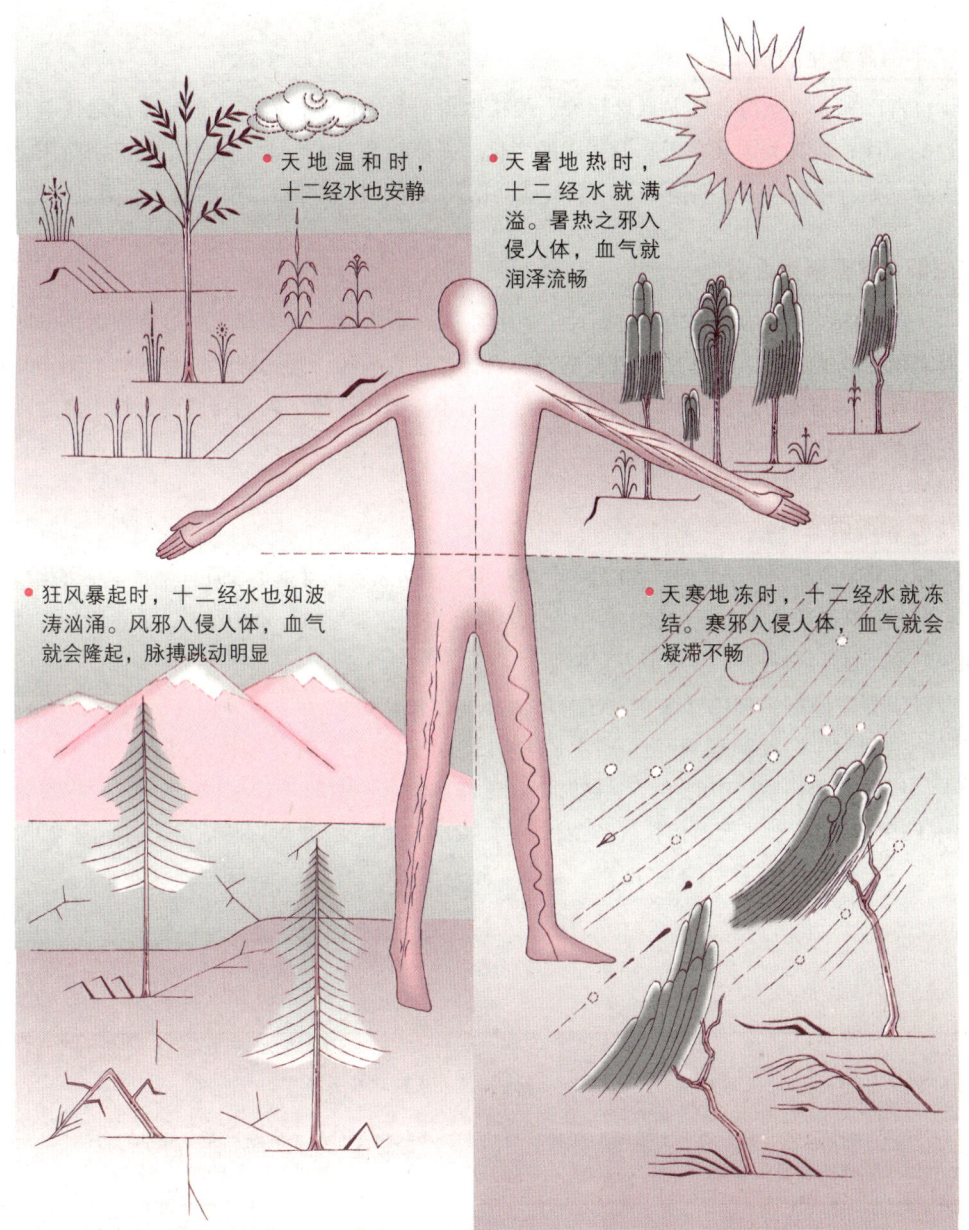

- 天地温和时,十二经水也安静。
- 天暑地热时,十二经水就满溢。暑热之邪入侵人体,血气就润泽流畅。
- 狂风暴起时,十二经水也如波涛汹涌。风邪入侵人体,血气就会隆起,脉搏跳动明显。
- 天寒地冻时,十二经水就冻结。寒邪入侵人体,血气就会凝滞不畅。

养生学说：追求至上的生命质量

古人云，学医"上可以疗君亲之疾，下可以救贫贱之厄，中可以保身长全"。可见，中医关注最多的是生命的质量问题。

阴阳平衡是养生的根本

自古以来人类就与自然界息息相关。维持生命活动的根本，就在于把握生命之气与自然相通的规律，而其关键又在于掌握阴阳的变化。人依赖金、木、水、火、土及三阴三阳之气而生存，如若经常违反这些原则，则邪气就会伤及人体，这是寿命减损的根本原因。

五味调和才是养生之道

《黄帝内经》认为"酸生肝，苦生心，甘生脾，辛生肺，咸生肾"。过饱或者是偏向于某味，就会伤害五脏。五味摄入过甚则伤及五脏，过食酸味，则伤脾；过食咸味，则伤心；过食甘味，则伤肾；过食苦味，则伤胃；过食辛味，则伤筋脉。人们要遵循五行生克之理，要注意调和五味。

养生要顺时而变

四季养生原则：春季（2月~4月），养生应养阳防风邪；夏季（5月~7月），养生应从养心开始；长夏季（夏至~立秋）养生应从养脾开始；秋季（8月~10月），养生贵在养阴防燥；冬季（11月~1月），养生应养肾防寒。

时辰养生原则：卯时（5~7时），要起床排便；辰时（7~9时），要吃早餐；巳时（9~11时），要调理脾经；午时（11~13时），要吃午餐，稍作休息；未时（13~15时），吸收营养物质；申时（15~17时），工作和学习；酉时（17~19时），要吃晚餐；戌时（19~21时），要保持愉快的心情；亥时（21~23时），要做好睡前准备；子时（23~1时），一定要睡觉；丑时（1~3时），睡眠要熟；寅时（3~5时），睡眠要深。

《内经》名言

原文： 七七任脉虚，太冲脉衰少，天癸竭，地道不通，故形坏而无子。

释文： （女子）到了七七四十九岁时，任脉就会空虚，冲脉的气血就会衰弱，天癸竭尽，经闭不行，机体衰老，便不再有生育能力了。

《黄帝内经》的理论基础 第二章

欲望使人的养生观念发生变化

欲望的变化影响了不同时期人们的养生观念,这不仅给医生带来了困难,也给自身健康造成了很大的伤害。

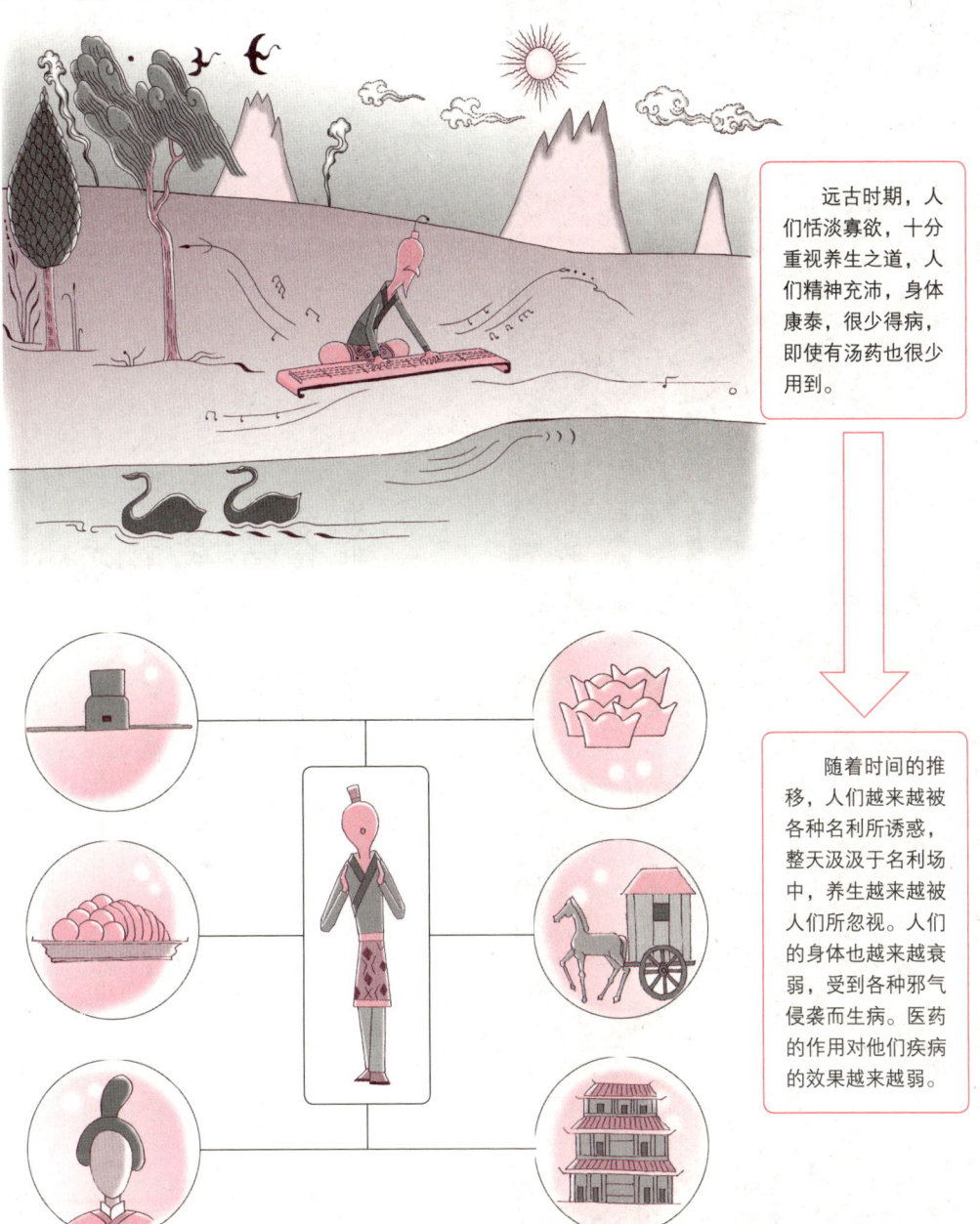

远古时期,人们恬淡寡欲,十分重视养生之道,人们精神充沛,身体康泰,很少得病,即使有汤药也很少用到。

随着时间的推移,人们越来越被各种名利所诱惑,整天汲汲于名利场中,养生越来越被人们所忽视。人们的身体也越来越衰弱,受到各种邪气侵袭而生病。医药的作用对他们疾病的效果越来越弱。

第三章

《黄帝内经》中的养生原则

《黄帝内经》是中国第一养生宝典,其中一些养生原则,至今仍被人们所遵循,如:男女的生长规律是随着年龄的增长肾气有增有损,养生要调整人体阴阳平衡。季节变化而引起的气候变化养生时必须遵循,人体气血和经脉流注会随着时间的变化而变化,人体质的不同也要求人们要采取相应的养生方式。

本章目录

44 / 中医养生的依据：男女生长规律

46 / 阴阳平衡是健康的保证

48 / 养生要顺应季节的变化

50 / 养生要随时间的变化而变化

52 / 体质决定人的养生方式

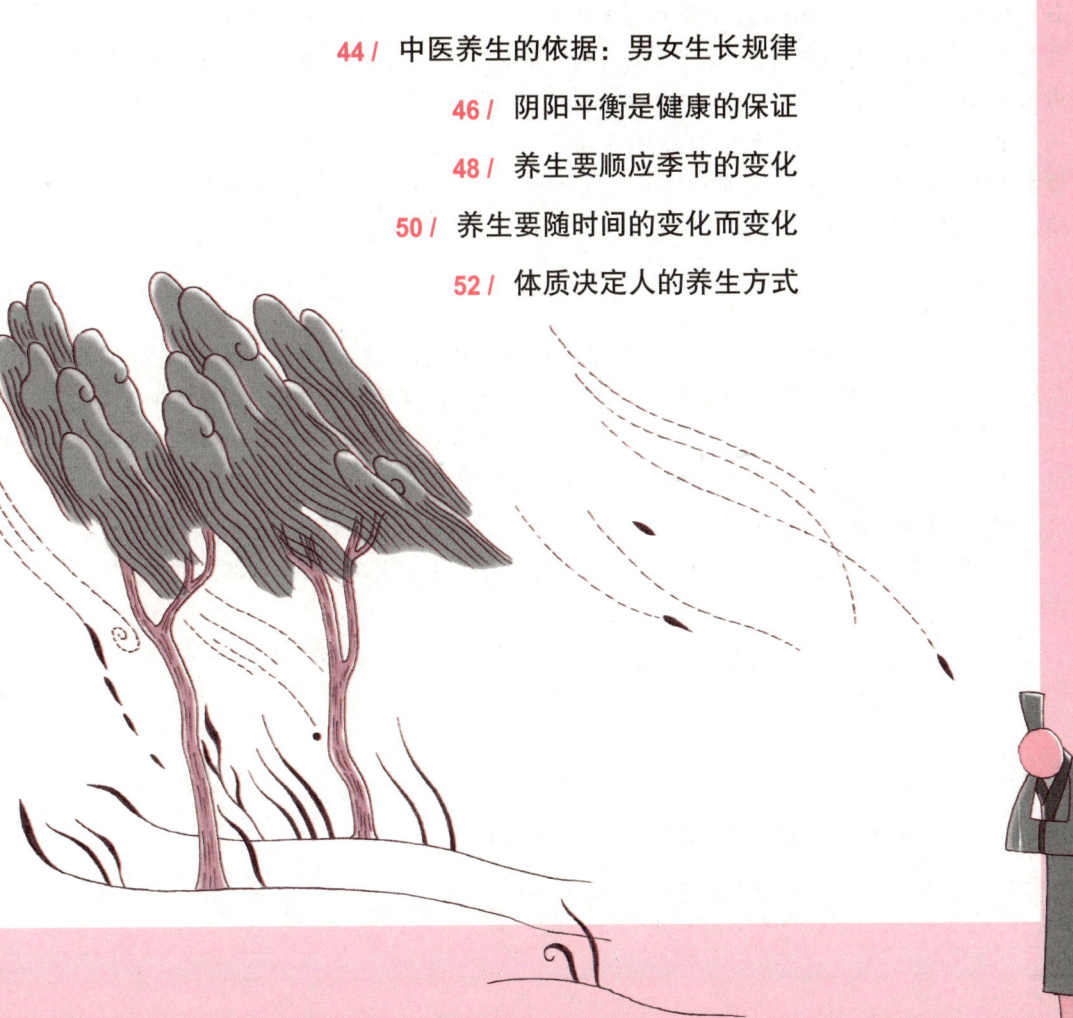

中医养生的依据：男女生长规律

《黄帝内经》认为，养生要依据人体的生长规律，人体经脉气血的盛衰、生殖能力的强弱都是随着年龄的增长而变化的。

男子生长规律

男子到了八岁左右，肾脏的精气开始充实，毛发渐盛，牙齿更换；十六岁时，肾气旺盛，天癸产生，精气充满而外泄，体内阴阳之气调和，具有生育能力。到了二十四岁左右，肾气已经充满，筋骨坚实有力，长出智齿，身高长到了最大的限度；三十二岁时，筋骨生长壮盛，肌肉丰满。四十岁时，肾气衰退，头发开始脱落，牙齿开始松动。到了四十八岁左右，人体上部的阳气开始衰退，面容憔悴无华，鬓发斑白；五十六岁时，肝气衰退，筋骨活动不灵活。到了六十四岁左右，天癸尽竭，精气衰少，肾衰退，形体疲惫，肾气大衰，则牙齿毛发脱落。肾主水，接收五脏六腑的精气而储藏起来，精气的来源除与生俱来的"先天之精"外，还需其他脏腑"后天之精"的补充营养，所以五脏的精气充盛，肾的精气才能盈满溢泄；到了老年，五脏的精气都衰败了，筋骨得不到精气的濡养而出现松弛乏力，天癸尽竭，因此会鬓发斑白，身体沉重，步态不稳，也就不能再生儿育女了。

女子生长规律

《黄帝内经》认为，女子七岁时，肾气旺盛起来，开始换牙齿，头发长长。到了十四岁左右，对生殖功能有促进作用的物质——"天癸"产生，使任脉通畅，太冲脉气血旺盛，月经按时来潮，开始有了生育能力；二十一岁时，肾气发育平衡，智齿生长，生长发育达到顶点。到了二十八岁左右，筋骨坚实，肌肉丰满，毛发生长极盛，身体也最健壮；三十五岁时，阳阴经脉的气血衰退，面部开始憔悴，头发开始脱落。到了四十二岁左右，经过头面部的三阳经脉气血都衰减了，面容焦枯，头发开始变白；四十九岁时，任脉空虚，太冲脉气血衰少，天癸尽竭，月经停止，形体衰老，丧失了生育能力。

《内经》名言

原文：人生十岁，五脏始定，血气已通，其气在下，故好走。

释文：人生长到十岁的时候，五脏发育到一定的健全程度，血气的运行完全均匀，人体生长发育的根源是肾的精气，精气从下部而上行，所以喜爱跑动。

第三章 《黄帝内经》中的养生原则

人体生长规律

《内经》认为，身体的衰老是由于气血的衰退，只要进行合理的调养，就能保持精气充盈，延缓天癸的衰竭，这就是有些人高寿而不显衰老的原因。

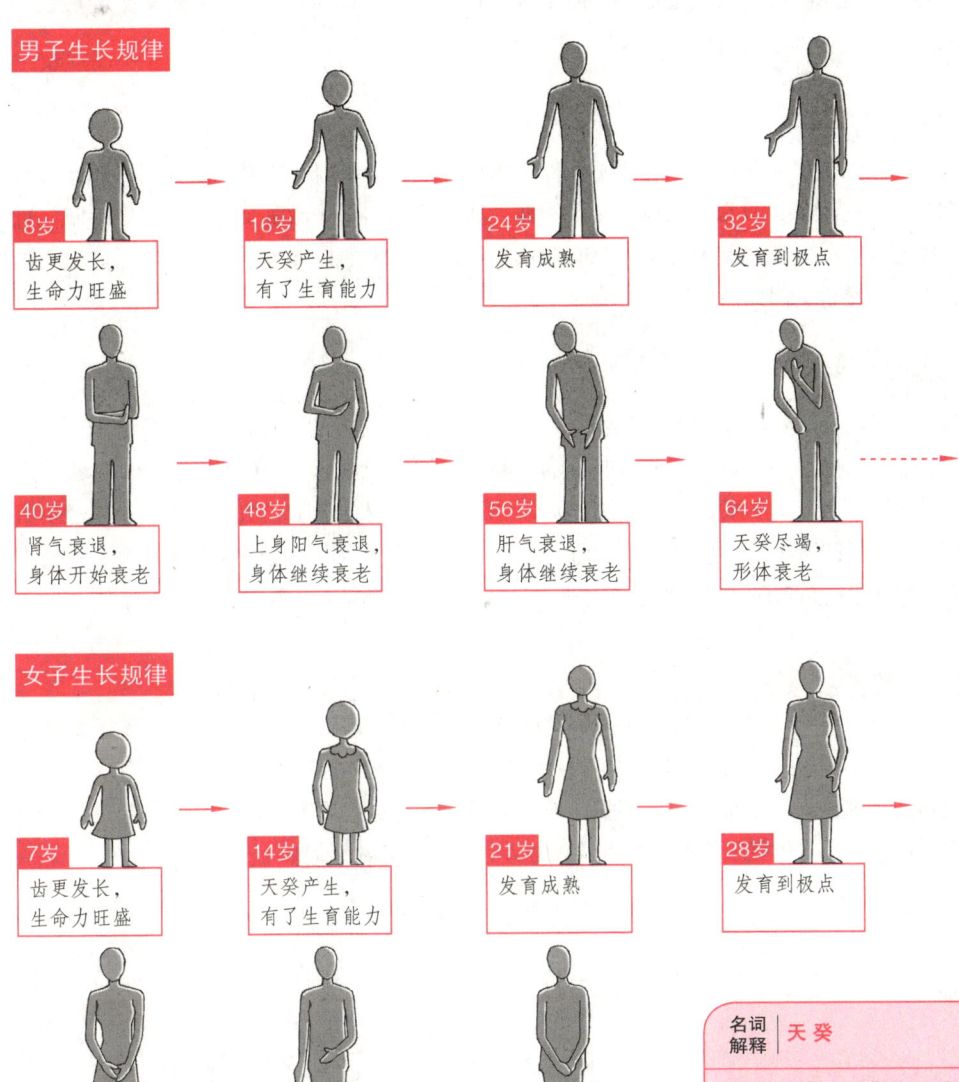

男子生长规律

- 8岁：齿更发长，生命力旺盛
- 16岁：天癸产生，有了生育能力
- 24岁：发育成熟
- 32岁：发育到极点
- 40岁：肾气衰退，身体开始衰老
- 48岁：上身阳气衰退，身体继续衰老
- 56岁：肝气衰退，身体继续衰老
- 64岁：天癸尽竭，形体衰老

女子生长规律

- 7岁：齿更发长，生命力旺盛
- 14岁：天癸产生，有了生育能力
- 21岁：发育成熟
- 28岁：发育到极点
- 35岁：气血衰退，身体开始衰老
- 42岁：气血继续衰减，身体继续衰老
- 49岁：天癸尽竭，形体衰老

名词解释｜天癸

促进人体生长、发育和生殖机能，维持女性月经和胎孕所必需的物质。它来源于男女之肾精，受后天水谷精微的滋养而逐渐充盛。

阴阳平衡是健康的保证

自古以来人类就与自然界息息相关。维持生命活动的根本，就在于把握生命之气与自然相通的规律，而其关键又在于掌握阴阳的变化。而阴阳的平衡又是健康的保证。

阴阳调和人才健康

大凡阴阳的关键问题是：阳气致密于外，阴精才能固守于内。如果阴阳失调，就像自然界只有春天没有秋天，只有冬天没有夏天一样，所以调和阴阳是最重要的原则。如果阳气过强，不能致密于外，阴精就要耗损。只有阴阳平和协调，人的精神才会平安正常，如果阴阳分离，人体阴精也会因此而枯竭。

养生要调和阴阳

四时阴阳是自然界万物赖以生长的根本，因此懂得养生之道的人在春夏时节保养阳气，秋冬两季养收、养藏，所以能同自然界其他的万物一样，维持着春生、夏长、秋收、冬藏的规律。如果违背了这个基本原则，就会伤伐到人的根本，损坏人的天真之气。所以说，四时阴阳的有序变化是世间万物的终始，是死与生的根本。违背这个根本，就会灾害丛生；顺从它便不会产生疾病，也就是掌握了养生之道。对于养生之道，圣人遵循它，愚昧的人则违背它。

调和阴阳要顺应自然规律

一般来说，人到了四十岁时，体内阴精已衰减了一半，起居动作开始衰退；到了五十岁左右，就感觉身体沉重，听力及视力明显减退；到了六十岁左右，阴茎痿废不用，元气大衰，九窍的功能减退，下部虚而上部实，鼻涕眼泪常不自觉地流出来。所以说，明白了七损八益的调理方法，身体就强健；不懂得调理的人，身体就容易衰老。

《内经》名言

原文：故智者之养生也，必顺四时而适寒暑，和喜怒而安居处，节阴阳而调刚柔，如是则僻邪不至，长生久视。

释文：所以明智之人的养生方法，必定是顺应四季的时令，以适应气候的寒暑变化；不过于喜怒，并能良好地适应周围的环境；节制阴阳的偏盛偏衰，并调和刚柔，使之相济。像这样，就能使病邪无从侵袭，从而延长生命，不易衰老。

第三章 《黄帝内经》中的养生原则

阴阳平衡是养生的根本

阴阳是自然界存在的基础，阴阳平衡是确保自然万物不受损害的根本，人类养生也必须以调和阴阳为基础。

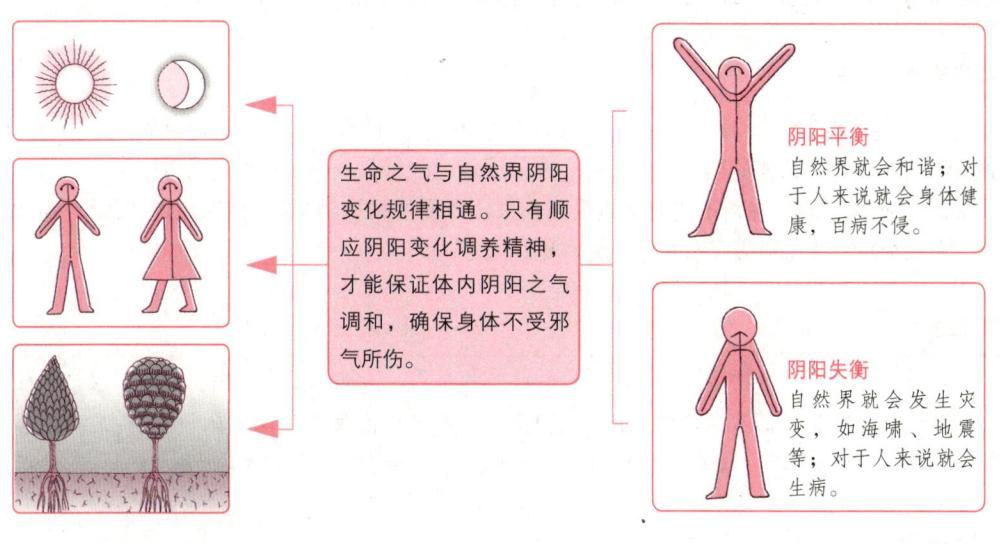

生命之气与自然界阴阳变化规律相通。只有顺应阴阳变化调养精神，才能保证体内阴阳之气调和，确保身体不受邪气所伤。

阴阳平衡
自然界就会和谐；对于人来说就会身体健康，百病不侵。

阴阳失衡
自然界就会发生灾变，如海啸、地震等；对于人来说就会生病。

阴阳之气调和是人体健康之本

在人的身体中，阳主外，开发肌肤腠理；阴主内，游走于六腑，归藏于五脏，帮助身体吸收营养，排出糟粕。

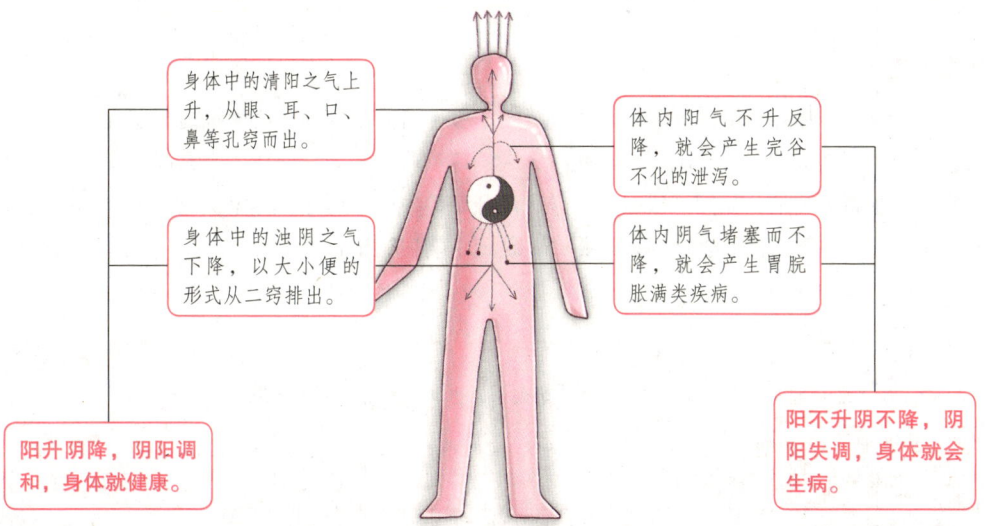

身体中的清阳之气上升，从眼、耳、口、鼻等孔窍而出。

体内阳气不升反降，就会产生完谷不化的泄泻。

身体中的浊阴之气下降，以大小便的形式从二窍排出。

体内阴气堵塞而不降，就会产生胃脘胀满类疾病。

阳升阴降，阴阳调和，身体就健康。

阳不升阴不降，阴阳失调，身体就会生病。

养生要顺应季节的变化

《黄帝内经》是一本关于养生的书,而养生的原则和方法是随着春、夏、秋、冬季节的转换而变化的,这是追求养生之人不可不知的。

春季养生

春季的三个月是万物复苏的季节,自然界生机勃发,故称其为发陈。在自然界呈现出一种新生的状态,万物欣欣向荣。在此时,人们应该晚睡早起,起床后到庭院里散步,披散开头发,穿着宽松的衣物,不要使身体受到拘束,以便使精神随着春天万物的生发而舒畅活泼,充满生机,这是适应春季的养生法则及方法。

夏季养生

夏季的三个月,万物生长华丽茂盛,故称其为蕃秀。天地阴阳之气相互交通,植物开花结果。当此之时,人们应当晚睡早起,切莫厌恶白天过长,保持心情舒畅,使精神之花更加秀丽,使阳气宣泄通畅,对外界事物有浓厚兴趣,这是适应夏季养长的法则及方法。

秋季养生

秋季的三个月,自然界呈现出一派丰收而平定的景象。秋风劲疾,秋高气爽,景物清明。在这个季节里,人们应如同鸡的活动一样,早睡早起,促使精神情志安宁,以缓和秋季初凉的伤伐,收敛精神情志而不使其外散,使秋气平定,肺气清肃,这就是与秋季相适应的可以保养人体"收"气的方法与原则。

冬季养生

冬季的三个月,是生机潜伏、万物蛰藏的季节,自然界中的阳气深藏而阴寒之气很盛。风寒凛冽,水结成冰,大地冻裂,在此时,人们应当早睡晚起,必待太阳升起时起床,使精神情志安宁而不妄动,如同潜伏起来一样,离开寒冷气候的刺激,尽量保持温暖,不要过多地出汗,损伤正气,就是适应冬季"藏"气特点的养生方法和原则。

《内经》名言

原文: 气虚者肺虚也,气逆者足寒也,非其时则生,当其时则死。余藏皆如此。

释文: 气虚是肺功能降低的结果,气逆表现为两足发凉。不是被克的时月则生,正当被克的时月则死。其他脏的虚实依此类推。

四季养生

《黄帝内经》认为，天地是按照阴阳消长的规律运转不息的，我们养生也必须按照这个规律适时调节。违反了这一规律，必将导致体内的阴阳失调，使身体发病。

春季
万物发陈，人气在肝。养生要晚睡早起，起床后要散步，呼吸新鲜空气，穿着要宽松。

夏季
万物生机勃勃，人气在心。养生要晚睡早起，保持心情舒畅。

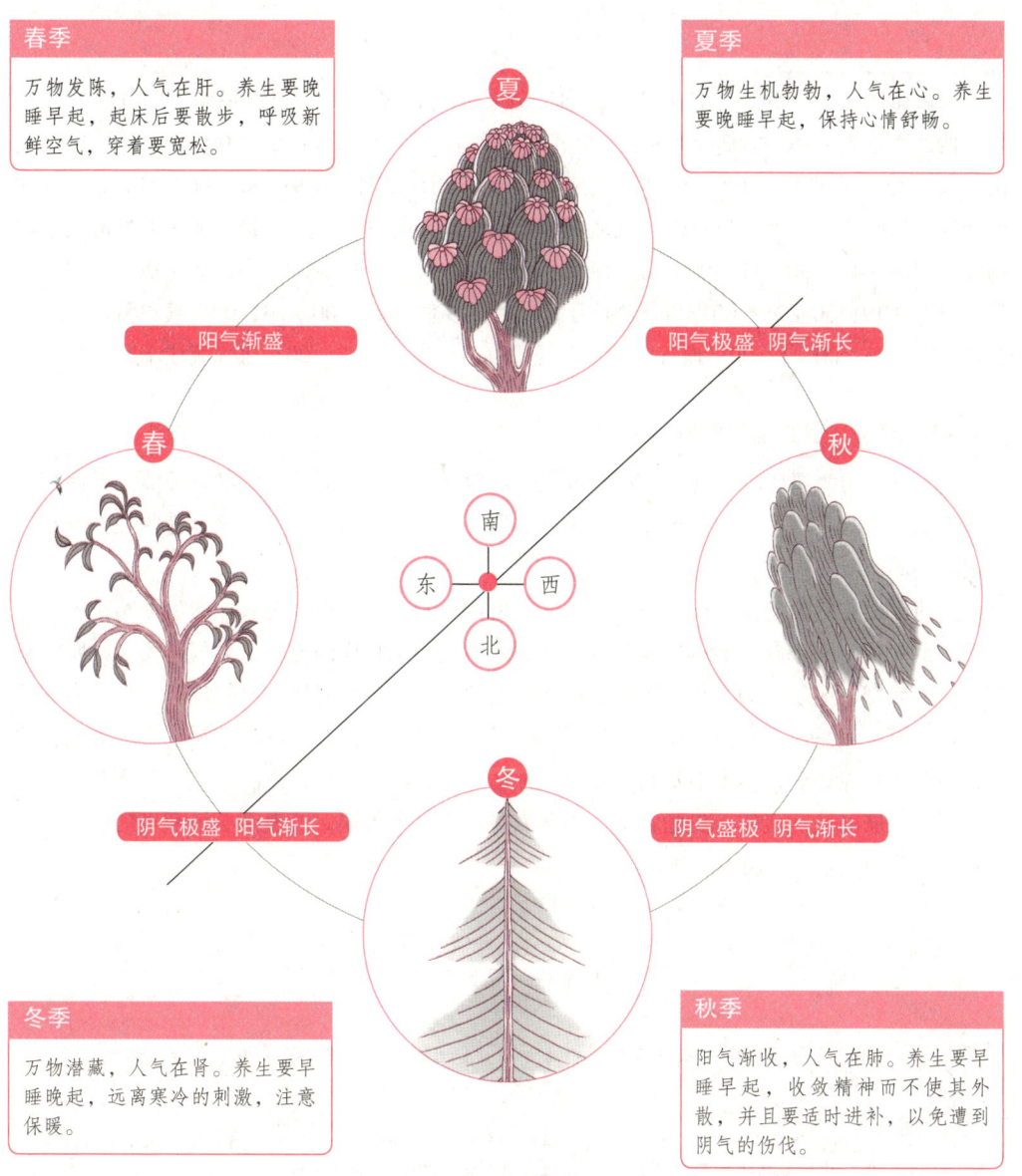

冬季
万物潜藏，人气在肾。养生要早睡晚起，远离寒冷的刺激，注意保暖。

秋季
阳气渐收，人气在肺。养生要早睡早起，收敛精神而不使其外散，并且要适时进补，以免遭到阴气的伤伐。

养生要随时间的变化而变化

《黄帝内经》认为，人的气血在一天之中会随着阴阳变化而变化，十二经脉的流注也有一定规律，所以，养生也要随着时间的变化而变化。

十二经脉循行有规律

《黄帝内经》认为，人体有十二经脉，这些经脉的循行有一定的规律，即各经脉都有自己的当令之时：寅时（3：00～5：00）血气流注于肺经，卯时（5：00～7：00）血气流注于大肠经，辰时（7：00～9：00）血气流注于胃经，巳时（上9：00～11：00）血气流注于脾经，午时（11：00～13：00）气血流注于心经，未时（13：00～15：00）血气流注于小肠经，申时（15：00～17：00）血气流注于膀胱经，酉时（17：00～19：00）血气流注于肾经，戌时（19：00～21：00）血气流注于心包经，亥时（21：00～23：00）气血流注于三焦经，子时（23：00～1：00）血气流注于胆经，丑时（1：00～3：00）血气流注于肝经。

日月运行对人气血变化的影响

有时气候的寒温比较适度，人本身也能恰当地调节衣着，其腠理并没有开泄，然而却有突然发病的，这是因为，人们虽然生活平静安适，但腠理的开闭缓急，也是有内在的原因和一定时间的。

人与天地自然的变化密切相关，同时日月运行亏满的情况也会对人体产生影响。所以，当月圆的时候，海水向西涌盛形成大潮，此时人体气血也相应地充盛，血气充实，则肌肉坚实，皮肤致密，毛发坚韧，腠理闭塞，皮脂多而表固，在这个时候，虽然遇到了贼风邪气的侵入，但邪气只是浅入而没有深入。如果到了月亮亏缺的时候，海水向东涌盛形成大潮，这时人体气血相应虚弱，体表卫气衰退，形体独居于外，肌肉消减，皮肤弛缓，腠理开泄，毛发摧残，肌肤的纹理疏薄，皮脂剥落，体瘦表虚，在这个时候，若遇到贼风邪气的侵袭，邪气就容易深陷入里，发病也急暴。

《内经》名言

原文： 人生有形，不离阴阳，天地合气，别为九野，分为四时，月有小大，日有短长，万物并至，不可胜量。

释文： 人的身体，离不开阴阳气血的供养，天地所形成的气候和地形，分为九州九野，又有四季的差异，十二月有小月、大月的不同，昼夜有长短的循环，物类万千，不可数计。

《黄帝内经》中的养生原则 | 第三章

十二经脉气血循环

如右图所示，十二经脉气血是按照肺经→大肠经→胃经→脾经→心经→小肠经→膀胱经→肾经→心包经→三焦经→胆经→肝经→肺经……依次流行不止、环周不休的。《内经》认为，当经脉脏腑发生病变时，正气常借该脏腑气血旺盛之时与邪气交争，正邪交争而病作，疾病在不同部位发作会有不同表现。

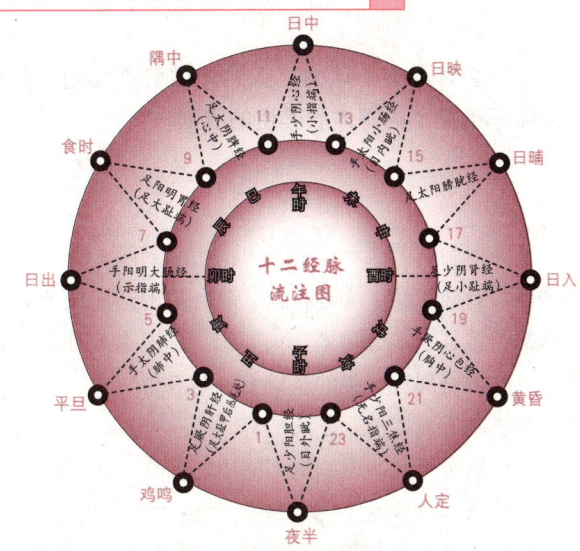

日月运行对人体气血变化的影响

古代医学家在长期的实践中，总结出一个道理：人体的气血会随着月亮的圆缺而变化；随着月亮越来越圆，体内气血越来越充盛，反之则越来越弱。他们用这一理论指导医疗实践。

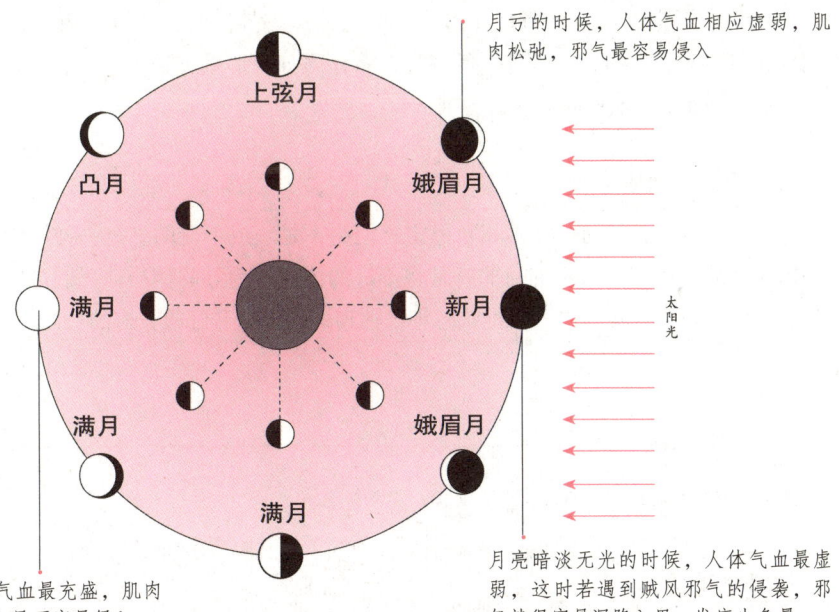

月亏的时候，人体气血相应虚弱，肌肉松弛，邪气最容易侵入

月圆的时候，人体气血最充盛，肌肉也最坚实，所以邪气最不容易侵入

月亮暗淡无光的时候，人体气血最虚弱，这时若遇到贼风邪气的侵袭，邪气就很容易深陷入里，发病也急暴

体质决定人的养生方式

《黄帝内经》认为，人的体质各不相同，并根据不同的标准对其进行分类，从而最早确定了中医体质养生的原则。

体质的多样性

《灵枢·阴阳二十五人》中，运用阴阳五行学说，根据人群中皮肤颜色、形态特征、生理功能、行为习惯、心理特征、对环境的适应调节能力、对某些疾病的易罹性和倾向性等各方面的特征，将人分为木、火、土、金、水五种基本类型，五种人的体质特征各不相同。接着，又在五行属性分类的基础上，与五音（角、徵、宫、商、羽）相结合，每一类型又各分为五类，共五五二十五种人。

《灵枢·行针》中，根据阴阳之气盛衰的不同及不同类型之人对针刺得气反应的不同，又将体质分为重阳型、重阳有阴型、阴多阳少型和阴阳和调型四种类型。《灵枢·通天》中，根据人体阴气与阳气的多少、盛衰不同，分为太阴、少阴、太阳、少阳、阴阳平和五种体质类型。《灵枢·逆顺肥瘦》中，根据人体形之肥瘦、年之壮幼，把体质划分为肥人、瘦人、常人三种类型，并根据常人不同体质特征，将其进一步分为端正、壮士和婴儿等不同体质类型。《灵枢·卫气失常》把肥胖的人按皮肤纹理及皮下结缔组织的特性进一步分为膏、脂和肉三种类型，并且指出这三种人的体态结构、气血多少、寒温的特征各不相同。《灵枢·论勇》根据人的心理特征在勇怯方面的典型差异，将体质分为勇和怯两种类型。《素问·血气形志篇》根据心理特征的差异，将体质分为形乐志乐、形苦志乐、形苦志苦、形乐志苦、形数惊恐五种体质类型。

体质是可以改变的

《黄帝内经》认为，体质相对稳定，但绝不是一成不变的。每一种体质都会因内外环境的影响而发生改变。养生的目的就是将不好的体质转为好的体质。我们可以通过改变生活条件、居住环境、饮食结构、精神状态等来达到远离疾病和健康长寿的目的。

《内经》名言

原文： 正气内存，邪不可干，邪之所凑，其气必虚。

释文： 如果体内正气强盛，邪气就不易侵入机体，也就不会发生疾病。而邪气之所以能够侵犯人体，是因为体内正气虚弱了。

怯懦的人酒后会变勇敢

有时候,胆小的人在喝酒之后胆子会变得大起来,但这只是一种假象,是由于酒气剽悍,导致体内胆气四溢之故。

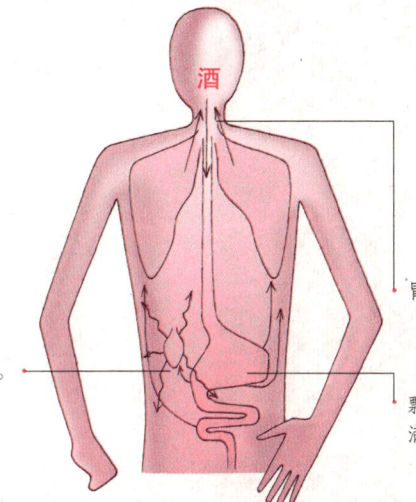

在酒精的作用下,怯懦的人会做出一些和勇士一样的言谈举止。但酒醒后,会恢复常态,并为酒后的冲动而懊悔。

胃气上逆导致胆气在胸中四溢。

胃气上逆导致肝气上冲。

剽悍的酒气进入胃中,胃迅速胀满,气机上逆,充满胸中。

《黄帝内经》对体质的划分

体质是我们养生和治病的依据,找对体质再养生,才是我们正确的养生方式。那么,人的体质都有哪些呢?《黄帝内经》根据不同的标准,将人的体质进行了划分。

依 据	体质类型	出 处
五行	木形人、火形人、土形人、金形人、水形人	《灵枢·阴阳二十五人》
五行、五音	木形人五种、火形人五种、土形人五种、金形人五种、水形人五种	《灵枢·阴阳二十五人》
阴阳之气与针刺时的反应	重阳型、重阳有阴型、阴多阳少型、阴阳和调型	《灵枢·行针》
阴气与阳气的多少	太阴、少阴、太阳、少阳、阴阳平和	《灵枢·通天》
人的肥瘦	肥人、瘦人、常人	《灵枢·逆顺肥瘦》
皮肤纹理与皮下结缔组织	膏形人、脂形人、肉形人	《灵枢·卫气失常》
人的心理特征	勇敢的人、怯懦的人	《灵枢·论勇》
阴气与阳气的多少	形乐志乐、形苦志乐、形苦志苦、形乐志苦、形数惊恐	《素问·血气形志》

第四章

《黄帝内经》中的治病原则

《黄帝内经》是一部医学书籍,书中提到了对各种疾病的治疗,并形成了自己的治疗原则,这些原则一直影响着中医的发展。治疗疾病的关键在于防病;不同地区的人,因生活环境、饮食习惯不同,发病机制也不一样;人的体质不同,治疗疾病时,使用的方法也应有所区别;疾病的痊愈就是体内阴阳之气的调和。

本章目录

56 / 因地制宜
58 / 因各人体质而异
60 / 对时间的严格要求
62 / 上医治未病
64 / 治病就是要调和阴阳

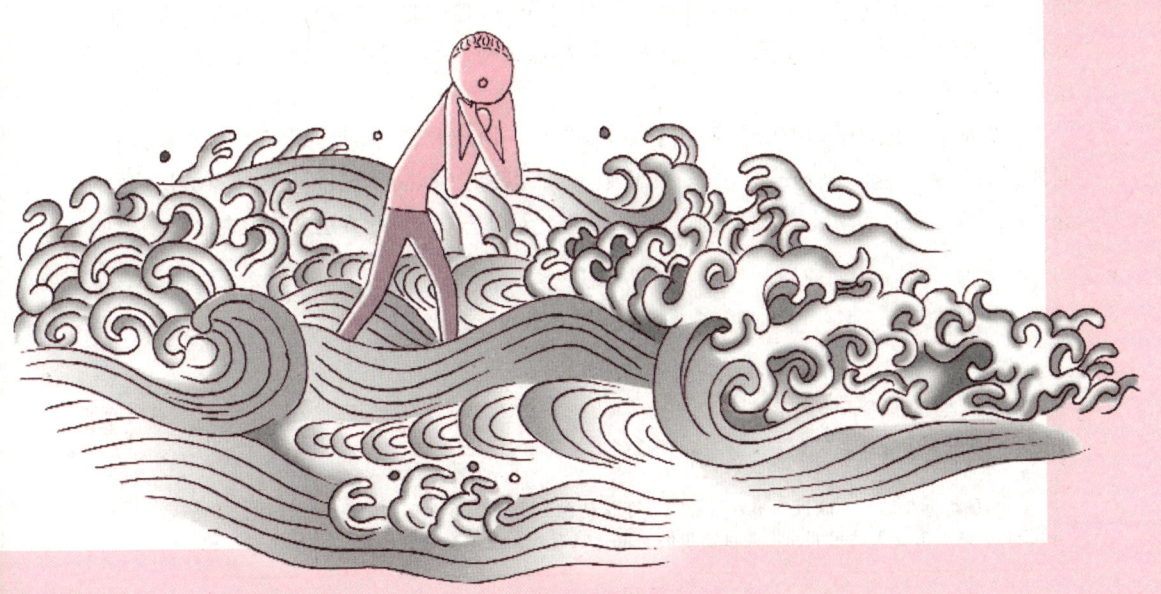

因地制宜

> 由于地理环境不同，气候各异，生活习惯有别，表现相同的疾病，采用的治疗方法要有所区别。高明的医生常常依据具体情况，灵活地运用各种方法治疗疾病，所以治病效率很高。

东方地区，具有如同春季万物生发的气象，气候温和，盛产鱼和盐，地处海边而傍水，那里的人们喜欢吃鱼和较咸的食物。他们居住安定，以鱼盐为美食。然而，鱼吃多了会使人体内积热，咸的食物吃多了则易伤血液。所以那里的居民大多皮肤黝黑，肌腠疏松，易发痈疡一类的疾病。痈疡最适宜于用砭石治疗，因此，砭石疗法是从东方传来的。

西方地区，盛产金和玉石，是多沙石的地方，具有如同秋季收敛的气象。那里的人们依山而居。那儿风沙多，水土之性刚强，人们不穿丝、棉之类的衣服，而穿用毛皮做成的衣服，铺的是草席，食用的都是肥美多脂的肉类，所以他们的肌肤致密，外邪不容易侵袭他们的身体。他们的疾病多是从体内而生，这类疾病最适宜于用药物治疗。因此，药物疗法是从西方传来的。

北方地区，具有如同冬季闭藏的气象，那里地理位置高，气候寒冷。那儿的人们过着游牧生活，多食用乳类食物，故当内脏受寒时易得胀满一类的疾病。这类疾病适宜用艾火灸烤来治疗。因此，艾灸疗法是从北方传来的。

南方地区，具有如同夏季生养万物的气象，那里阳气旺盛，地势低凹潮湿，水土性质薄弱，尤多雾露。那儿的人们喜爱吃酸味及发酵食品，故他们的腠理致密而带红色，多发生筋脉拘急、肢体麻痹一类的疾病。这类疾病宜用小针微刺，疏通经络。因此，用九针治病的方法是从南方传来的。

中央地区，地势平坦湿润，适合许多生物生长，物产丰富。那里的人们可以吃到许多不同种类的食物，生活比较安逸，故多患四肢痿弱、厥逆、寒热一类疾病。治疗这类疾病宜用导引按摩的方法，活动肢体，使气血流畅。因此，导引按摩的治疗方法来自中央地区。

《内经》名言

原文： 清静则肉腠闭拒，虽有大风苛毒，弗之能害。

释文： 懂得养生的人，能做到形神清静，善于保持阳气充足，所以肌肉皮肤坚固紧密，而能抗拒邪气的侵扰，纵然有巨大的风邪以及毒性很强的其他致病因素，也不会受到伤害。

《黄帝内经》中的治病原则　第四章

地理环境不同，治病方法也不同

不同地区的人，由于其生活习惯不同，所处环境不同，引起疾病的原因也是不同的，必须区别对待，采取不同的方法进行治疗。

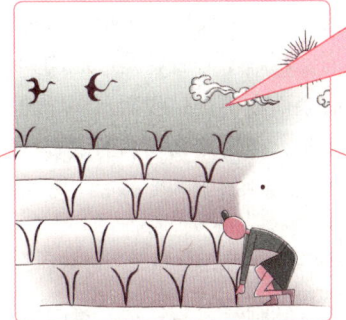

南方阳气旺盛，地势低凹潮湿。人们喜吃酸味及发酵食品，腠理致密而带红色，多发生筋脉拘急、肢体麻痹疾病，宜用小针微刺（九针疗法）。

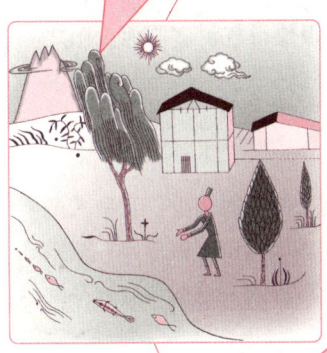

东方气候温和，人们生活安定，以鱼盐为美食，肌腠疏松。易发痈疡一类的疾病，宜用砭石疗法。

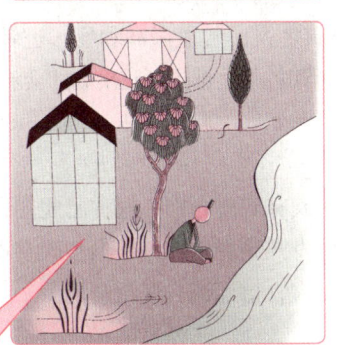

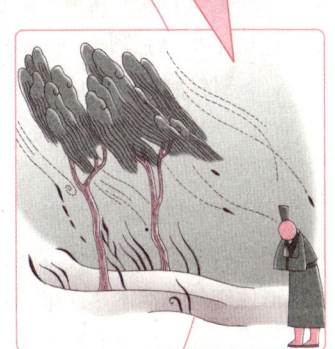

西方多沙石和风沙，水土之性刚强，人们食的是肥美多脂的肉类，他们肌肤致密，疾病多是从体内而生，宜用药物治疗。

中部地区地势平坦湿润，物产丰富，生活比较安逸，多患四肢痿弱、厥逆、寒热一类疾病。宜用导引按摩的方法，活动肢体，使气血流畅。

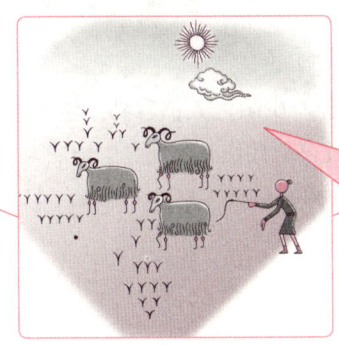

北方地理位置高，气候寒冷，人们多食用乳类食物，故当内脏受寒时易得胀满一类的疾病，这类疾病适宜用艾火灸烤来治疗。

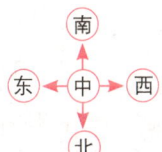

注：古代的方位图和我们现在的地图坐标是相反的。

因个人体质而异

人的体质受体内阴阳之气、形体肥瘦等的影响,治疗疾病时也必须考虑不同体质之人的发病机理,方能取得很好的治疗效果。

阴阳二十五种人的针刺原则

人的阴阳会对气血产生影响,针刺时要以此为依据。判断人的气血是否充足:眉毛清秀美好,是太阳经脉气血充盛;眉毛粗疏不好者,是气血均少;人体肌肉丰满而润泽的,是血气有余;肥胖而不润泽,是气有余而血不足;瘦而不润泽的,是气血均不足。根据人形体的外在表现和体内气血的有余与不足,便可测知疾病的虚实、病势的顺逆,这样就能做出恰当的治疗,不致贻误病机。

阴阳之气的盛衰影响人对针刺的反应

重阳的人,其神气易于激动,针刺时容易气至。重阳而有阴的人,神气就不易激动,反应也不那么强烈。阴阳均衡协调之人,气血濡润和畅,进针后会很快得气。多阴而少阳之人,对针刺的反应比较迟钝。重阴之人,要针刺几次后才会有反应。

人的肥瘦影响治疗方法

《灵枢·卫气失常》认为,人有肥瘦之别,这种肥瘦会影响到人的气血多少:膏型人多阳气,多阳气则身体发热,身体发热则能受寒气;肉型人多血气,多血气则充盛形体,充盛形体则气不寒不热而平和;脂型人,血清淡,气滑利而少,所以身形不大。这些气血的多少会对治疗方法产生影响。

阴阳之气的多少影响治疗方法

太阴之人,要迅速泻其阴分。少阴之人,容易发生血液脱失和气衰败的病症。太阳之人,不要损伤其阴气,也不要过多地耗伤其阳气。少阳之人,治疗应补其阴经而泻其阳络。阴阳和平之人,要根据虚实耐心调治。

《内经》名言

原文: 喜则气和志达,荣卫通利,故气缓矣。

释文: 人在心情高兴时,营卫之气运行通畅,但过度喜悦可以使心气涣散,所以说喜则气缓。

《黄帝内经》中的治病原则 第四章

人体胖瘦对针刺深浅的要求

人体胖瘦不同，肌肤的厚薄也不一样，经气运行的滑涩也有异，对针刺时的要求也有别。

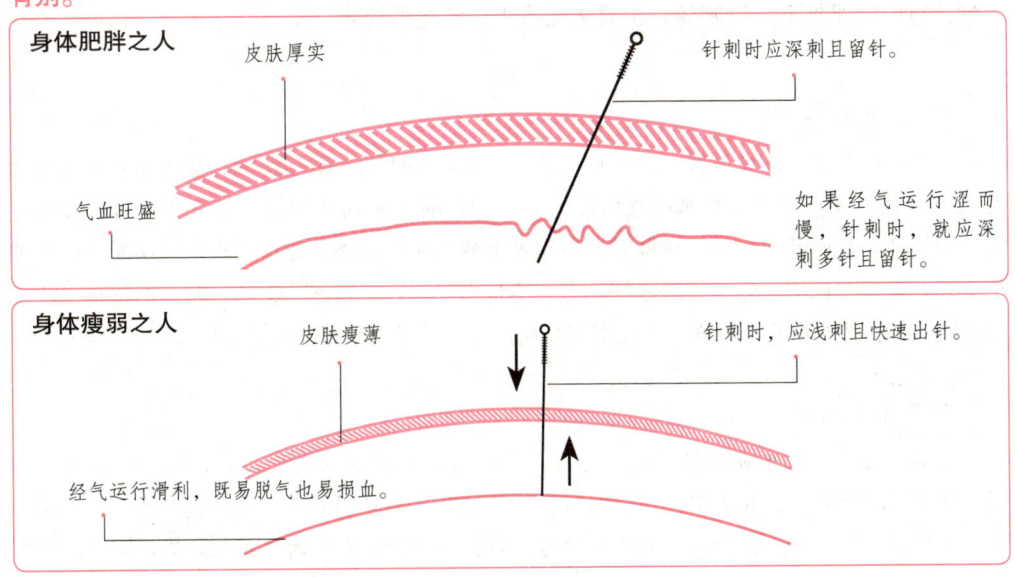

身体肥胖之人　皮肤厚实　针刺时应深刺且留针。

气血旺盛　如果经气运行涩而慢，针刺时，就应深刺多针且留针。

身体瘦弱之人　皮肤瘦薄　针刺时，应浅刺且快速出针。

经气运行滑利，既易脱气也易损血。

不同人在治疗时的区别

人与人之间由于生活习惯、饮食等的不同，肌肉坚厚程度不同，血气运行的滑涩也不一样，针刺时所选用的针以及刺的深浅、速度等也要有所区别。

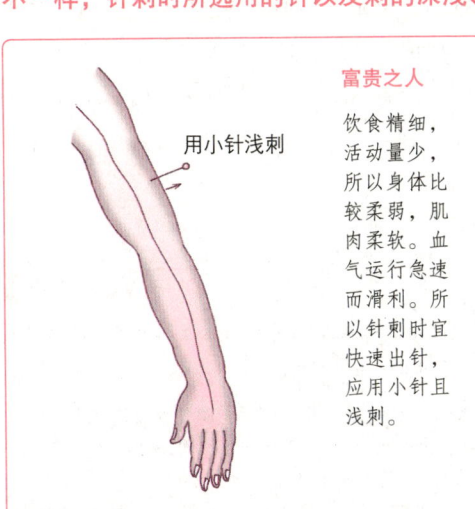

富贵之人　用小针浅刺

饮食精细，活动量少，所以身体比较柔弱，肌肉柔软。血气运行急速而滑利。所以针刺时宜快速出针，应用小针且浅刺。

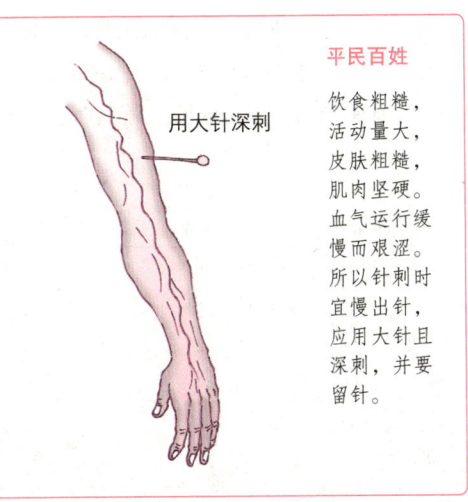

平民百姓　用大针深刺

饮食粗糙，活动量大，皮肤粗糙，肌肉坚硬。血气运行缓慢而艰涩。所以针刺时宜慢出针，应用大针且深刺，并要留针。

对时间的严格要求

《黄帝内经》中对治病的时间要求很严格，选择正确的时间才能切得准确的脉象，有些时间是不能针刺的，主要依据是人体气血的运行。

诊脉时间最好选择在早晨

诊脉选择在早晨进行最好。因为在早晨，人还没有活动，阴气还没有被扰动，阳气也没有耗散，也还没有进食，经脉中气血还不盛，脉络的气血调和均匀，全身的气血没有被扰乱，因此才容易诊断出病脉。诊脉时，不但要观察脉搏的动静变化，还要观察病人眼中神气的盛衰，面部五色的变化，五脏之气是有余还是不足，六腑功能是强还是弱，形体是强壮还是衰败。综合考察这几个方面，以此来判断病情是轻是重，以及预后的好坏。

针刺时对时间的要求

针刺的方法，必须观察日月星辰的运行、四时八正之气的变化，只有当人体血气安定时，才能进行针刺。正是因为这样，所以当气候温和、日光明朗时，人身血气像潮水一样上涨，卫气浮动，血液运行通畅；当天气寒冷，日光阴暗时，人身血气凝涩而流行不畅，卫气沉潜；月亮初生时，人身血气开始充盈，卫气也随之畅行；月亮圆时，人身血气旺盛，肌肉坚实；月亮完全无光时，人身肌肉衰减，经络空虚，卫气也空虚，唯有形体独存。所以，要顺应天时的变化调养血气。天气太寒冷，不要进行针刺；天气太热，不要运用灸法。月亮初生时，不要用泻法；月亮圆时，不要用补法；月亮完全无光时，要停止治疗。这就是顺应天时调治。依照天序演变和人体血气盛衰，随时间推移，聚精会神地等待治疗时机。月亮初生时用泻法，这是重虚；月圆时用补法，血气充溢，滞留于经络，这是重实；月亮完全无光时用针刺治疗，这是扰乱经气。阴阳错乱，正气邪气分辨不清，邪气停留在体内，络脉虚于外，经脉乱于内，于是病邪便随之而起。

《内经》名言

原文： 诊法常以平旦，阴气未动，阳气未散，饮食未进，经脉未盛，络脉调匀，气血未乱，故乃可诊有过之脉。

释文： 在早晨进行诊脉最好。因为在早晨，人还没有活动，阴气还没有被扰动，阳气也没有耗散，也还没有进食，经脉中气血还不盛，脉络的气血调和均匀，全身的气血没有被扰乱，因此才容易诊断出病脉。

第四章 《黄帝内经》中的治病原则

阴阳与针刺

人体内阴阳之气的盛衰会影响到针刺时的效果，所以有的时候适合针刺，有的时候忌讳针刺，如图所示。

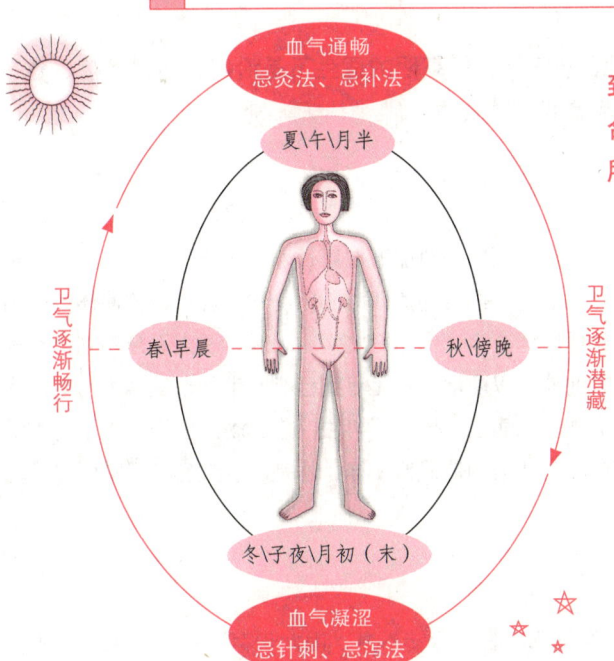

名词解释｜八正

一指春分、秋分、夏至、冬至、立春、立夏、立秋、立冬八个节气。一指东、南、西、北、东南、西南、东北、西北八个方向。文中此处所指为后者。

疟邪针刺时机的把握

疟疾的发作是有规律的，选择恰当的时机施行针刺治疗，才能取得最佳的效果。

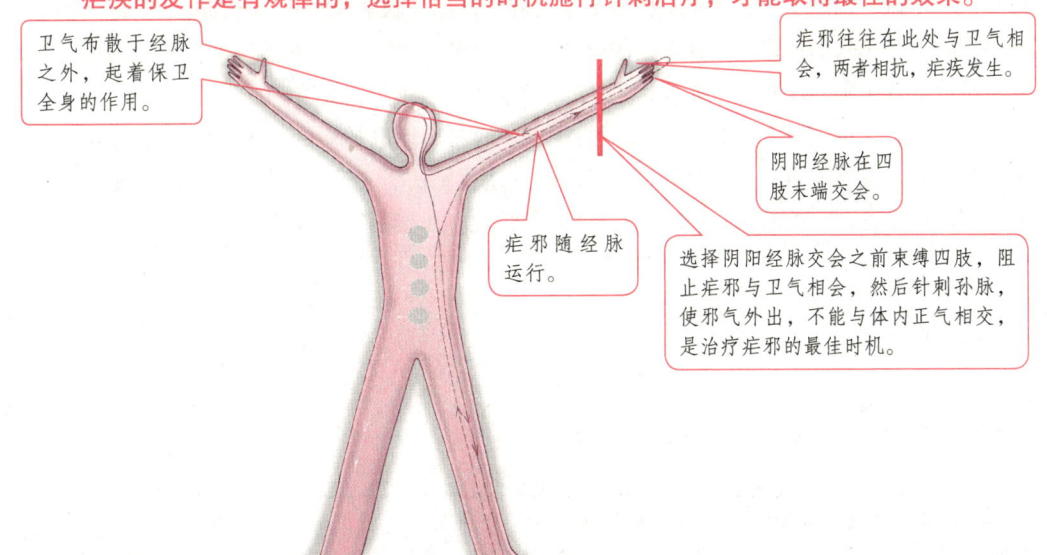

上医治未病

《黄帝内经》中主张"上医治未病",即高明的医生不是治病,而是防病,这是中医学的最高境界,至今仍影响着我们的生活。

治病的关键在于防病

《素问·四气调神大论篇》中指出,顺从阴阳之道能够健康长寿;违背了它就会生病甚至死亡;顺从它就正常,违背它则必然导致混乱。经常违逆四时阴阳变化的规律,致使体内阴阳之气紊乱,就会使机体与外界环境不相适应而产生"内格"之病。因此,圣人不是等到已经发生了疾病再去治疗,而是强调在没病以前就加以防治;不是等到已经产生了动乱再去治理,而是强调在动乱还没有形成之前就加以治理。疾病已经出现了再去治疗,动乱已经形成了再去治理,这就如同口渴了才去挖井,临阵格斗时才去制造武器一样,不是已经太晚了吗?所以,治病的关键还是防病。

违背自然界变化规律的后果

天气是清净光明的,天的规律含蓄而不显露,运转不息,因此长存不息。如果天气不露光明,则日月失去光辉,邪气乘虚而入,充斥天地之间,酿成灾害。阳气闭塞于上,地气蒙蔽于下,天地阻隔;云雾缭绕,雨露不降;地气不升,天气不降,阴阳升降交通失常,自然界万物的生命就不能延续。生命不能延续,则高大的树木也要干枯而死。自然界邪气不散,风雨不调,白露不降,则草木枯槁不荣。邪风常起,暴雨常作,天地四时的变化失去了秩序,违背了正常的规律,致使万物的生命未及一半便夭折。圣人却能顺应自然界的这种变化,所以没有疾病。万物不背离养生之道,那么它的生气就不会失去。

违反了春天的气候,少阳之气就不能生发,容易引起肝的病变;违背了夏季的夏长之令,则太阳之气不能盛长,就会导致心气虚弱;违背了秋季气候的要求,太阴之气便不会收敛,肺焦热胀满;违背了冬季的冬藏之令,则少阴之气不能潜藏,肾气下泻成病。

《内经》名言

原文: 圣人不治已病治未病,不治已乱治未乱。

释文: 圣人不是等到已经发生了疾病再去治疗,而是在没病以前就加以防治;不是等到已经产生了动乱再去治理,而是在动乱还没有形成之前就加以治理。

《黄帝内经》中的治病原则　第四章

天地背离与养生

阴阳是自然界的根本规律，人类养生就是要以阴阳为基础的。下图所示为天地背离导致阴阳格局时所出现的情景，能顺应自然的人是懂得养生的人，方可称为圣人。

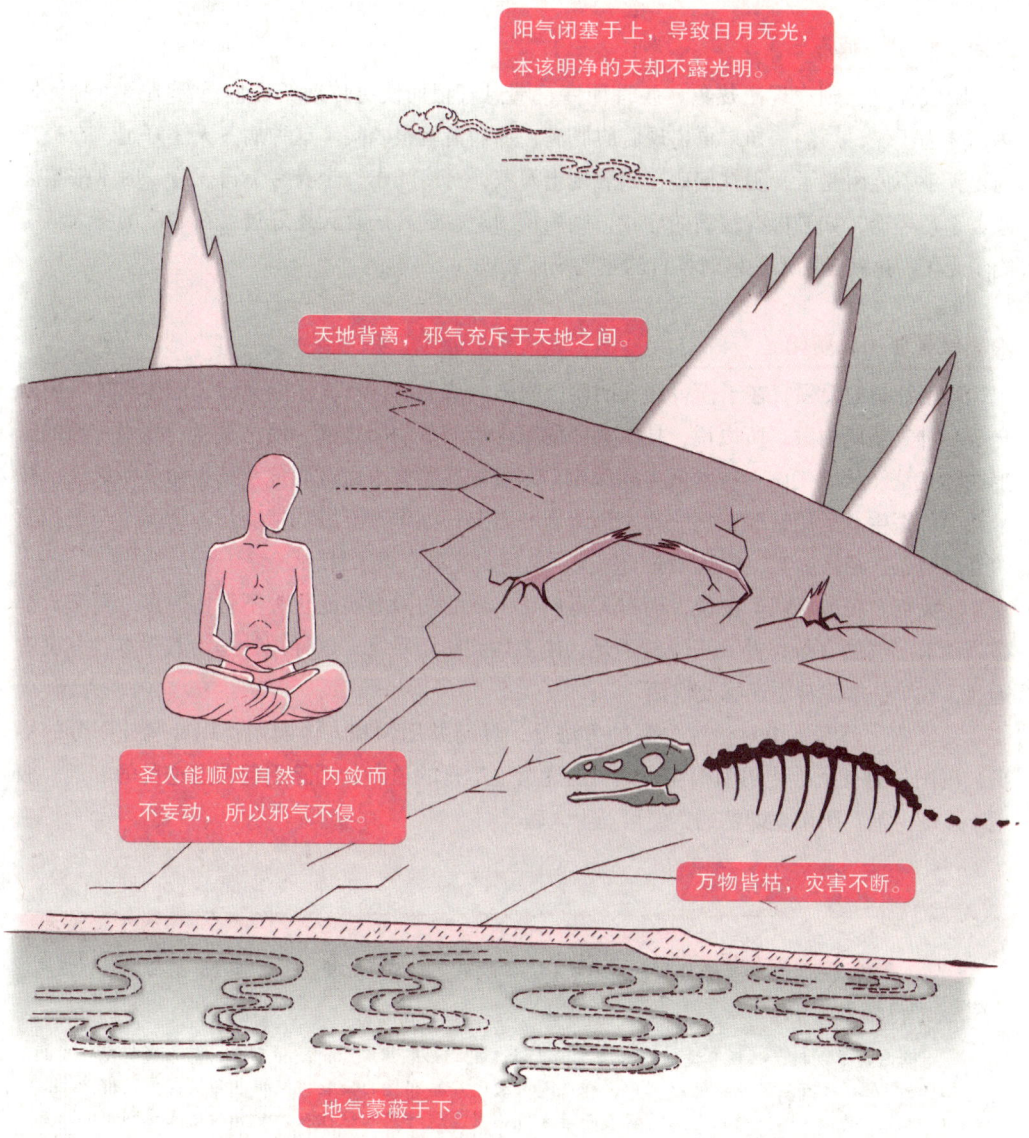

阳气闭塞于上，导致日月无光，本该明净的天却不露光明。

天地背离，邪气充斥于天地之间。

圣人能顺应自然，内敛而不妄动，所以邪气不侵。

万物皆枯，灾害不断。

地气蒙蔽于下。

治病就是要调和阴阳

《黄帝内经》认为，阴阳失调是导致疾病的重要原因，治病的原则就是要通过针刺、用药等达到调和人体阴阳的目的。

用阴阳学说解释疾病

阳气偏盛，则表现出热象，腠理闭塞，喘息气粗而使身体前俯后仰，汗不出，身体发热，牙齿干燥，烦闷，如果再出现脘腹胀满，那病情就很凶险。这种病冬天还好过，在炎热的夏天就不能耐受了。阴气偏盛，则表现出寒象，身冷汗出，全身常觉得发冷，时常战栗恶寒，手足逆冷，如果再有腹满的症状，则病情凶险，这种病夏天还好过，在寒冷的冬天就不能耐受了。这就是阴阳偏盛时各自的主要临床表现。

治病就是要调和阴阳

运用针刺的要领，在于懂得调和阴阳。阴阳调节平衡，精气才能充沛，形体与神气内外合一，神气就能内藏。所以说，技术高明的医生可调节阴阳之气，使之平衡；技术一般的医生往往扰乱经脉之气血；技术低劣的医生，则可能耗绝病人血气而危及其生命。所以说，技术低劣的医生，运用针刺治病应特别谨慎，务必要仔细审察五脏病情变化的情况及与之相应的五脉脉象、经络虚实、皮肤柔糙的情况，然后对症取穴再下针。

《灵枢·刺节真邪》中说，面对人得病后出现的阴阳虚实变化，不管情况多么复杂，都必须泻其邪气的有余，补其正气的不足，使之达到阴阳平衡。这样用针是治其根本，其奏效迅速，比单纯解除神志迷惑要快捷。

《灵枢·邪客》中对治疗失眠的方法是，针药并用调和人体阴阳：用针刺补阴分的不足，泻阳分的有余，使阴阳相互协调，疏通营卫运行的道路，消除引起营卫逆乱的邪气。服用半夏汤一剂，阴阳立即畅通，便可马上入睡。

《内经》名言

原文： 凡未诊病者，必问尝贵后贱，虽不中邪，病从内生，名曰脱营。尝富后贫，名曰失精，五气留连，病有所并。

释文： 诊断疾病之前，必须先询问病人有关的生活情况。如果病人以前地位高贵而后来失势变得卑贱了，这种病人往往有屈辱感，情绪抑郁，即使没有遭受外界邪气的侵袭，疾病也会从身体内部产生，这种病叫作"脱营"；如果病人以前富有而后来贫困了，这种病人往往在饮食和情绪上受到影响而产生疾病，这种疾病叫作"失精"。这些疾病都是由于情绪不舒，五脏之气郁结而形成的。

虚实病证的表现与治疗原则

人体内阴阳平衡被打乱会出现或寒或热的症状，热证又分为实热和虚热，寒证又分为阴虚和阳盛阴虚。如下图所示。

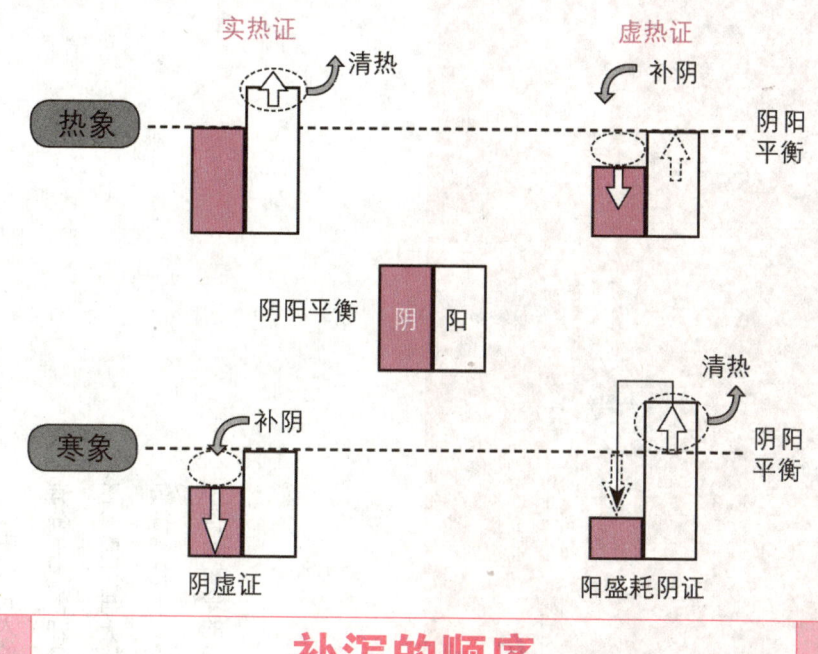

补泻的顺序

中医治病最注重整体，不仅力求祛除疾病，而且要求不能增加新病。所以针刺时，如果经脉之气一方虚弱，一方旺盛，必先补虚弱的经气，再泻旺盛的经气。

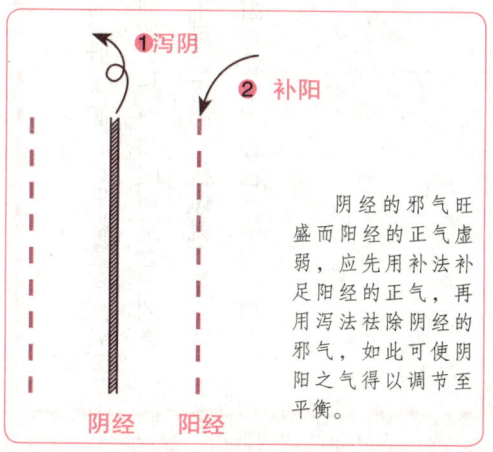

阴经的邪气旺盛而阳经的正气虚弱，应先用补法补足阳经的正气，再用泻法祛除阴经的邪气，如此可使阴阳之气得以调节至平衡。

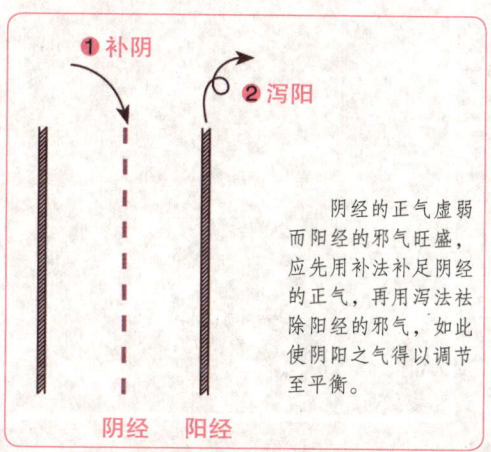

阴经的正气虚弱而阳经的邪气旺盛，应先用补法补足阴经的正气，再用泻法祛除阳经的邪气，如此使阴阳之气得以调节至平衡。

第五章

我们的五脏六腑

中医将人的内脏器官分为五脏六腑，这些器官虽然各有分工，但却是一个相互协调的整体。如同朝堂之上的帝王、内臣与大臣一样，缺一不可，否则，机体就不能正常运行。其中，心脏相当于一国之君主，心包（膻中）相当于传达军令的内臣。

本章目录

68 / 五脏六腑总览

70 / 心：主宰神明的君主之官

72 / 肺：吐故纳新的华盖之官

74 / 肝：疏泄藏血的将军之官

76 / 脾：运化统血的仓廪之官

78 / 胃：受纳腐熟的通降之官

80 / 胆：调志藏血的中正之官

82 / 心包：疏通气机的内臣

84 / 大肠：传导和排泄糟粕的通道

86 / 小肠：泌别清浊的受盛之官

88 / 肾：藏精纳气的作强之官

90 / 三焦：输液通气的决渎之官

92 / 膀胱：储津排尿的州都之官

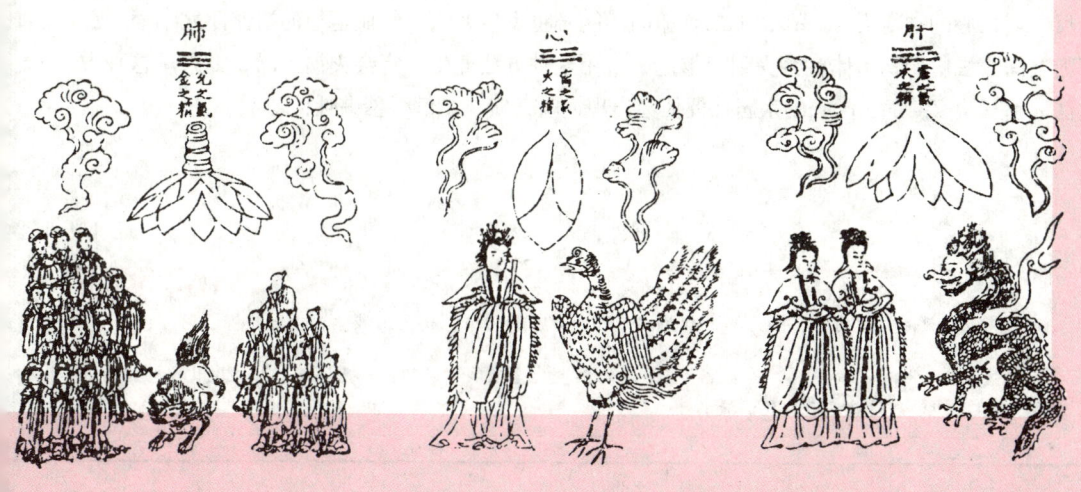

五脏六腑总览

我们的身体是一个复杂的系统，五脏六腑是其中一个重要组成部分，这些脏腑虽然各有分工，但却是一个相互协调的整体。其中，心脏的地位尤其重要。

脏腑的功能

心脏相当于人身体中的君主，主管精神意识思维活动等，有统率协调全身各脏腑功能活动的作用。肺位于心的上边，像辅佐君主的"宰相"一样，主一身之气，协助心脏调节全身的功能活动。肝相当于人身体中的将军，主管谋略。胆的性格坚毅果敢，刚直不阿，因此可以把它比作"中正"之官，具有决断力。心包（膻中）相当于君主的内臣，作用是传达心的喜乐情绪。

脾和胃相当于管理粮食仓库的官，主管接受和消化饮食，化为营养物质供给人体。大肠相当于传输通道，主管变化水谷，传导糟粕。小肠相当于受盛这样的官，主管受盛胃中来的饮食，对饮食进行再消化吸收，并将水液和糟粕分开。肾能藏精，精能生骨髓而滋养骨骼，故肾有保持人体精力充沛，强壮矫健的功能，是"作强"之官，主管智力与技巧。三焦相当于决渎这样的官，主管疏通水液，使全身水道通畅。膀胱为全身水液汇聚的地方，是"州都"之官，只有通过膀胱的气化作用，才能使体内多余的水液排出，而成为小便。

十二脏腑中心最重要

以上十二脏腑的功能活动虽各有分工，但不能失去协调。当然，作为君主的心脏尤为重要，只有心的功能活动健全，其余各脏腑的功能活动才正常。这样保养身体，就可以长寿，而且终生不会患上严重的疾病。用同样的道理去治理国家，那么这个国家便会昌盛发达。相反，如果心的功能失常，那么十二脏腑的功能必将发生紊乱，气血运行的道路闭塞不通，脏腑之间失去协调，形体就会受到严重危害。用这种方法养生，定会灾祸不断；如果用这种方法去治理国家，那么国家的宗庙社稷便会出现危险，实在是值得警惕呀！

《内经》名言

原文： 五藏化液：心为汗，肺为涕，肝为泪，脾为涎，肾为唾，是谓五液。

释文： 五脏所化生的五液：心脏主化生汗液，肝脏主化生泪液，肺脏主化生涕液，肾脏主化生唾液，脾脏主化生涎液。这就是五脏化五液。

第五章 我们的五脏六腑

脏腑的关系

人体各脏腑器官就像金銮殿上的皇帝与大臣之间的关系一样，互相协调，又各有分工，共同维持着人体的阴阳调和。正是各脏腑器官在人体内不停的工作，才使得我们能够正常吃饭，正常睡觉，正常工作。

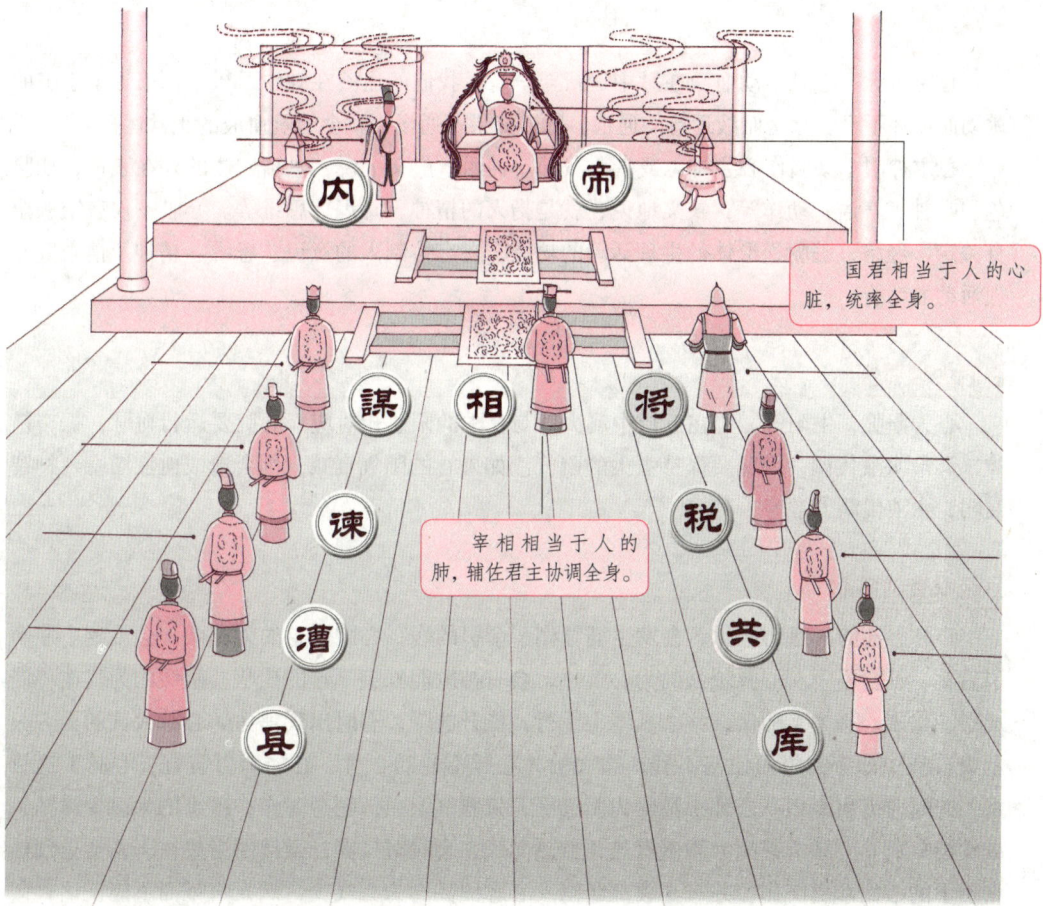

国君相当于人的心脏，统率全身。

宰相相当于人的肺，辅佐君主协调全身。

| 内 | 人的膻中相当于内臣，传达心的指示。
| 谋 | 人的肾相当于谋士，藏精壮骨。
| 谏 | 人的胆相当于谏臣，分辨营养与糟粕，排出体内垃圾。
| 漕 | 人的大肠相当于漕官，传导运输。
| 县 | 人的膀胱相当于县官，气化水液，排出多余水液。
| 将 | 人的肝相当于将军，主管疏泄，维持脏腑平衡。
| 税 | 人的小肠相当于税官，接受胃中的食物，进行再消化和吸收。
| 共 | 人的三焦相当于共工，疏通全身水道。
| 库 | 人的脾和胃相当于仓库之官，接受和消化食物。

心：主宰神明的君主之官

心脏位于我们的胸腔里，膈膜之上，外面被心包络裹护，内与七窍相通。心为神之居，血之脉，脉之宗，主宰着我们的生命活动。

心的功能

心主血脉。心脏推动血液在脉中运行至全身，我们的血液在脉中运行，都依赖于心脏的跳动而循环不已。脉是血液运行的通道，脉道如果不通畅，就会影响血液的正常运行。

心主神明。又叫作心主神志或者心藏神。神明，广义上说，是指人体的外在表现，如脸色、眼神、言语、动作等；狭义地说，就是指人的精神、意识、思维等。心脏不仅有统领全身关窍、经络、脏腑、形体的生理活动的功能，还有控制人的意识、思维、精神及情志等心理活动的功能。

心的生理特性

心为阳脏，主阳气。心在五行中属火，与夏季的阳热相对应。心脏要运行血脉，振奋精神，调节水液代调，因此要保持强大的阳气。如果心的阳气衰减，则会造成血液滞塞，神智衰弱，水液代调失常等。

心经病变的症状

心脉急甚的为寒伤血脉，会发生筋脉痉挛牵引的病；心脉微急的为邪微，会见到心痛牵引后背，饮食不下。心脉缓甚的为心气热，会有神散而狂笑不止的症状；微缓的为气血凝滞成形，伏于心胸之下的伏梁病，其气上下行，能升能降，有时出现唾血。心脉大甚的为心火上炎，喉中如有物阻而梗塞不利；微大的为心脉不通的心痹，心痛牵引肩背，心脉上连目系，并时时流出眼泪。心脉小甚的为阳气虚，胃寒气上逆，呃逆时作；微小的为血少津枯，故发消瘅病。心脉滑甚的为阳盛有热，血热而燥，会时时口渴；微滑的为热在下，会见到热在于下的心疝牵引脐痛，并有小腹部肠鸣。心脉涩甚的为心气少，病人喑哑而不能说话；微涩的会有血溢而出现吐血、衄血、四肢厥冷、耳鸣和头部疾病。

《内经》名言

原文： 心者，五脏六腑之主也，忧愁则心动，心动则五脏六腑皆摇。

释文： 心是五脏六腑的主宰，所以，悲伤、哀怨、愁苦、忧伤等情绪会牵动心神，心神不安就会影响到五脏六腑。

养心处方笺

保养心脏应改善饮食习惯、生活习惯等，多吃与季节相应的颜色或味道的食物，多做有助于心脏的运动，并随季节的变化而改善居住环境等。

处方①	饮食	多吃红色、苦味食物

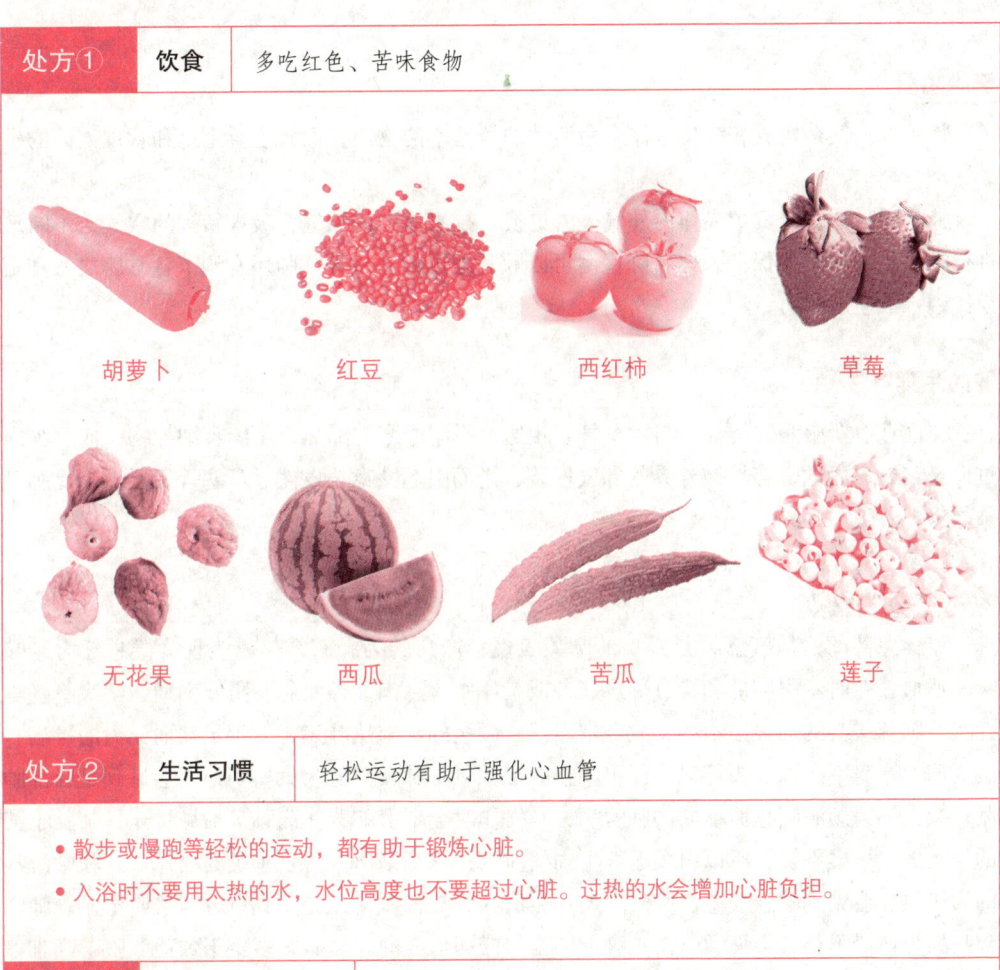

胡萝卜　　红豆　　西红柿　　草莓

无花果　　西瓜　　苦瓜　　莲子

处方②	生活习惯	轻松运动有助于强化心血管

- 散步或慢跑等轻松的运动，都有助于锻炼心脏。
- 入浴时不要用太热的水，水位高度也不要超过心脏。过热的水会增加心脏负担。

处方③	季节注意事项	酷暑或严寒天气对心脏有杀伤力

- 过冷或过热的天气都会增加心脏的负担。
- 在夏天或冬天时，尽量让身体处于最舒适的环境中。

肺：吐故纳新的华盖之官

肺位于胸腔，左右各有一个，向上连接气管与咽喉，与鼻子相通。由于肺的位置在脏腑中最高，因此又被称为"华盖"。

肺的功能

肺主气，气是构成和维持人体生命活动的最基本的物质，而肺主要主持和管理人体的生命活动。

肺是呼吸器官，负责人体内外气体的更换，排出体内的浊气，吸入新鲜的空气，不断地进行吐故纳新，从而保证人体新陈代谢可以顺利地进行。另外，肺还有调节各脏腑之气和疏通体内水液通道的功能。

肺的生理特性

肺性喜清新湿润的空气，与秋季气候相通，不耐严寒与酷热，不能容纳异物。而且肺通过口鼻与外界相通，容易被外界的邪气侵袭，进而引起咳嗽、发热、鼻塞等不适。因此肺又被称为"娇脏"。

肺经病变的症状

肺脉急甚的为风气盛，是癫疾的脉象表现；微急的为肺有寒热，表现为倦怠乏力、咳嗽、唾血，咳时牵引胸部和腰背部疼痛，或是鼻中有息肉而导致鼻腔阻塞不通、呼吸不畅等症状。肺脉缓甚的为表虚不固，故经常出汗；微缓的则肺热叶焦，有手足软弱无力的痿病、痿瘘病、半身不遂以及头部以下汗出不止的症状。肺脉大甚的为火盛阴伤，会见到足胫部肿胀；微大的为烦满喘息而呕吐的肺痹病，其发作时会牵引背作痛，且怕见日光。肺脉小甚的为气虚，气虚不摄，所以引发腑气不固的泄泻；微小则出现善食善饥的消瘅病。肺脉滑甚的为实热，会见到喘息气急，肺气上逆；微滑的为热伤血络，会见到口鼻与二阴出血。肺脉涩甚的为血滞不行，会见到呕血；微涩的为气滞而形成的鼠瘘病，多生于颈项和腋下，难以支撑上部重压，所以下肢常常会感到酸软无力。

《内经》名言

原文： 心恶热，肺恶寒，肝恶风，脾恶湿，肾恶燥，是谓五恶。

释文： 心怕热，肺怕寒，肝怕风，脾怕湿，肾怕燥，这就是五脏的五恶。

养肺处方笺

保养肺应改善饮食习惯，多吃与季节相应的白色食物、辛味食物，多呼吸新鲜空气、适当刺激皮肤等都会对肺有好处。

处方①	饮食	多吃白色、辛味食物

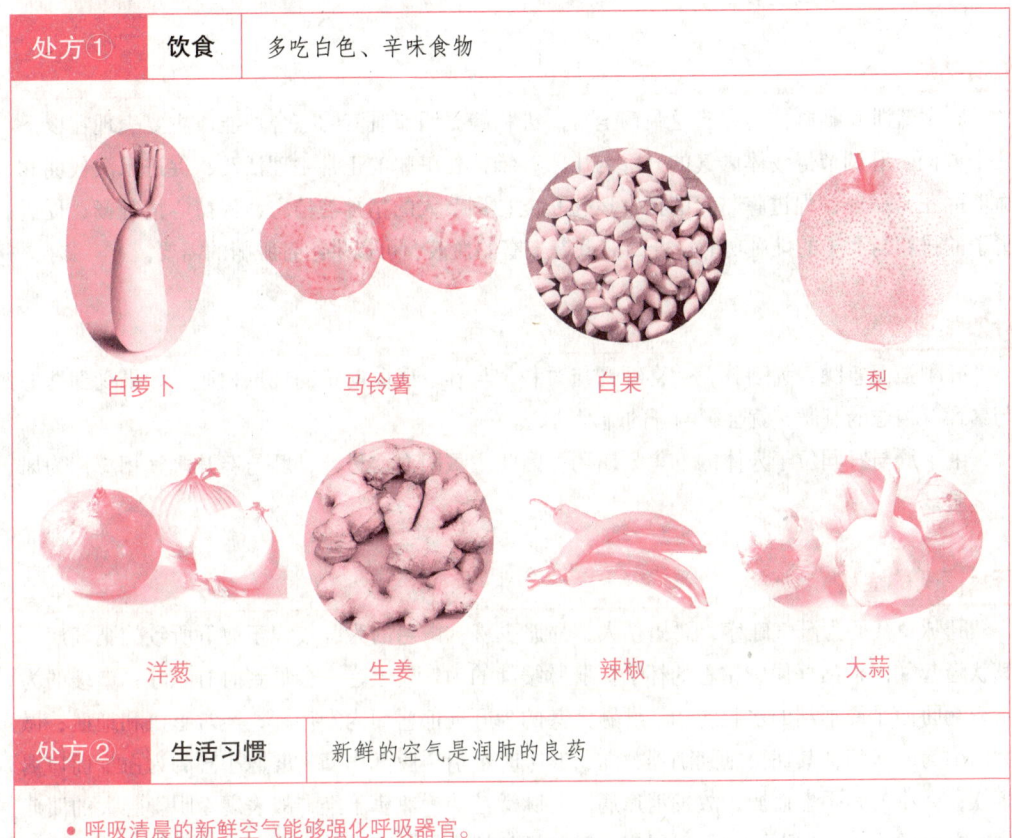

白萝卜　　马铃薯　　白果　　梨

洋葱　　生姜　　辣椒　　大蒜

处方②	生活习惯	新鲜的空气是润肺的良药

- 呼吸清晨的新鲜空气能够强化呼吸器官。
- 慢跑或摩擦皮肤能够适度刺激呼吸器官或皮肤，帮助消化。

处方③	季节注意事项	秋天是呼吸器官最容易受损的时期

- 在气候干冷的秋天，呼吸器官特别容易出毛病，必须注意。
- 由夏入秋之际，要特别注意保暖保湿，并勤加漱口和清洗双手。

肝：疏泄藏血的将军之官

肝位于腹部的上面，横膈的下面，有两个叶。肝通过经络相互联属，与胆形成一种表里的关系。

肝的功能

肝主疏泄和藏血，具有疏通调畅全身气机和储藏调节血液的综合功能，主要表现在以下几个方面：肝调节舒畅体内气的升降与出入，维持各脏腑的正常生理活动；促进水液代谢和血液的正常循环；促进脾与胃的正常运化功能；调节人的精神与情志，保持心情舒畅；促进男子的排精与女子的排血功能；肝内储藏着丰富的血液，可以供给各脏腑的需要。

肝的生理特性

肝刚强而急躁，为刚脏，性喜舒畅与柔和，与春季欣欣向荣的气息相通。如果受到暴怒与暴躁等情志的刺激，就会影响肝的疏泄功能。

由于肝与肾同位于人体的下焦，属阴，因此主藏阴血。另外，肝与春升之气相应，为风木之脏。

肝经病变的症状

肝脉急甚的为肝气旺盛，恶语伤人，易怒少喜；微急的为肝气积于胁下所致的肥气病，其状隆起如肉，又好像倒扣着的杯子。肝脉缓甚的为热气上逆，会见到时有呕吐；微缓的为水积胸胁而小便不利的水瘕痹病。肝脉大甚的为肝气郁盛而内发痈肿，经常呕血和衄血；微大的则为肝痹病，其病会见到阴器收缩，咳嗽时牵引小腹部作痛。肝脉小甚的为血少而口渴多饮；微小的为阴虚血燥，故发消瘅病。肝脉滑甚的为热壅于经，故表现为阴囊肿大的溃疝病；微滑的为肝火在下，故发遗尿病。肝脉涩甚的为气血阻滞，是水湿溢于肢体的溢饮病；微涩的为气血不足，筋脉拘挛不舒，故出现抽搐或挛急的筋痹病。

《内经》名言

原文：故人卧血归于肝。肝受血而能视，足受血而能步，掌受血而能握，指受血而能摄。

释文：所以，人在睡觉的时候，血液就储藏到肝脏。眼睛得到血的营养，就能看见东西；脚得到血的营养，就能走路；手掌得到血的营养，就能握住东西；手指得到血的营养，就能灵巧使用。

第五章 我们的五脏六腑

养肝处方笺

保养肝要多吃与季节相应的青色食物和酸味食物。怒伤肝，所以还要控制自己的不良情绪。要在肝活动最旺盛的春季保持充足的休息。

| 处方① | 饮食 | 多吃黄绿色、酸味食物 |

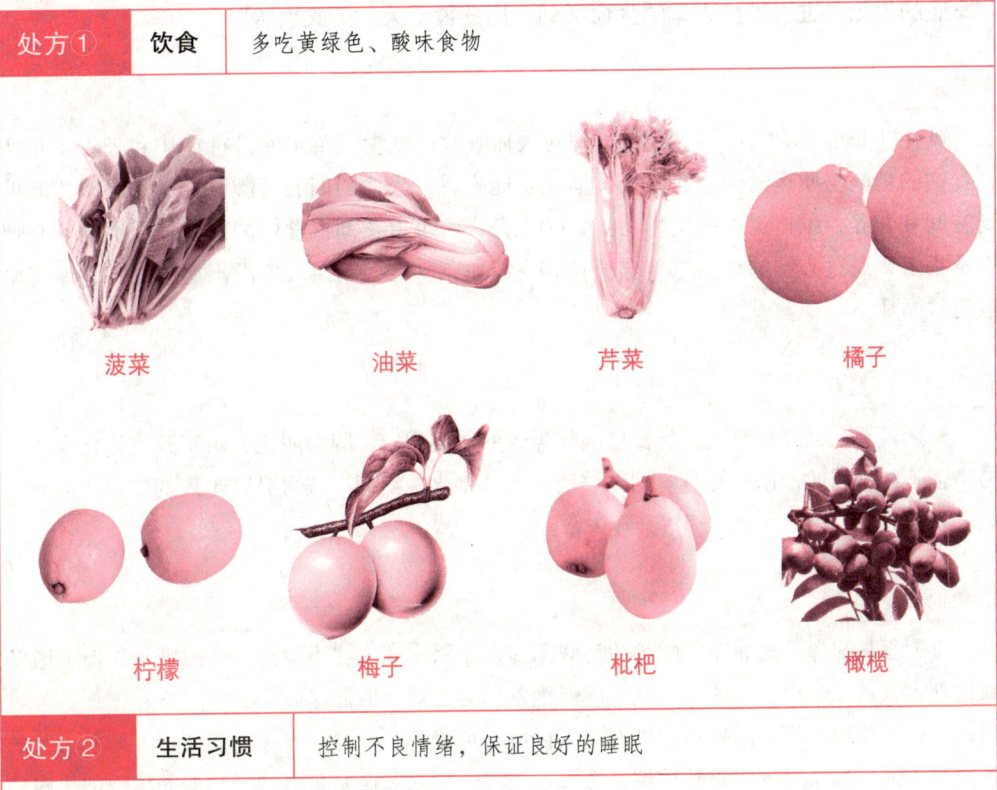

菠菜　　油菜　　芹菜　　橘子

柠檬　　梅子　　枇杷　　橄榄

| 处方② | 生活习惯 | 控制不良情绪，保证良好的睡眠 |

- 肝的恢复、血液的净化都是在睡眠中进行的。所以，要尽可能在23点之前入睡。
- 生气或情绪紧张会伤害肝，当生气或紧张时请先深呼吸让心情平静下来。

| 处方③ | 季节注意事项 | 春天是肝活动最旺盛的时期 |

- 代谢活动旺盛的春天也是肝活动最为旺盛的时期。
- 要注意充分休息，避免让肝过于疲劳。

脾：运化统血的仓禀之官

脾位于腹腔之内，横膈之下，位于中焦，呈扁椭圆形或扁三角形，分为前后两端。脾通过经络的相互联属，与胃形成一种表里关系，脾与胃维持着人体气、血、津液的生化，进而维持人体的生命活动，因此被称为"后天之本"。

脾的功能

脾有以下几个功能：(1)主运化，脾对人体吸收的饮食以及水液进行消化和吸收，并且将食物的精微物质运输到全身各处，运化功能强盛，人体的四肢百骸以及筋骨肌肉才能得到滋润和营养，维持正常的生理功能；(2)主升，脾可以帮助饮食中的精微物质上输到心肺以及头上，通过心肺的作用滋养全身；(3)主统血，脾能控制血液不溢出血脉之外，保持血液正常循环。

脾的生理特性

脾性喜干燥，厌恶湿气，与长夏湿气当令的气候相应。脾为阴土，由于其主运化水液，易伤害脾阳，因此，阳气易衰。同时，脾是人体水火、阴阳、气血升降出入的中枢，因此，如果人体气机阻滞，易导致脾胃升降失常。

脾经病变的症状

脾脉急甚的为手足抽搐；微急的为脾阳虚，是膈中病，脾不运化，会因脾气不能上通而致饮食入胃后又吐出，大便多泡沫。脾脉缓甚的为脾热，四肢痿软无力而逆冷；微缓的为风痿病，四肢痿废不用，因病在肌肉而不在内脏，所以神志清楚，好像没病一样。脾脉大甚的为阳气亢逆，病状表现为猝然昏倒；微大的为疝气病，其病乃是由脾气壅滞而导致的，腹中有大脓血且在肠胃之外。脾脉小甚的为中阳不足，故发寒热；微小的为内热消瘅。脾脉滑甚的为湿热内盛，故发阴囊肿大和小便不通的病症；微滑的则湿热郁久生虫，故肠内有蛔虫等寄生虫，虫毒引起腹部发热。脾脉涩甚的为气滞血伤，是大肠脱出的肠颓病；微涩的则会出现肠内溃脓，故大便时会便下脓血。

《内经》名言

原文： 人受气于谷，谷入于胃，以传于肺，五脏六腑皆以受气。

释文： 水谷进入人体后，经过脾胃的运化，产生水谷精微，然后传注于肺，再经过肺的宣发作用，把水谷精微布散至全身，从而使五脏六腑都得到营养。

脾的运化与升清

进入胃中的食物被腐熟，然后由脾将胃中的水谷精气运送到五脏六腑，这是五脏六腑的营养来源。

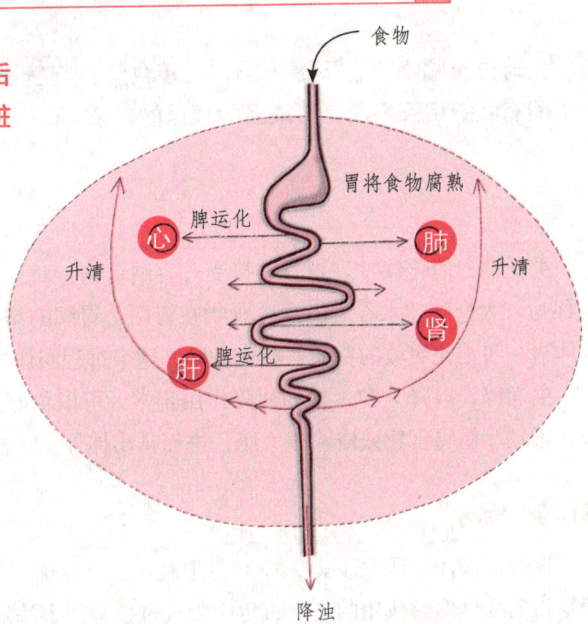

脏腑气机的升降

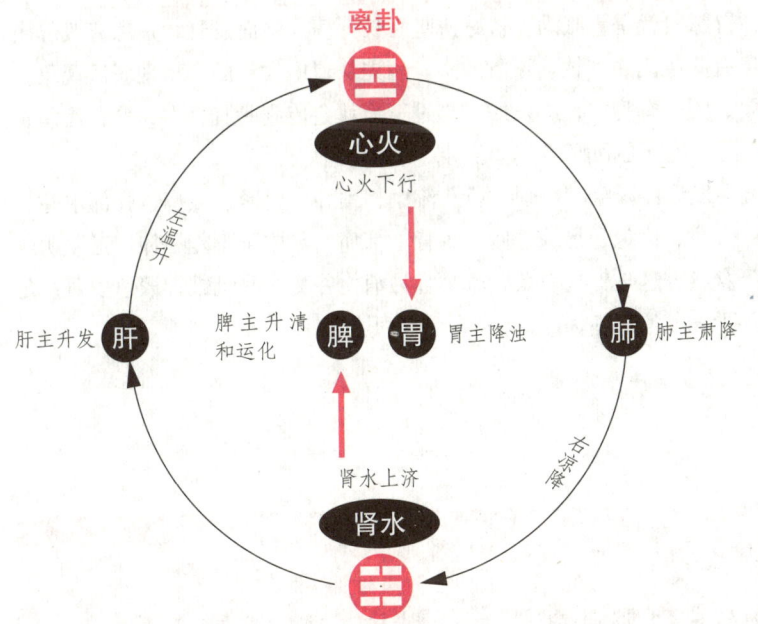

气的运动称为"气机"，人体的气流行于全身各脏腑、经络等组织器官，时刻推动和激发着人体的各种生理活动。气运动的基本形式可以概括为升、降、出、入四个方面（如左图所示）。气机调畅是生理活动正常的基础，气机不畅（如气滞、气逆等）是身体出现疾病的表现。

胃：受纳腐熟的通降之官

胃位于膈之下，下通小肠，上接食管，与脾通过膜相连接，两者都位于中焦，之间有经脉相互络属，形成互为表里的关系。

胃的功能

主受纳，消化饮食。胃具有接受并容纳食物，对食物进行初步消化的功能，因此，胃又被称为"太仓""水谷之海"，食物在胃阴、胃阳的濡湿与蒸化作用之下，化为一种有利于人体进一步消化吸收的物质，叫作食糜，这个过程叫作腐熟。

主通降，以降为和。胃的通降作用正常，可以很好地推动食物进行进一步细致地消化吸收，推动小肠将食物残渣输于大肠，进而排出体外。

胃的生理特性

胃性喜润泽、厌恶干燥，在五行中属土，属六腑，胃阳土，易阴亏。胃中津液充足，便于维持其受纳腐熟作用的发挥；胃中阳气过盛会损害津液，易造成燥热。

胃经病变的症状

胃脉虚就是胃泄漏，胃脉实就是胃胀满。胃脉搏坚而长，病人脸面发红，是患有股部痛病；胃脉软而散的，是患有胸膈闷痛、饮食不下的病。病先从胃中发作的，出现胀满现象，五天后传到肾，引起小腹、腰、脊疼痛，脚发酸，再过三天就会传到膀胱，引起腰背疼痛，小便不通，再过五天就会向上传到心和脾，引起心痛，身体疼痛。

胃受邪则影响到血就会发病：狂疟、口歪、鼻孔流血、颈肿、唇紧、喉痹、腹部水肿、膝髌肿痛，沿着胸乳部、大腿、伏兔、足胫外侧、足背上都痛，足中趾不能屈伸。足阳明经经气盛就会使身体前面都发热，这是胃气有余，就会容易消化谷物而易饥饿，尿色发黄；足阳明经经气不充足，就会身体前部都寒冷战栗，胃中受寒而胀满。

《内经》名言

原文： 脾为谏议之官，知周出焉。

释文： 脾就像朝堂上的谏议之官，作用是辅助君主，一切周密的计划，都是从此产生出来的。

养脾胃处方笺

在人体脏腑中,脾胃是一个紧密联系的统一体,保养肠胃要改变饮食习惯,多吃黄色食物和甘味食物,细嚼慢咽,同时要注意饮食卫生。

处方①	饮食	多吃黄色、甘味食物

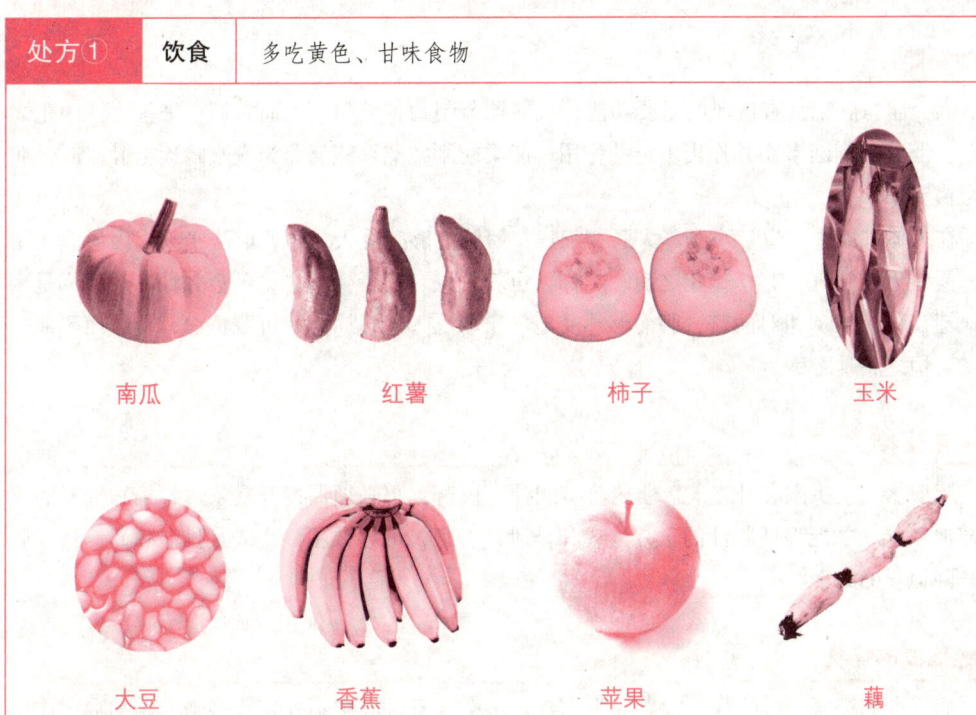

南瓜	红薯	柿子	玉米
大豆	香蕉	苹果	藕

处方②	生活习惯	细嚼慢咽,避免过度劳累是脾胃的最佳良药

- 脾胃方面的毛病,能够由细嚼慢咽得到改善。细嚼次数以30下为标准(食用难嚼食物则需50下)。
- 过度劳累或生气都会伤及脾胃,所以要找到适合自己的情绪宣泄渠道。

处方③	季节注意事项	潮湿季节要特别注意脾胃

- 在潮湿度高的长夏季节,不仅要多喝水,还要注意饮食的卫生。

胆：调志藏血的中正之官

胆与肝的关系甚为密切，胆附于肝之短叶，与肝相连，受肝的掌管，肝合气于胆。肝胆之间有经脉相互联属，互为表里。

胆的功能

因为胆与肝都具有疏泄的重要功能，且能调节制约各脏腑，因而它们也被称为"中正之官"。胆具有判断事物并作出决定的作用，能柔能刚，能喜能怒。当人眼睛边上肿胀时，胆就会横起来。

在人体脏器中，胃、小肠、大肠、三焦、膀胱能够感受天之气，取法于天，因而泄而不藏，受纳五脏浊气，有"传化之腑"之称，也就是说它们所受纳之物不会久藏，最后都是要输送泄出体外的。相对而言，胆能够感受地气，取法于地，属阴，可藏精血，且藏而不泄，有"奇恒之腑"之称。

胆的生理特性

胆属木，主少阳春升之气。胆内含有胆汁，极苦，胆必须保持升发条达、柔和舒畅的正常疏泄功能，才能保证胆汁的正常生成和排泄；否则，可导致胆汁生成及排泄障碍，造成脾胃升降运化的失常。

胆经病变的症状

倘若胆腑患病，其症候为口苦，呕宿汁，不时叹息，心中不安定，多恐惧。咽喉中像有梗阻，常吐唾液；说明邪气在胆，而上逆于胃，胆液泄出而口苦，胃气上逆而呕苦汁，所以此症状也叫呕胆。

诊治的方法，建议诊察足少阳的起止端，察看穴脉的陷下处而灸灼，患寒热证可刺阳陵泉。对胃气上逆患者，刺足少阳血络，可使胆闭藏，再调节其虚实邪正之气，以消除邪气。

另外，如果病邪先入肝，就会将邪气传到胆腑，造成不停地咳嗽，进而呕胆汁。

《内经》名言

原文：夫肝者，中之将也，取决于胆，咽为之使。此人者，数谋虑不决，故胆虚气上溢而口为之苦，治之以胆募俞。

释文：人的肝好比是将军，胆好比是公正的法官。肝胆的经脉都经过咽部，所以咽部就像是肝胆的信使。患胆瘅的病人，常常是多虑而少决断，造成胆的功能失常，胆汁上溢而出现口苦。治疗时应针刺胆经的募穴、俞穴。

第五章 我们的五脏六腑

胆的构造和功能

胆为人体的六腑之一，它的主要生理功能是：调志藏血。

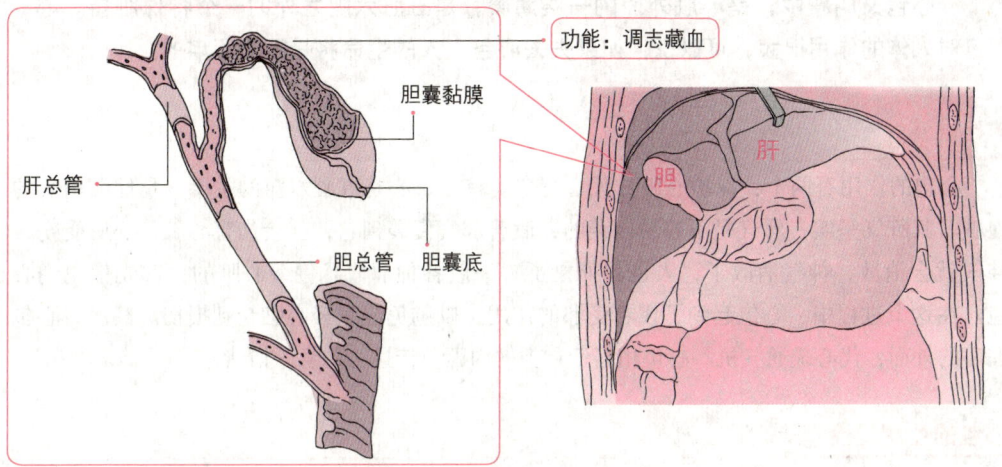

手掌保健

人的手掌与脚底一样，不同的部位对应一定的脏腑器官，对于手掌的保健可以练习拍手功。拍手功是一种非常简单的保健方式，通过拍手可以提高免疫力，改善一些慢性病，对经常感冒的人效果非常好。

拍手功的方法

双手合掌，十指张开，用力拍手，拍掌面越大，刺激越大、治病效果越好。

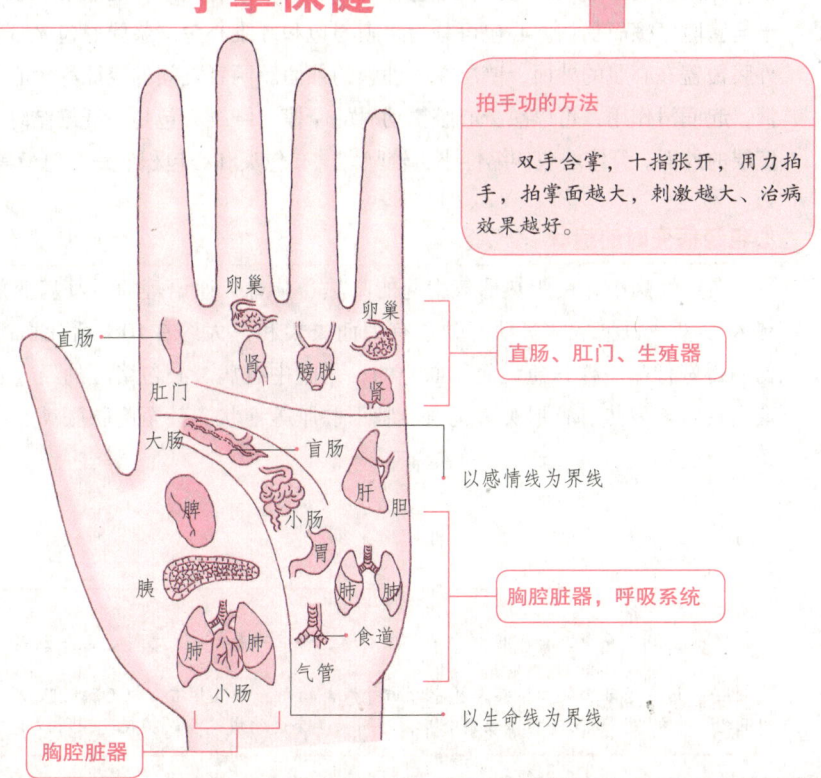

心包：疏通气机的内臣

心包又叫膻中，是心脏外面的一层薄膜，是五脏六腑之外的一个特殊脏器。心包对人体的作用很大，可以说，如果失去心包，人的生命将是脆弱不堪的。

心包的功能

心包的作用有两个：保护心脏，代心行令。首先，心是五脏六腑的主宰，是储藏精气的内脏。其脏气坚实，邪气是不容易侵袭的，假若邪气侵袭到它，就会伤害心脏，心脏受伤，神气就会消散，神气消散了，人也就死亡了。一般各种邪气凡侵袭心脏的，都先侵犯到心包。在这个过程中，心包起到了代君受邪的作用，以避免或减轻心脏受到损伤。其次，心包在心的外面，代心疏通气机。心包相当于君主的内臣，传达心的喜乐情绪。

心包的生理特性

心包是心脏的宫城，乃宗气之海，其气血向上输注至天柱骨上的哑门穴和天柱骨下的大椎穴，向前输注至人迎穴。在心包和心脏壁的中间有浆液，能润滑心肌，使心脏活动时不至于与胸腔摩擦而受伤。心包可分为浆膜心包和纤维心包。浆膜心包又分为心外膜和壁层。心外膜覆盖在心肌的外面，壁层在心外膜的外面。两者之间的腔隙称为心包腔，内含有少量浆液，起润滑作用，可以减少心脏搏动时的摩擦。纤维心包是一纤维结缔组织囊，在浆膜心包壁层的外面。纤维心包伸缩性小，较坚韧。心包炎和心包积液是心包最常见的疾病。

心包经病变时的症状

在热性病中，由火热邪气引起的高热、神昏、谵语等症，其病变部位多在心包，称为热入心包。心包络脉搏动都劲急有力而失柔和，大约在10天后死亡。胃的大络脉，如果搏动得好像喘一样，急促而又断绝的，是膻中有病。心包络经的经气发生异常的变动，就会出现掌心发热、臂肘关节拘挛、腋下肿胀等症状，甚至胸胁胀满、心悸不宁、面赤、眼黄、嬉笑不止。

《内经》名言

原文：悲则心系急，肺布叶举，而上焦不通，营卫不散，热气在中，故气消矣。

释文：过度悲哀会使心脉痉挛拘急，肺叶张大抬高，呼吸异常，以至胸腔胀满，气的运行不通畅，营卫之气停留在胸中而不能布散到全身，时间长了会转化成热，而损耗气，所以说悲则气消。

心包的构造和功能

心包为脏腑外的一个特殊脏器，因其附属于人体最重要的脏器——心脏，而显得尤其重要。

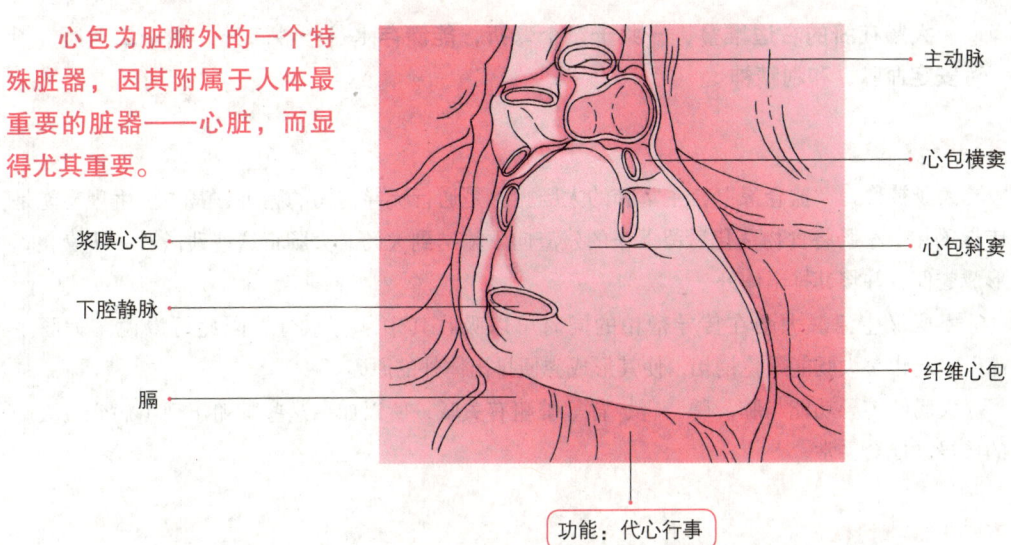

- 主动脉
- 心包横窦
- 心包斜窦
- 纤维心包
- 浆膜心包
- 下腔静脉
- 膈

功能：代心行事

代君受邪的心包

五脏六腑之外还有一个特殊的脏器：心包。心包在人体中的作用很大，它代心脏对全身发号施令，也代心脏承受一切入侵的外邪。如果没有心包，人的生命将是不堪一击的。

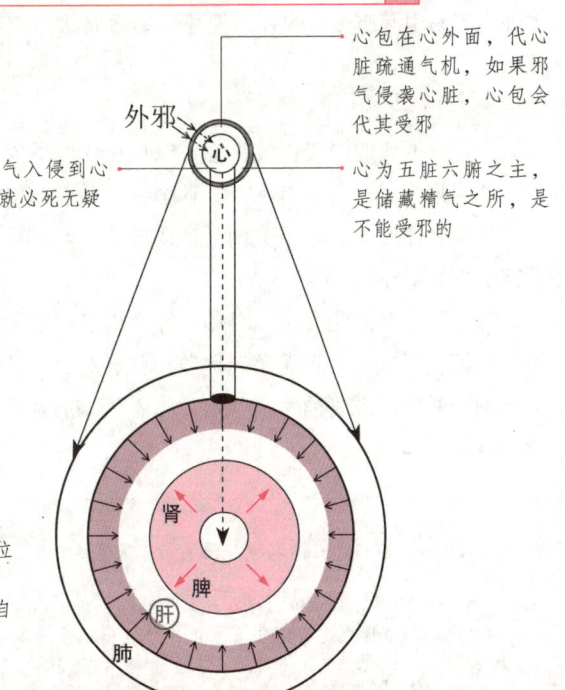

- 外邪
- 如果邪气入侵到心脏，人就必死无疑
- 心包在心外面，代心脏疏通气机，如果邪气侵袭心脏，心包会代其受邪
- 心为五脏六腑之主，是储藏精气之所，是不能受邪的
- 肾 脾 肝 肺

巧拨心包经可以解压

1.找到腋下手臂内侧的一根大筋，用手拨动它，会感到小指和无名指发麻。
2.这个大筋底下有一个重要的穴位，叫天泉穴。用手掐住它，并且感到手指发麻，就证明拨对位置了。
3.每天晚上临睡觉前拨十来遍，如此可以排去自己的郁闷和心包积液，对身体非常有好处。

大肠：传导和排泄糟粕的通道

大肠在脐的右边堆叠，一共十二个弯折，能储存水谷一斗二升，主十二时辰，可安定血脉、和利精神。

大肠的功能

大肠被称为"监仓掾"，主掌肺的大肠腑，是通行疏导传泻的腑脏，其主要生理功能是传导糟粕。小肠将食物消化后留下来的残渣向下输送到大肠，大肠将这些残渣进一步燥化，形成粪便，并将其排出体外。

大肠又主津。大肠在传导糟粕的同时可以吸收其中部分水分，因此可以说"大肠主津"。这也是大肠能燥化糟粕，使其形成粪便排出体外的原因。

大肠的传导功能与肺、脾、胃、肾等脏腑有关联，所以如果这些脏腑出现了病变，大肠的传导功能会失常。

大肠的生理特性

大肠以通为用。传导糟粕是大肠的主要功能，因此大肠必须保持通降的特点，以便于食物经消化吸收后的残留糟粕能及时排出体外。如果大肠腑气不通畅，就不能及时地将糟粕排出体外，容易引起腹胀、腹痛、便秘等不适症状。

大肠经病变的症状

从一个人鼻孔的深浅程度，也可以预见大肠的疾病。如果无大肠脉，右手关前寸口阳脉绝，就会出现少气，心下有水，立秋节一到就会咳嗽等症状，此时，应该调治在鱼际之间的阴经；如果大肠脉实，右手关前寸口阳脉实，其病症表现为肠痛，犹如针扎，此时应调治位于手腕中央的阳经。

大肠宿便过多，就会时冷时热，好像得了疟疾一样。大肠发胀，肠中疼痛鸣响，就会出现泻泄，消化不良。大肠受寒气侵袭，就会患鹜溏，粪便青黑色如鸭屎；大肠被热邪侵袭，就会下痢，粪便出现腐蚀垢腻状物。肺感受病邪在前，后迁移至大肠，就会咳嗽，一咳嗽就会流屎便痢。

《内经》名言

原文： 五藏者，藏精气而不泻也，故满而不能实也；六府者，传化物而不藏，故实而不能满也。

释文： 所谓五脏，它们的功能特点是藏精气而不泻，所以只保持精气盈满，而不为水谷所充实。所谓六腑，它们的功能特点是消化食物、传导排泄糟粕，所以它们经常装进食物，但不能像五脏那样保持盈满状态。

第五章 我们的五脏六腑

脏腑的表里关系

对于脏腑来说，心、肝、脾、肺、肾五脏属阴，主里；胆、胃、大肠、小肠、三焦、膀胱六腑属阳，主表，通过经络联系，构成心与小肠、肝与胆、脾与胃、肺与大肠、肾与膀胱的表里配合关系。

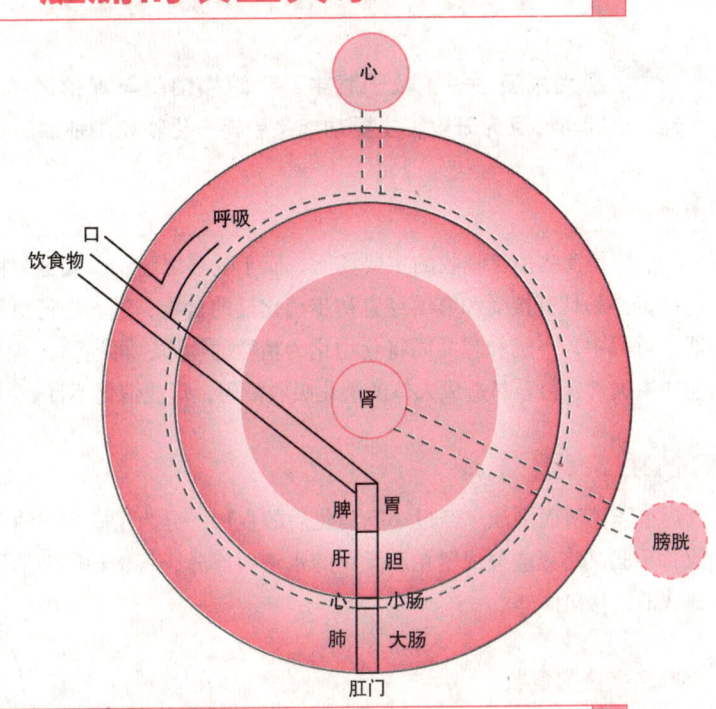

一般人7天不进食就会死亡

肠胃的容量是有限的，但人的排泄却是每天都在进行。所以，人如果不吃不喝，坚持不了多久就会死亡。一般情况下，人只能坚持7天。

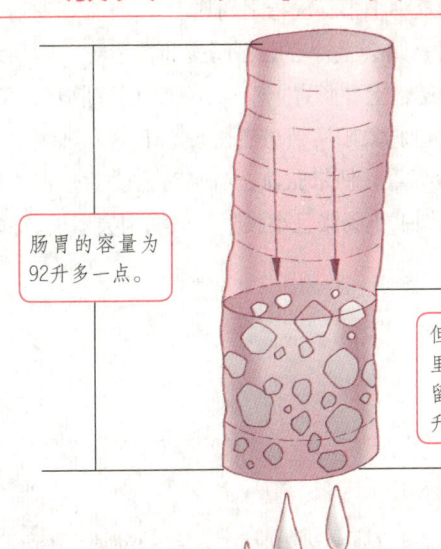

肠胃的容量为92升多一点。

正常人每天大便2次，每次排出2.5升，一天就排出5升，7天就排出35升，这样肠胃留存的水谷就全部排尽了。所以，正常人若7天不进饮食就会死亡。

但在一般情况下，肠胃里面不会完全充满，仅留有食物20升，水15升，共35升。

小肠：泌别清浊的受盛之官

小肠为六腑之一，位于腹中，上端接幽门与胃相通，下端通过阑门与大肠相连。小肠与心互为表里，主要功能是受盛、化物和泌别清浊。

小肠的功能

小肠是食物消化吸收的主要场所，属于受盛之腑，因此也被称为"监仓吏"。主受盛和化物，小肠具有接受和容纳经胃初步消化过的食物，进而进行更细致的消化吸收的功能。在这个过程中，小肠和脾共同将食物化为精微的物质，再经脾将营养疏贯全身。小肠的这个功能如果失常，很容易造成人体的消化吸收障碍，形成消化不良。

小肠的生理特性

小肠泌清而别浊。经过小肠消化后的食物，分为精微和残渣两部分，脾又将食物精微吸收，小肠又将残渣分成糟粕和无用的水液两部分，将糟粕向下输送给大肠，而无用的水液形成尿液，排出体外。

小肠经病变的症状

小肠患病的临床表现为，脉滑，耳前发热，小腹痛，腰脊疼痛而牵引睾丸，窘迫时往后动，或非常寒冷，只有肩上部热以及手小指、次指之间热。

当小腹牵引睾丸和腰脊疼痛时，则会上冲心脏，而病邪在小肠，连睾系，属于脊，贯肝肺，联结于心系。气盛容易引起厥逆，上冲肠胃，牵动肝肺，到肓散开，又在脐聚结。

小肠实证的征兆是左手关前寸口脉象阳实，患者出现心下急、热痹、小肠内热、小便赤黄的症状。当小肠有寒，患者下体沉重，便带脓血，有热时，说明患有痔疮病症。小肠有宿食则会在傍晚时发热，次日即止。如果小肠胀且小腹隆起胀满则会牵引腹部疼痛。

《内经》名言

原文：小肠者，受盛之官，化物出焉。

释文：小肠相当于受盛这样的官，主管受盛从胃中运来的饮食，对饮食进行再消化吸收，并将水液和糟粕分开。

小肠的结构和功能

小肠为人体的六腑之一，它的主要生理功能是：受盛化物和泌别清浊。

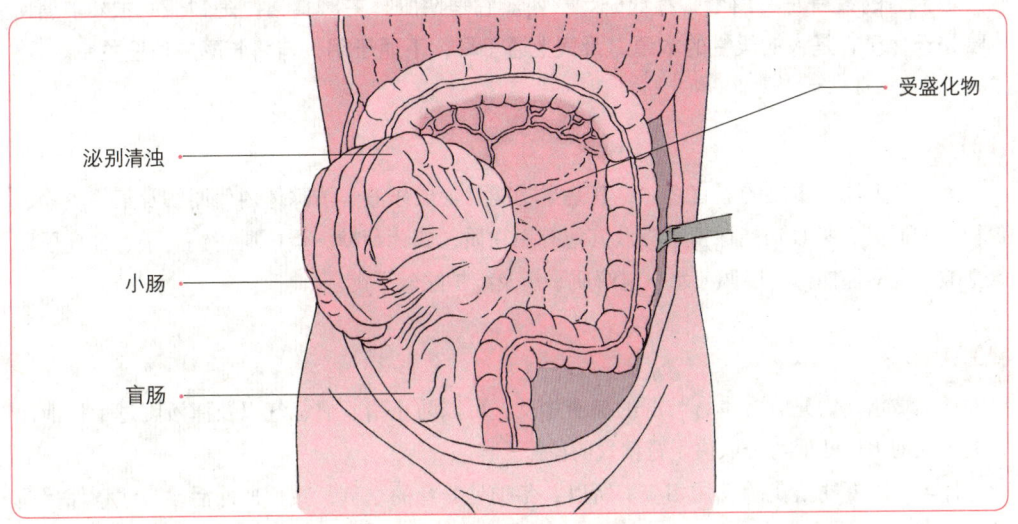

面部反射区

人体面部是一个全息图，不仅脏腑在面部有分布，而且人体各个器官也按照一定的规律分布在面部，如下图所示。

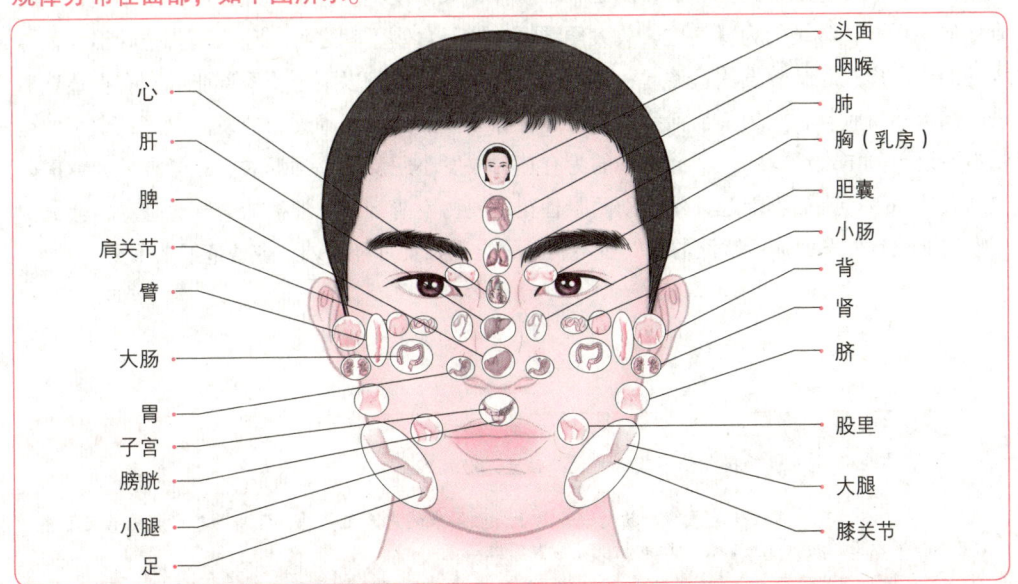

肾：藏精纳气的作强之官

人体的肾有左右两个，重约一斤一两。它是阴脏，主藏真精，是封藏的根本。肾藏先天之精，是人的灵性的本源。肾气上通于耳，下通于阴，与膀胱形成表里关系。

肾的功能

肾作为人体最重要的器官之一，其基本功能是生成尿液、清除体内代谢物及某些废物、毒物，同时具有吸收功能保留水分及其他有用物质，如葡萄糖、蛋白质、钠离子、钾离子、氨基酸、碳酸氢钠等，以调节水、电解质平衡及维护酸碱平衡。

肾的生理特性

肾主藏精，为先天之本，与肝的疏泄相反，可以防止精、血、气以及津液因过量排泄而亡失，人的生机旺盛与否取决于肾精气的盈亏。

肾与冬季万物蛰伏的气候相应。所以，冬季是养肾的季节，减少户外活动、注意保暖是关键。

肾经病变的症状

肾脉急甚的为病邪深入于骨，发为骨癫病；微急的为肾寒，故出现肾气沉滞以致失神昏厥的症状，以及肾积气的奔豚证，两足难以屈伸，大小便不通。肾脉缓甚的为阴不足，故腰脊疼痛不可仰；微缓的为肾气虚，故大便洞泄，或是食物下咽之后，还未消化便吐出。肾脉大甚的为阴虚火旺，故发阴痿不起；微大的为石水病，从脐以下至小腹部胀满，有重坠感，若肿满上达胃脘部，则为不易治疗的死证。肾脉小甚的是元气虚衰，故发洞泄病；微小的是精血不足，故出现消瘅病。肾脉滑甚的为有热，故发小便癃闭，阴囊肿大；微滑的为肾虚内热，其病患者能坐而不能起，站起则两眼昏花，视物不清。肾脉涩甚的为气血阻滞，会见到气血阻滞以致外发大痈；微涩的为气血不利，故出现妇女月经不调，或痔疮经久不愈。

《内经》名言

原文：肾者主水，受五脏六腑之精而藏之。故五脏盛，乃能泻。

释文：肾主水，其功能之一是藏精，精气除来源于与生俱来的先天之精外，还需要其他脏腑后天之精的充养，所以五脏的精气充盛，肾脏的精气才能盈满溢泻。

养肾处方笺

肾为人的先天之本,所以对肾的保养很重要。饮食上要多吃与季节相应的黑色食物和咸味食物,要保持腰腿部的血液流畅,还要注意保暖。

处方①	饮食	多吃黑色、咸味或触感滑腻的食物

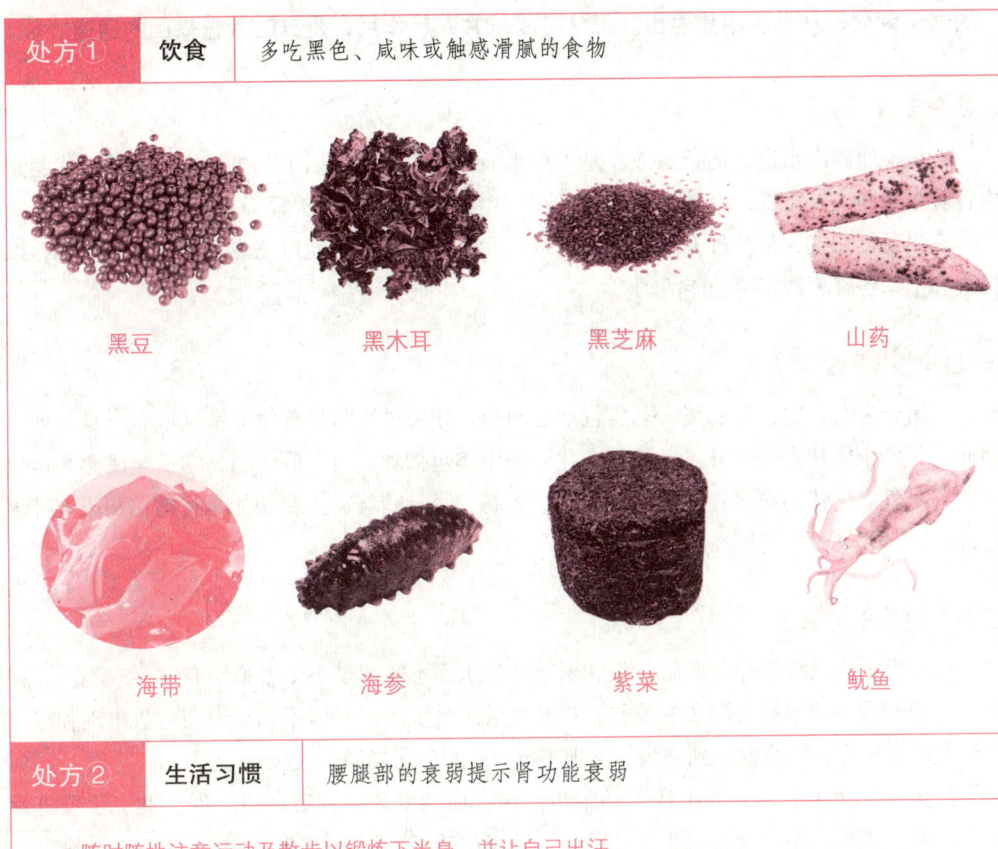

黑豆　黑木耳　黑芝麻　山药
海带　海参　紫菜　鱿鱼

处方②	生活习惯	腰腿部的衰弱提示肾功能衰弱

- 随时随地注意运动及散步以锻炼下半身,并让自己出汗。
- 避免长时间的站立和久坐,让腰腿血液保持流畅。

处方③	季节注意事项	冬天穿厚暖衣服要比待在有暖气的屋子里好

- 过冷是肾的大敌,在寒冷的季节要穿着保暖的衣服。
- 待在有暖气的屋子里除了费电,还会对身体造成不好的影响。

三焦：输液通气的决渎之官

> 三焦也称玉海，是中清之腑。它的形状、厚薄、大小，都与膀胱的情况对应。三焦分为上焦、中焦和下焦，上、中、下三焦统称为孤腑，而经脉的气道卫、络脉的气道荣分别从上、中焦生出。三焦与膀胱共同起作用，是五脏六腑来回的通道。

三焦的功能

三焦疏通体内水道，运行水液，是人体水液升降及出入的通道。虽然全身的津液代谢是由各脏腑共同协作完成，但是如果没有三焦，津液就不能正常地升降及出入。

三焦通行元气，是元气升降出入的通道。元气产生于肾，通过三焦到达并遍布全身，以促进和推动各脏腑器官的功能活动。

三焦的生理特性

三焦分为上、中、下三焦。上焦包括心和肺，并通过心肺将食物的精气散布全身各处，因此上焦的主要特点是"开发"和"宣化"；中焦包括脾、胃、肝、胆，主要是腐熟并运化食物，是气血生化的源泉；下焦包括小肠、大肠、肾、膀胱，主要功能是将糟粕和尿液排出体外。

三焦经病变的症状

三焦生了病，腹部肿胀发胀，小肚子坚硬，小便不能或是小便急迫，有时会来不及、尿裤子，出现漫溢的水肿，滞留的发胀；皮肤表层脉气实满浮肿但不刺痛说明三焦出现肿胀；若长久咳嗽不止，病会发展到三焦，出现咳嗽时肚腹肿胀气满，人厌食。

三焦主气所生的病，如出汗，外眼角疼痛，面颊发肿，耳后、肩、肘、肱、手臂外疼痛，小指、无名指不能活动。生了这种病，若盛虚热寒则泻补祛留，若虚则补，若热则祛，是热就留，经分属部陷下就灸，不盛不虚，就按经治取调理。

《内经》名言

原文： 上焦如雾，中焦如沤，下焦如渎。

释文： 上焦的作用是宣化蒸腾，像雾露一样弥漫并灌溉全身；中焦的作用是腐熟运化水谷，像沤渍食物一样使之发生变化；下焦的作用是分别清浊，排泄糟粕，像沟渠排水一样。

第五章 我们的五脏六腑

脚底保健

脚底不同部位与脏腑有一定的对应关系（如右图所示），了解这些对应关系并经常按摩脚底，对脏腑的保健有很好的效果。

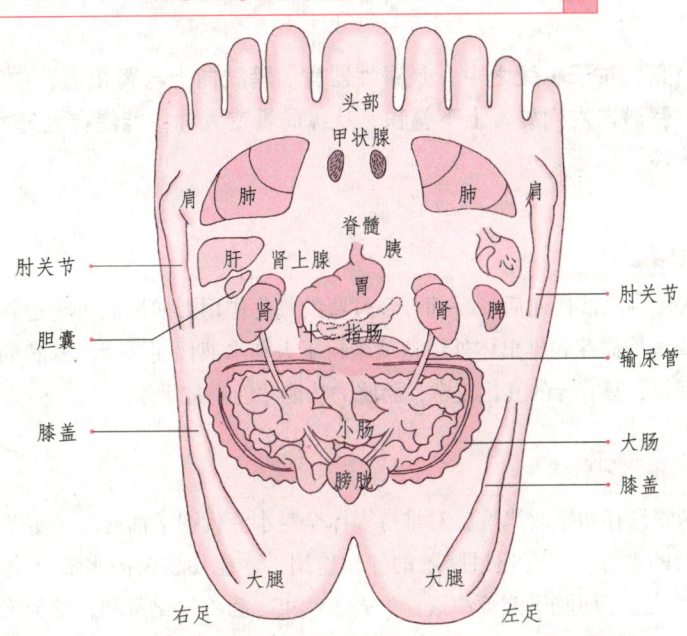

三焦之争

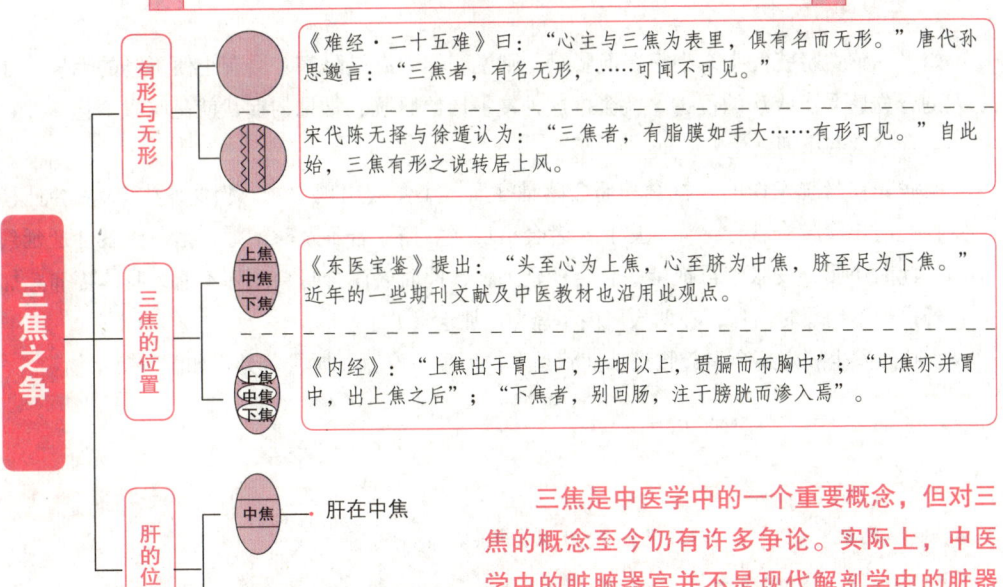

三焦是中医学中的一个重要概念，但对三焦的概念至今仍有许多争论。实际上，中医学中的脏腑器官并不是现代解剖学中的脏器概念，而是指一组运动系统。

膀胱：储津排尿的州都之官

膀胱位于小腹之中，是囊性器官。膀胱向上与肾相通，向下通过尿道与外界连通。膀胱向左回旋，上下叠积，从纵向看宽九寸，能储存九升九合津液，也就是9.9升津液。

膀胱的功能

人体内水液代谢后，一部分经过肾的气化作用形成尿液，输送到膀胱，膀胱的功能就是将这些尿液储存和排出体外，这就维持了人体水液代谢平衡。膀胱的这种功能有赖于肾的气化和固摄，只有肾的气化正常，膀胱的功能才能正常运作。

膀胱的生理特性

膀胱储存和排放津液，对维持人体全身水液代谢平衡有至关重要的意义。膀胱是全身水液汇聚的地方，只有通过膀胱的气化作用，才能使多余的水液排出，而成为小便。小便失禁，就是由于膀胱不能藏津液，失去了约束。膀胱气化不利，便会出现小便不通的现象。而肾的气化和封藏功能又直接引导和控制了膀胱的开合，因此，膀胱与肾有着紧密的联系。

膀胱经病变的症状

如果你感觉膀胱发胀，小腹有饱胀感，则说明体内有气阻塞，会有小便不畅的毛病。如果人的肾先感受了疾病的侵害，就会把这种侵害传给膀胱，常见的症状就是咳嗽不止，并且一咳就会感觉有小便发生。

疾病先在膀胱发作的，背脊和筋会感觉疼痛，小便会出现不畅。疾病发生5天后会迁移到肾，此时小腹腰脊就会疼痛，更有甚者会出现腿酸痛。若不及时治疗，拖一天就会迁延到小肠，此时小肠会发胀。再拖延一天会迁延到脾，此时人体全身会闭塞不通，身体疼痛感加剧，若再得不到及时治疗，在两天之内不痊愈的则会死亡。

膀胱经发生病变还会引起腰痛，症状是牵拉后项、脊背、尾椎等处，如同背负重物。

《内经》名言

原文：膀胱者，州都之官，津液藏焉，气化则能出矣。

释文：膀胱为全身水液汇聚的地方，是"州都"之官，只有通过膀胱的气化作用，才能使多余的水液排出，而成为小便。

膀胱的结构和功能

膀胱为锥体形囊状肌性器官，位于小骨盆腔的前部。膀胱底的内面有三角形区，称为膀胱三角，位于两输尿管口和尿道内口三者连线之间。膀胱的下部，有尿道内口，膀胱三角的两后上角是输尿管开口的地方。

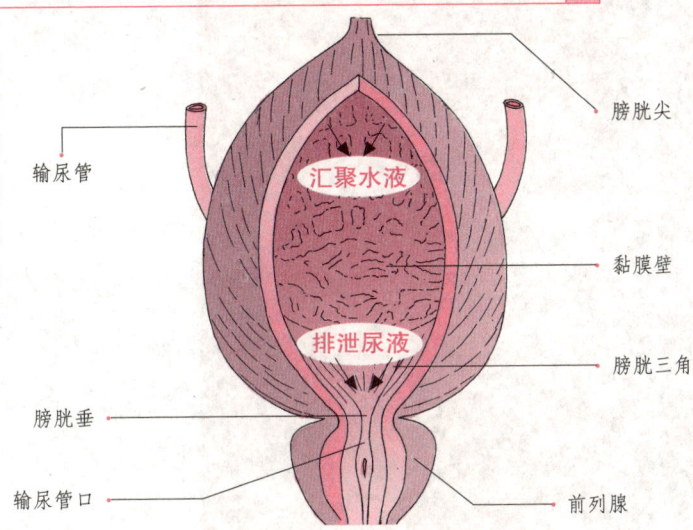

五脏阳气被遏所引起的疾病与治疗

人体五脏阳气被遏制，会使体内阴精孤立，水液充斥于皮下，这种情形就像河水上游被闸门阻断不断上溢。解决办法也类似，以排出体内积水为目标。

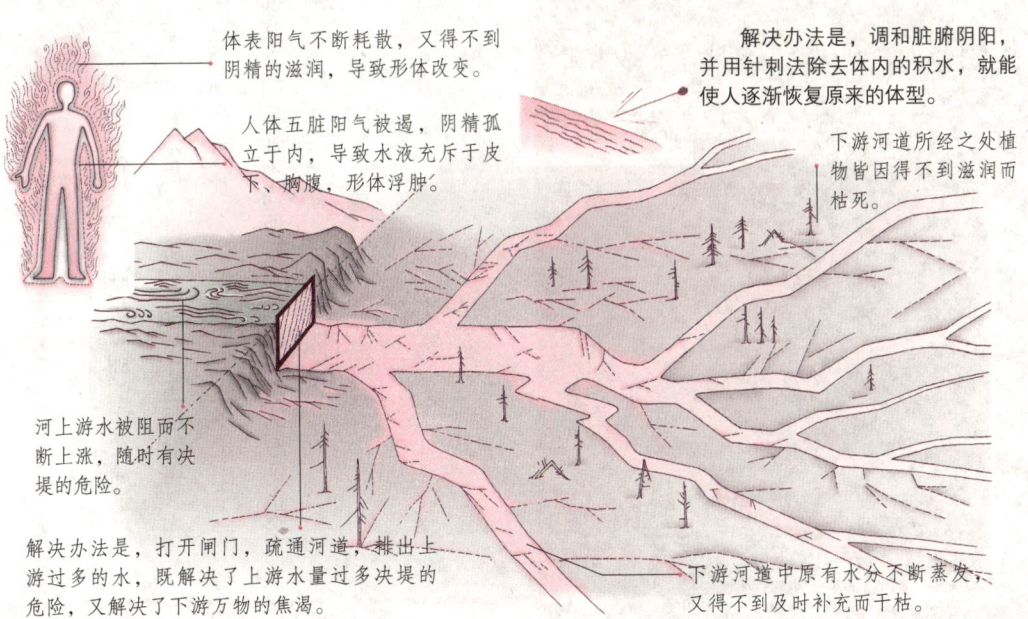

体表阳气不断耗散，又得不到阴精的滋润，导致形体改变。

人体五脏阳气被遏，阴精孤立于内，导致水液充斥于皮下、胸腹，形体浮肿。

解决办法是，调和脏腑阴阳，并用针刺法除去体内的积水，就能使人逐渐恢复原来的体型。

下游河道所经之处植物皆因得不到滋润而枯死。

河上游水被阻而不断上涨，随时有决堤的危险。

解决办法是，打开闸门，疏通河道，排出上游过多的水，既解决了上游水量过多决堤的危险，又解决了下游万物的焦渴。

下游河道中原有水分不断蒸发，又得不到及时补充而干枯。

第六章

人体的经络系统

中医认为，经络是运行气血、联系脏腑的主要通道。

人体有十二正经、奇经八脉，此外，还有十五络脉等，每条经脉都有自己的循行路线。人体疾病的发生多是由于经络在其循行通路上的某处不通所致，治疗疾病的原则也多是以疏通经络为原则。

本章目录

96 / 手太阴肺经

98 / 手阳明大肠经

100 / 足阳明胃经

102 / 足太阴脾经

104 / 手少阴心经

106 / 手太阳小肠经

108 / 足少阴肾经

110 / 足太阳膀胱经

112 / 手厥阴心包经

114 / 手少阳三焦经

116 / 足少阳胆经

118 / 足厥阴肝经

120 / 奇经八脉:"别道奇行"的特殊通道

122 / 十五络脉(一)

124 / 十五络脉(二)

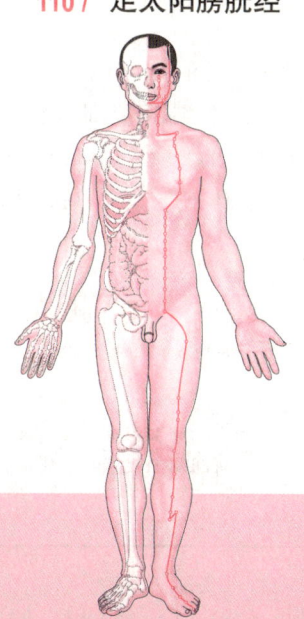
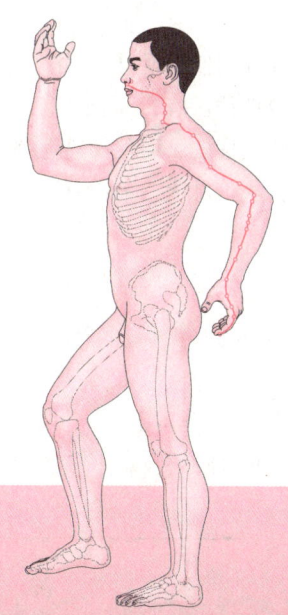
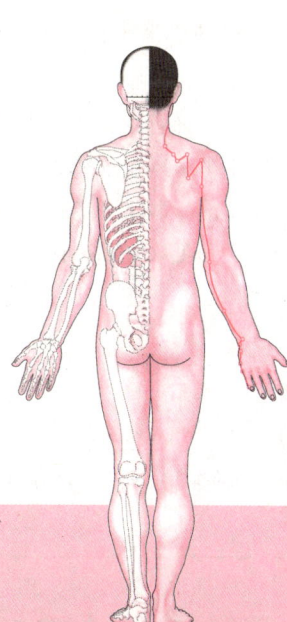

手太阴肺经

手太阴肺经是联系肺、胃、大肠的经脉，循行于人体上部，其循行路线、易发病变及治疗方法如下。

手太阴肺经的循行路线

肺的经脉叫作手太阴肺经，起始于中焦胃脘部。向下行，联属于与本经相表里的脏腑——大肠腑，然后自大肠返回，循行环绕胃的上口；向上穿过横膈膜，联属于本经所属的脏腑——肺，再从气管横走并由腋窝部出于体表；沿着上臂的内侧，在手少阴心经与手厥阴心包络经的前面下行，至肘部内侧；再沿着前臂的内侧、桡骨的下缘，入寸口动脉处，前行至鱼部，沿手鱼部边缘，出拇指尖端。另有一条支脉，从手腕后方分出，沿着示指桡侧直行至示指的前端，与手阳明大肠经相接。

手太阴肺经的易发病变

由于外邪侵犯本经而发生的病变，为肺部气膨胀满，咳嗽气喘，缺盆部疼痛，在咳嗽剧烈的时候，病人常常会交叉双臂按住胸前，并感到眼花目眩、视物不清。

本经所主的肺脏发生病变，可见咳嗽、呼吸急促、喘声粗急、心中烦乱、胸部满闷、上臂部内侧前缘疼痛厥冷或掌心发热。本经经气有余时，就会出现肩背部遇风寒而疼痛，自汗出而易感风邪，以及小便次数增多而尿量减少等症状。本经气虚，可见肩背疼痛、气短、小便颜色不正常等症状。

手太阴肺经病变的治疗

治疗上面这些病症时，属于经气亢盛的就要用泻法，属于经气不足的就要用补法；属于热的就要用速针法，属于寒的就要用留针法；属于阳气内衰以致脉道虚陷不起的就要用灸法；既不属于经气亢盛也不属于经气虚弱，而仅仅只是经气运行失调的，就要用本经所属的腧穴来调治。本经气盛，寸口脉比人迎脉大三倍；而属于本经经气虚弱的，其寸口脉的脉象反而会比人迎脉的脉象小。

《内经》名言

原文： 十二经脉，其血气皆上于面而走空窍。其精阳气上走于目而为睛。其别气走于耳而为听。别气者，心主之气也。

释文： 人体的十二经脉以及与之相通的三百六十五络脉，其所有的血气都是上达于头面部而分别入于各个孔窍之中。其阳气的精微上注于眼，使眼能够看见东西；其旁行的经气从两侧上注于耳，使耳能够听。

人体的经络系统 | 第六章

寅时肺经当令

寅时(3~5时)又叫作平旦,是天刚蒙蒙亮的这段时间。此时,气血由静而动开始转化,是肺经的排毒时间,肺经会把经过肝脏新陈代谢后的血液,运送到全身,让人精力充沛,此时最重要的便是深度睡眠。

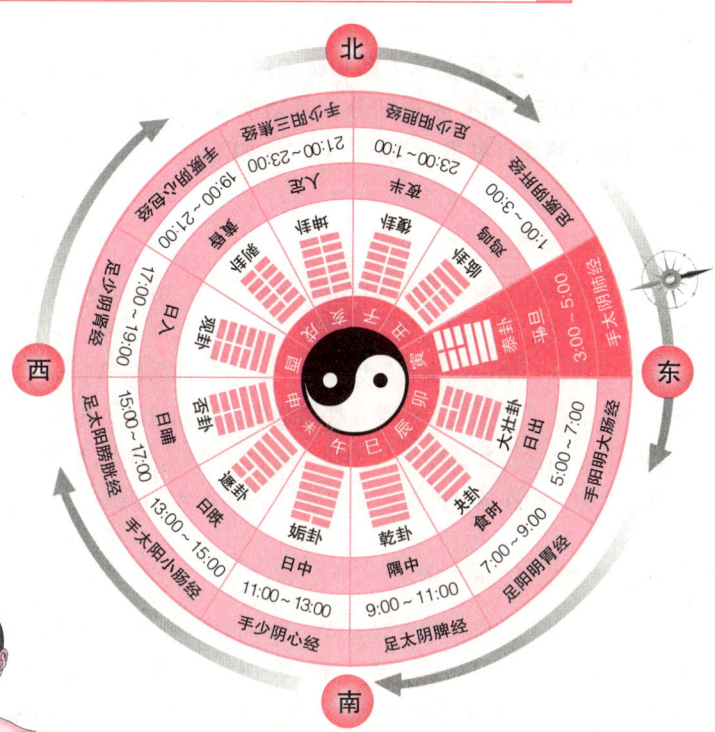

手太阴肺经循行图

手太阴肺经的循行路线:

起于中焦,下络大肠,还循胃口,上膈,属肺。从肺系横出腋下,下循臑内行少阴、心主之前,下肘中,循臂内上骨下廉,入寸口,上鱼,循鱼际,出大指之端。另外,手太阴肺经还有一分支:从腕后,直出次指内廉,出其端。

穴位:中府穴、尺泽穴、太渊穴、少商穴、鱼际穴、孔最穴

主治疾病
发热、恶寒、汗出卒中、肩背痛寒、咳喘等。

本经脉联系的脏腑
肺、大肠、胃。

手阳明大肠经

手阳明大肠经是联系大肠和肺的经脉，是循行于人体上部的一支经脉。大肠是人体消化系统的重要组成部分，其功能是继续吸收小肠吸收后剩余糟粕中的水液等。其循行路线、易发病变与治疗方法如下。

手阳明大肠经的循行路线

大肠的经脉叫手阳明经，起始于示指的指端，沿示指的上缘，通过拇指、示指歧骨间的合谷穴，上入腕上两筋凹陷处，沿前臂上方至肘外侧，再沿上臂外侧前缘，上肩，出肩峰前缘，上出于背，与诸阳经会合于大椎穴上，再向前入缺盆联络肺，下膈又联属大肠。另有一条支脉，从缺盆处向上走至颈部，并贯通颊部，而进入下齿龈中，其后再从口内返出而绕行至口唇旁，左右两脉在人中穴处相交会。相交之后，左脉走到右边，右脉走到左边，再上行挟于鼻孔两侧，而在鼻翼旁的迎香穴处与足阳明胃经相接。

手阳明大肠经的易发病变

由于外邪侵犯本经而发生的病变，为牙齿疼痛，颈部肿大。手阳明大肠经上的腧穴主治津液不足的疾病，其症状是眼睛发黄、口中干燥、鼻塞或流鼻血、喉头肿痛以致气闭、肩前与上臂疼痛、示指疼痛而不能活动。气有余的实证，为在本经脉循行所过的部位上发热而肿；本经经气不足时，就会出现发冷颤抖、不易恢复温暖等病象。

手阳明大肠经病变的治疗

这些病症，属实的就用泻法，属虚的就用补法；属热的就用速刺法，属寒的就用留针法；脉虚陷的就用灸法，不实不虚的从本经取治。属于本经经气亢盛的，其人迎脉的脉象要比寸口脉的脉象大三倍；而属于本经经气虚弱的，其人迎脉的脉象反而会比寸口脉的脉象小。

《内经》名言

原文： 夫邪之生也，或生于阴，或生于阳。其生于阳者，得之风雨寒暑；其生于阴者，得之饮食居处，阴阳喜怒。

释文： 邪气侵犯人体而产生病变，有的先发生在阴经，有的则先发生在阳经。先发生在阳经的病变，多数是由于遭受了风、雨、寒、暑等外邪的侵袭而引起；先发生于阴经的病变，多数是由于饮食失调、生活起居没有规律，以及情绪波动剧烈等内因所导致的。

第六章 人体的经络系统

卯时大肠经当令

卯时(5～7时)一般是指太阳由东方的地平线徐徐升起的时间。此时，旭日东升，给人以生机盎然之感。此时手阳明大肠经当令，是大肠的排毒时间，此时最重要的便是"开天门，开地户"。

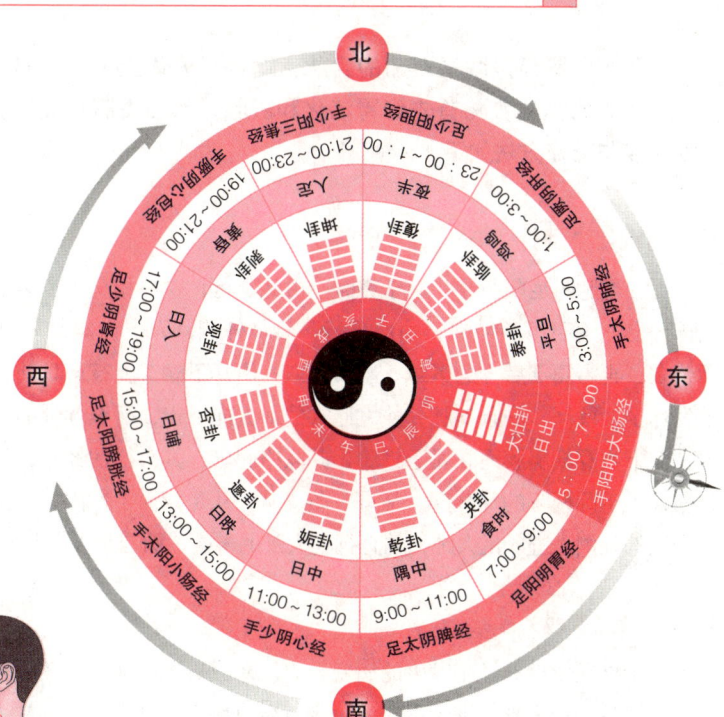

手阳明大肠经循行图

手阳明大肠经的循行路线：

起于大指次指之端，循指上廉，出合谷两骨之间；上入两筋之中，循臂上廉，入肘外廉；上臑外前廉，上肩，出髃骨之前廉；上出于柱骨之会上，下入缺盆，络肺，下膈，属大肠。其支者：从缺盆上颈，贯颊，入下齿中；还出挟口，交人中左右，上挟鼻孔。

主治疾病
头痛、感冒、面瘫、牙痛、耳鸣、三叉神经痛等。

本经脉联系的脏腑
肺、大肠。

足阳明胃经

足阳明胃经是联系胃腑的经脉，循行于人体上下。胃是人体脏腑的重要消化器官，进入人体的食物首先经胃消化和吸收，然后由脾运化至全身。其循行路线、易发病变与治疗方法如下。

足阳明胃经的循行路线

胃的经脉叫足阳明经，起于鼻旁。由此上行，左右相交于鼻梁上端凹陷处，缠束旁侧的足太阳经脉，至目下睛明穴；由此下行，沿鼻外侧，入上齿龈，复出环绕口唇，相交于任脉的承浆穴；再沿腮部后方的下缘，出大迎穴；沿耳下颊车上行至耳前，过足少阳经的客主人穴，沿发际至额颅部。一条支脉，从大迎穴的前方向下走，行至颈部的人迎穴处；再沿喉咙进入缺盆，向下贯穿横膈膜而联属于胃腑，并联络脾脏；其直行的经脉，从缺盆下走乳内侧，再向下挟脐，入毛际两旁的气冲部。又有一条支脉，从足背面（冲阳穴）别行而出，向外斜走至足厥阴肝经的外侧，进入足大趾，并直行到大趾的末端，而与足太阴脾经相接。

足阳明胃经的易发病变

由于外邪侵犯本经而发生的病变，为发寒战抖、好呻吟、频频打哈欠、额部暗黑。病发时会有厌恶见人和火光，听到击木的声音就会惊怕，心跳不安，喜欢关闭门窗独居室内等症状；甚至会登高唱歌，脱掉衣服乱跑，且有肠鸣腹胀，这叫"骭厥"。本经气盛，胸腹部发热，胃热盛则消谷而容易饥饿，小便色黄。本经经气不足时，就会出现胸腹部发冷而战栗；若胃中阳虚有寒，以致运化无力，水谷停滞中焦，就会出现胀满的病象。

足阳明胃经病变的治疗

这些病症，属实的就用泻法，属虚的就用补法；属热的就用速刺法，属寒的就用留针法；脉虚陷的就用灸法，不实不虚的从本经取治。属于本经经气亢盛的，其人迎脉的脉象要比寸口脉的脉象大三倍；气虚，人迎脉反小于寸口脉。

《内经》名言

原文： 足阳明，五藏六府之海也，其脉大，血多，气盛，热壮。

释文： 足阳明胃经，为五脏六腑之海，它是十二经之中最大的经脉，其所受盛的营血也最多。如果其经气亢盛而发病，则其热势也必然炽盛。

第六章 人体的经络系统

辰时胃经当令

辰时(7~9时)就是吃早饭的时间。此时胃的阳气达到顶峰，胃的消化吸收功能最旺，也是胃经的排毒时间，此时，最重要的便是适量吸收水谷精微等营养物质。

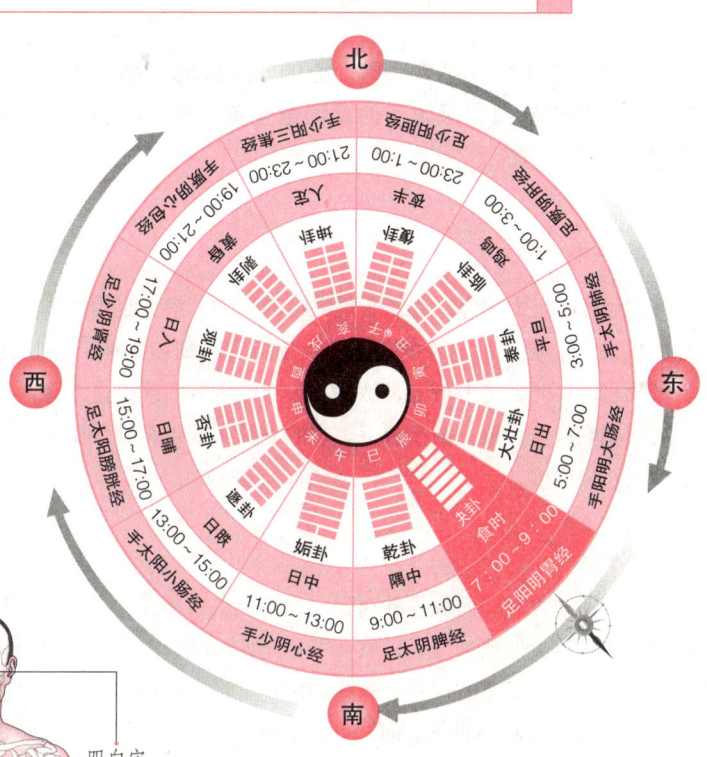

足阳明胃经循行图

足阳明胃经的循行路线：

起于鼻部，经眼内角到眼眶下，入上齿；绕口角与对侧经脉交会于颏唇沟，往后沿下颌角，经耳前，到前额部。直行脉，从锁骨上窝下行，沿腹中线旁二寸到腹股沟。一支从面颊部分出，沿喉咙进入锁骨上窝，穿膈肌，属胃络脾；一支从膝下三寸分出，下行到第三趾外端。

主治疾病
胃病、头痛、牙痛等。
本经脉联系的脏腑
胃、脾。

穴位标注：承泣穴、人迎穴、缺盆穴、滑肉门穴、气冲穴、足三里穴、丰隆穴、厉兑穴、四白穴、天枢穴、解溪穴、内庭穴

足太阴脾经

足太阴脾经是联系脾、胃、心的一支经脉，循行于人体上下。脾是主运化的脏腑，主要运化胃消化吸收后的食物至全身。足太阴脾经的循行路线，易发病变与治疗方法如下。

足太阴脾经的循行路线

脾的经脉叫足太阴经，起始于足大趾的末端；沿大趾内侧赤白肉分界处，通过足大趾本节后方的核骨，上行至足内踝的前面；再上行入小腿肚内侧，沿胫骨后方；穿过足厥阴经，复出足厥阴之前；此后再上行经过膝部、大腿内侧的前缘，进入腹内；属脾络胃，再上穿过横膈膜，挟行咽喉；连舌根，散于舌下。它的支脉，在胃脘处分出，上行穿过膈膜，注入心中，而与手少阴心经相接。

足太阴脾经的易发病变

由于外邪侵犯本经而发生的病变，为舌根运动不柔和、食后就呕吐、胃脘部疼痛、腹胀、经常嗳气，排出大便或矢气后，就觉得轻松如病减轻一样，但全身仍感觉沉重。足太阴脾经上的腧穴主治脾脏所发生的疾病，这些疾病会出现舌根疼痛、身体不能动摇、饮食不下、心烦、心下掣引作痛、大便稀薄或下痢、小便不通、黄疸、不能安卧、勉强站立时就会出现股膝内侧经脉所过之处肿胀而厥冷的病象。此外，还有足大趾不能活动等症状。

足太阴脾经病变的治疗

这些病症，属实的就用泻法，属虚的就用补法；属热的就用速刺法，属寒的就用留针法；脉虚陷的就用灸法，既不属于经气亢盛也不属于经气虚弱，而仅仅只是经气运行失调的，就要用本经所属的腧穴来调治。本经气盛，寸口脉比人迎脉大三倍；而属于本经经气虚弱的，其寸口脉的脉象反而会比人迎脉的脉象小。

《内经》名言

原文： 脉气流经，经气归于肺，肺朝百脉，输精于皮毛。

释文： 遍布全身的较小经脉中的精气，逐级归流进入到较大的经脉中去，全身的经脉均和肺通连。所以，全身的精气最后总归入肺，肺再把精气输送布散到全身体表（皮毛）。

巳时脾经当令

巳时(9~11时)胃里的早餐食物已经被研磨成食糜，下面就要轮到脾来运化了。此时，是脾脏的排毒时间，最重要的便是不做剧烈运动、保持好心情，以保证脾的正常运化。

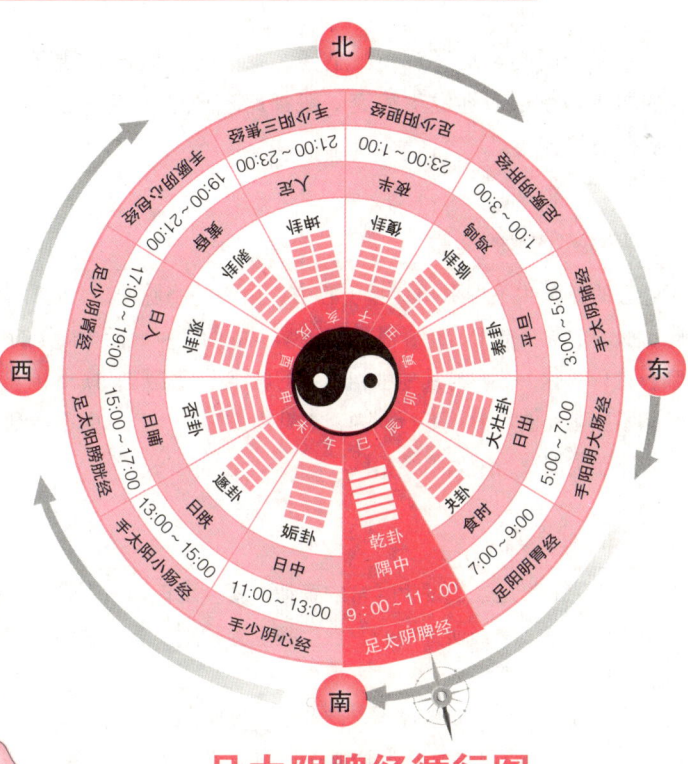

足太阴脾经循行图

足太阴脾经循行路线：

起于足大趾末端，沿大趾内侧赤白肉际，过大趾节后上行至内踝前；再经小腿肚沿胫骨后交出足厥阴肝经的前面；经膝骨，股内侧前缘上行入腹；属于脾脏，联络胃；然后贯横膈上行，挟食管两旁上系舌根，散舌下，其胃部支脉上贯横膈注于心中，与手少阴心经相接。

主治疾病
胃脘痛、腹胀、呕吐、饮食不下、大便稀薄等。

本经脉联系的脏腑
脾、胃、心。

手少阴心经

手少阴心经是联系心、小肠、肺的一支经脉，循行于人体上部。心是我们身体的君主，所以心经发生病变一般都比较严重。手少阴心经的循行路线、易发病变与治疗方法如下。

手少阴心经的循行路线

心的经脉叫手少阴经，起于心中，由心的络脉而出，向下通过膈膜，联络小肠。它的支脉，从心的脉络向上走行，并挟行于咽喉的两旁，此后再向上行而与眼球联络于脑的脉络相联系。直行的脉，从心与其他脏相联系的脉络上行至肺；横出胁下，沿上臂内侧后缘，行手太阴经和手厥阴经的后面；下行肘内，沿臂内侧后缘，到掌内小指侧高骨尖端，入手掌内侧；沿小指内侧至尖端，与手太阳经相接。

手少阴心经的易发病变

手少阴心经之经气发生异常的变动，就会出现咽喉干燥、头痛、口渴而想要喝水等症状，这叫作臂厥证。本经所主的心脏发生病变为眼睛发黄、胁肋胀满疼痛、上臂和下臂内侧后缘疼痛、厥冷、掌心热痛等。

心脏病的表现为胸中疼痛、两胁下支撑胀满、疼痛、胸背部和肩胛间及两臂内侧疼痛，这是心实证。心虚证表现为：胸腹胀大、胁下与腰部牵引疼痛。

手少阴心经病变的治疗

治疗上面这些病症时，属于经气亢盛的就要用泻法，属虚的就用补法；属热的就用速刺法，属寒的就用留针法；脉虚陷的就用灸法，不实不虚的从本经取治。虚证取手少阴心经及手太阳小肠经穴位针刺，并针刺舌下出血；如疾病发生变化，取委中穴针刺出血。属于本经经气亢盛的，其寸口脉的脉象要比人迎脉的脉象大两倍；气虚，寸口脉反小于人迎脉。

《内经》名言

原文：太阴为开，厥阴为阖，少阴为枢。

释文：太阴经在表主开，厥阴经在里主合，少阴经在表里之间主枢。

第六章 人体的经络系统

午时心经当令

午时(11~13时)太阳最猛烈,阳气达到极限,阴气将会产生,是天地气机的转换点。此时是心经的排毒时间,不要做剧烈的运动,最好是静卧、闭目养神或睡个午觉。

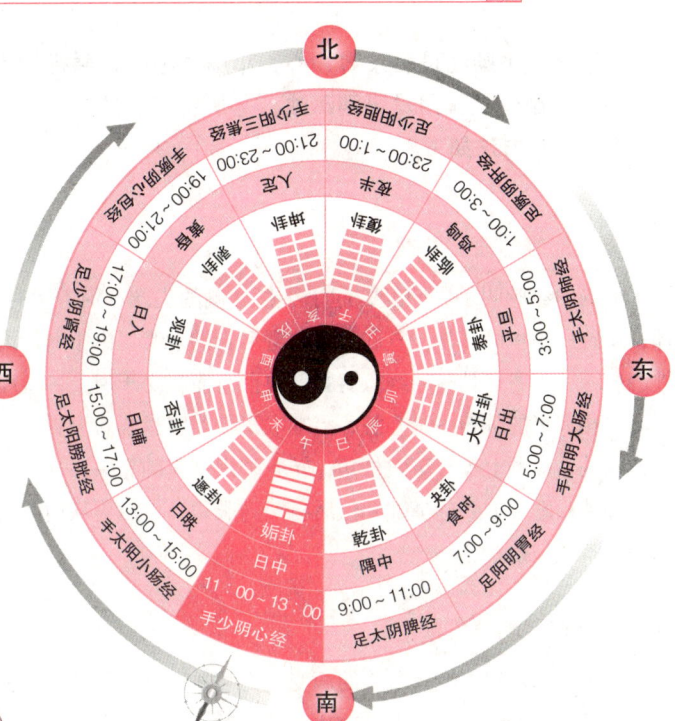

手少阴心经循行图

手少阴心经循行路线:

心手少阴之脉,起于心中,出属心系,下膈,络小肠。其支者:从心系,上挟咽,系目系。其支者:复从心系,却上肺,下出腋下,下循臑后廉,行太阴、心主之后,下肘内,循臂内后廉,抵掌后锐骨之端,入掌内后廉,循小指之内,出其端。

青灵穴
少海穴
神门穴
少冲穴
少府穴

主治疾病
心痛、胸闷、心悸、气短、悲愁不乐等。
本经脉联系的脏腑
心、小肠、肺。

手太阳小肠经

手太阳小肠经是联系胃、心、小肠的经脉，循行于人体上部，与手少阴心经互为表里。小肠的作用是泌别清浊，是消化系统的重要组成部分。其循行路线、易发病变与治疗方法如下。

手太阳小肠经的循行路线

小肠的经脉叫手太阳经，起于小指外侧的尖端，沿着手外侧的后缘循行而向上，到达腕部；过腕后小指侧高骨，直向上沿前臂后骨的下缘，出于肘后内侧两筋的中间；再向上沿上臂外侧后缘，出肩后骨缝，绕行肩胛；再前行而相交于肩上，继而进入缺盆，深入体内而联络于与本经相表里的脏腑——心脏；沿咽喉下行，穿过膈膜至胃，再向下联属于本腑小肠。它的支脉，从缺盆沿颈上颊，至眼外角，转入耳中。它的另一条支脉，从颊部别行而出，走入眼眶下方，并从眼眶下方到达鼻部，然后再至内眼角，最后再从内眼角向外斜行并络于颧骨，而与足太阳膀胱经相接。

手太阳小肠经的易发病变

由于外邪侵犯本经所发生的病变，为咽喉疼痛，颔部肿，头项难以转侧回顾，肩痛如被扯拔，臂痛如被折断。本经所主的液所发生的病变，则出现耳聋，眼睛发黄，颊肿，颈、颔、肩、臑、肘、臂后侧疼痛等症状。人迎脉的脉象大于寸口脉两倍的，且一并出现躁动症状的，病在手太阳小肠经。

手太阳小肠经病变的治疗

治疗上面这些病症时，属于经气亢盛的就用泻法，属虚的就用补法；属热的就用速刺法，属寒就用留针法；脉虚陷的就用灸法，不实不虚的从本经取治。属于本经经气亢盛的，其人迎脉的脉象要比寸口脉的脉象大两倍；气虚，人迎脉反小于寸口脉。

《内经》名言

原文： 太阳脉至，洪大以长；少阳脉至，乍数乍疏，乍短乍长；阳明脉至，浮大而短。

释文： 太阳经脉来时，脉洪大且长；少阳经脉来时，脉律脉形变化多；阳明经脉来时，脉浮大而短。

第六章 人体的经络系统

未时小肠经当令

未时（13~15时），这时太阳开始偏西了，是小肠经的排毒时间，小肠开始吸收养分。中医认为"过午不食"，这段时间尽量避免再进食，让小肠充分吸收午饭的营养。

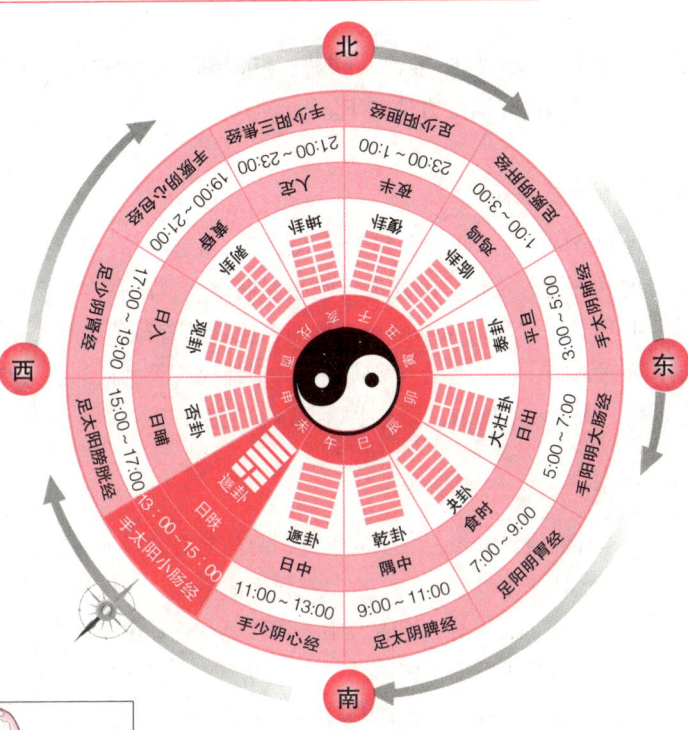

手太阳小肠经循行图

手太阳小肠经循行路线：

起于小指之端，循手外侧上腕，出踝中，直上循臂骨下廉，出肘内侧两骨之间，上循臑外后廉，出肩解，绕肩胛，交肩上，入缺盆，络心，循咽，下膈，抵胃，属小肠。其支者：从缺盆循颈，上颊，至目锐眦，入耳中。其支者：别颊上，抵鼻，至目内眦，斜络于颧。

主治疾病
头项、五官病证、热病、神志疾患等。
本经脉联系的脏腑
胃、心、小肠。

足少阴肾经

足少阴肾经是联系肾、膀胱、肝、肺、心的经脉，循行于人体上下，其循行路线、易发病变与治疗方法如下。

足少阴肾经的循行路线

肾的经脉叫足少阴经，起于足小趾下，斜走足心，出内踝前大骨的然谷穴下方；沿内侧踝骨的后面转入足跟，由此上行经小腿肚内侧，出腘窝内侧；再沿大腿内侧后缘，贯穿脊柱，联属肾脏，联络与本脏相表里的膀胱。其直行的经脉，从肾脏向上行，贯穿肝和横膈膜，而进入肺，再从肺沿着喉咙上行并最终挟于舌的根部。另有一条支脉，从肺发出，联络于心脏，并贯注于胸内，而与手厥阴心包络经相接。

足少阴肾经的易发病变

由于外邪侵犯本经所发生的病变，为虽觉饥饿而不想进食、面色黑而无华、咳吐带血、喘息有声、刚坐下就想起来、两目视物模糊不清、心像悬吊半空而不安。气虚不足的，就常常会有恐惧感，发作时，患者心中怦怦直跳，就好像有人追捕他一样，这叫作骨厥病。本经脉所主的肾脏发生病变，则出现口热、舌干、咽部肿、气上逆、喉咙发干而痛、心内烦扰且痛、黄疸、痢疾、脊背和大腿内侧后缘疼痛、足部痿软而厥冷、好睡或足心发热而痛。

足少阴肾经病变的治疗

治疗上面这些病症时，属于经气亢盛的就用泻法，属于经气不足的就用补法；属热的就用速刺法，属寒的就用留针法；脉虚陷的就用灸法，不实不虚的从本经取治。要使用灸法的患者，应当增加饮食以促进肌肉生长，同时还要进行适当的调养，放松身上束着的带子，披散头发而不必扎紧，从而使全身气血得以舒畅。本经气盛，寸口脉比人迎脉大两倍；而属于本经经气虚弱的，其寸口脉的脉象反而会比人迎脉的脉象小。

《内经》名言

原文： 夫圣人之起度数，必应于天地，故天有宿度，地有经水，人有经脉。

释文： 圣人所制定的法则，一定是与自然相应和的。所以天有二十八宿、三百六十五度，地有十二经水，人有十二经脉。

酉时肾经当令

酉时(17~19时)是太阳落山的时候，因为没有了太阳光的照射，所以温度开始下降，天地生成阴凉之气，此时养肾着眼于"藏"。即要结束一天的工作时间，不宜过度劳累。

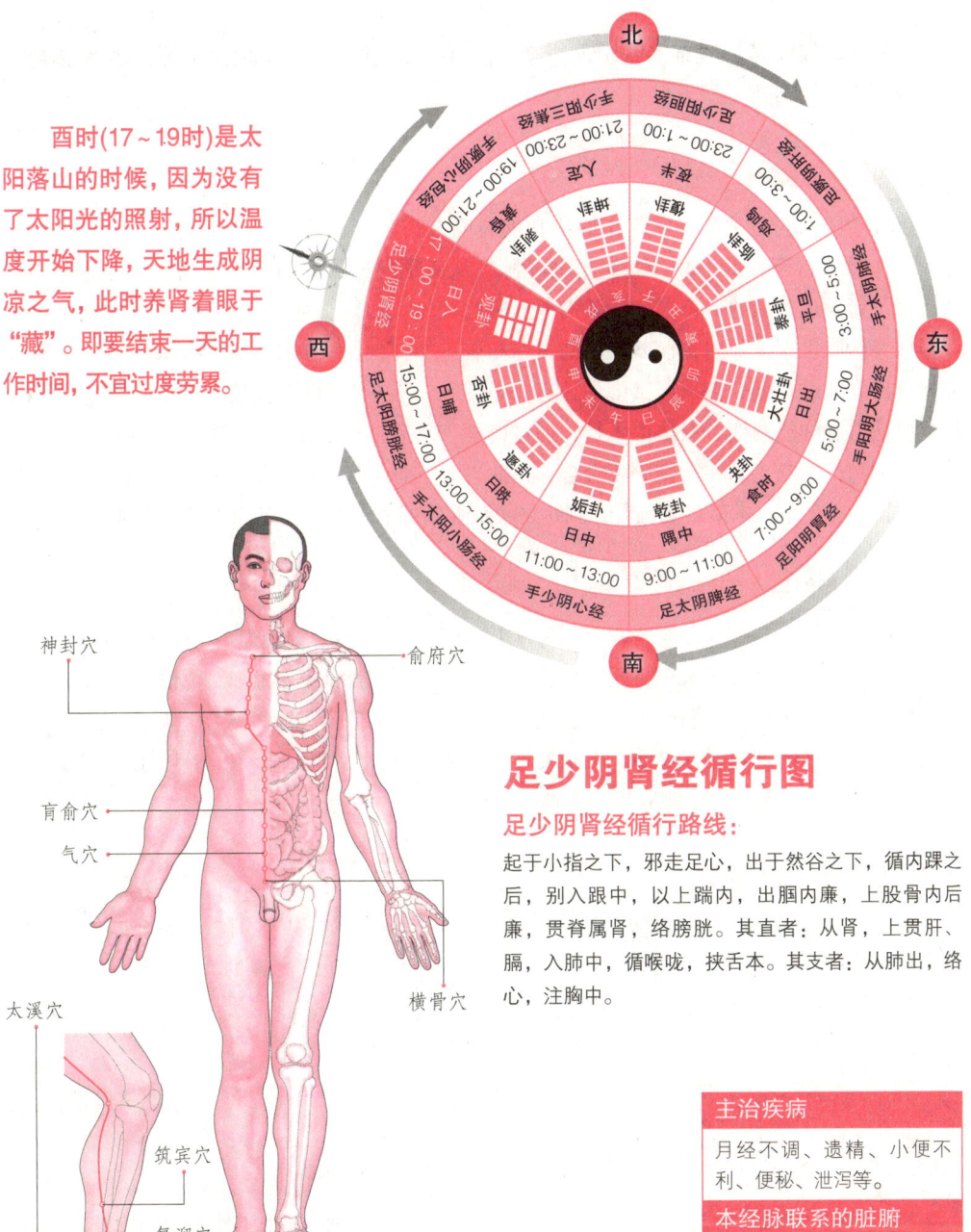

足少阴肾经循行图

足少阴肾经循行路线：

起于小指之下，邪走足心，出于然谷之下，循内踝之后，别入跟中，以上踹内，出腘内廉，上股骨内后廉，贯脊属肾，络膀胱。其直者：从肾，上贯肝、膈，入肺中，循喉咙，挟舌本。其支者：从肺出，络心，注胸中。

主治疾病
月经不调、遗精、小便不利、便秘、泄泻等。

本经脉联系的脏腑
肾、膀胱、肝、肺、心。

足太阳膀胱经

足太阳膀胱经是联系膀胱、肾的经脉，循行于人体上下，其循行路线、易发病变与治疗方法如下。

足太阳膀胱经的循行路线

膀胱的经脉叫足太阳经，起于眼内角的睛明穴，上行额部，交会于头顶。它的一条支脉，从头顶下行至耳的上角。它直行的经脉，从头顶向内深入而联络于脑髓，然后返还出来，再下行到达颈项的后部，此后就沿着肩胛的内侧，挟行于脊柱的两旁，抵达腰部；再沿着脊柱旁的肌肉深入腹内，而联络于与本经相表里的肾，并联属于膀胱腑。又一支脉，从腰部下行挟脊通过臀部，直入腘窝中。还有一条支脉，从左右的肩胛骨处分出，向下贯穿肩胛骨，再挟着脊柱的两侧，在体内下行；通过髀枢，然后再沿着大腿外侧的后缘下行，而与先前进入腘窝的那条支脉在腘窝中相会合；由此再向下行，通过小腿肚的内部，出于外踝骨的后方；再沿着足小趾本节后的圆骨，到达足小趾外侧的末端，而与足少阴肾经相接。

足太阳膀胱经的易发病变

由于外邪侵犯本经所发生的病变，为气上冲而头痛、眼球疼痛像脱出似的、项部疼痛像被扯拔、脊背疼痛、腰痛像被折断、大腿不能屈伸、腘窝部像被捆绑而不能随意运动、小腿肚疼痛如裂，这叫作踝厥病。足太阳膀胱经上的腧穴主治筋所发生的疾病，如痔疮，疟疾，狂病，癫病，囟门部与颈部疼痛，眼睛发黄，流泪，鼻塞或鼻出血，项、背、腰、尻、腘、小腿肚、脚等部位都发生疼痛，足小趾不能活动。

足太阳膀胱经病变的治疗

这些病症，属实的就用泻法，属虚的就用补法；属热的就用速刺法，属寒的就用留针法；脉虚陷的就用灸法，不实不虚的从本经取治。属于本经经气亢盛的，其人迎脉的脉象要比寸口脉的脉象大两倍；气虚，人迎脉反小于寸口脉。

《内经》名言

原文：中焦亦并胃中，出上焦之后，此所受气者，泌糟粕，蒸津液，化其精微，上注于肺脉，乃化而为血。

释文：中焦也是出自胃的上口，在上焦之下，脾胃消化吸收的水谷精微，化生为营气和津液等营养物质，然后通过经脉会聚于肺，并依赖肺的呼吸，在肺内进行气体交换之后方化而为血。

第六章 人体的经络系统

申时膀胱经当令

申时(15~17时)是膀胱的排毒时间。空腹喝水有助于膀胱经排毒。同时，此时也是抓紧学习的好时候，因为膀胱经是人体背部一条大经脉，从脚后跟沿着后小腿、后脊柱两旁，一直到后脑部，此时记忆力较强。

穴位标注：承光穴、眉冲穴、睛明穴、通天穴、天柱穴、风门穴、会阳穴、承扶穴、至阴穴、昆仑穴

足太阳膀胱经循行图

足太阳膀胱经的循行路线：

起于目内眦，上额，交巅。其支者：从巅至耳上角。其直者：从巅入络脑，下项，循肩膊，挟脊抵腰中，入循膂，络肾，属膀胱。其支者：从腰中，下挟脊、贯臀，入腘中。其支者：从髆内左右，别下贯胛，过髀枢，循髀外后廉下合腘中以下贯踹内，出外踝之后。

主治疾病
癫痫、头痛、目疾、鼻病、遗尿、小便不利等。

本经脉联系的脏腑
膀胱、肾。

手厥阴心包经

手厥阴心包经是联系心包、三焦的经脉，循行于人体上部，与手少阳三焦经互为表里。心包是代君（心）受邪之脏，心的病变一般先表现在心包。手厥阴心包经的循行路线、易发病变与治疗方法如下。

手厥阴心包经的循行路线

心主的经脉叫手厥阴心包络经，起于胸中，出属心包络，下膈膜，依次联络上、中、下三焦。它的一条支脉，从胸中横出至胁部，再走行到腋下三寸处；此后再向上循行，抵达腋窝部，然后再沿着上臂的内侧，在手太阴肺经与手少阴心经这两条经脉的中间向下循行；进入肘中，再沿着前臂内侧两筋的中间下行；入于掌中，再沿着中指直达其末端。又一支脉，从掌内沿无名指直达指尖，与手少阳经相接。

手厥阴心包经的易发病变

手厥阴心包络经的经气发生异常的变动，就会出现掌心发热、臂肘关节拘挛、腋下肿胀等症状，甚至胸胁胀满、心悸不宁、面赤、眼黄、嬉笑不止。手厥阴心包络经上的腧穴主治脉所发生的疾病，其症状是心中烦躁、心痛、掌心发热。

凡是要测候十二经标本上下所主的疾病，一般来说在下的为本，下虚则元阳衰于下而为厥逆，下盛则阳气盛于下而为热；在上的为标，上虚是清阳不升所导致的眩晕，上盛是阳盛于上导致的热痛。

手厥阴心包经病变的治疗

这些病症，属实的就用泻法，属虚的就用补法；属热的就用速刺法，属寒的就用留针法；脉虚陷的就用灸法，不实不虚的从本经取治。属于本经经气亢盛的，其寸口脉的脉象要比人迎脉的脉象大一倍；而属于本经经气虚弱的，其寸口脉的脉象反而会比人迎脉的脉象小。

《内经》名言

原文： 所出为井，所溜为荥，所注为输，所行为经，所入为合。

释文： 脉气所发出的地方，如同泉水的源头，叫作"井"；脉气所流过的地方，像刚从泉眼流出的微小水流，叫作"荥"；脉气所灌注的地方，像水流会聚，而能转输运行，叫作"输"；脉气所行走的地方，像大的水流迅速流过一样，叫做"经"；脉气所进入的地方，像百川汇合入海，叫作"合"。

第六章 人体的经络系统

戌时心包经当令

戌时(19～21时)太阳已经下山，天色昏暗将要进入黑夜。此时是心包经的排毒时间。人体的血液循环十分旺盛，心跳加速，血压升高，此时，要注意休息，不要做剧烈的运动。

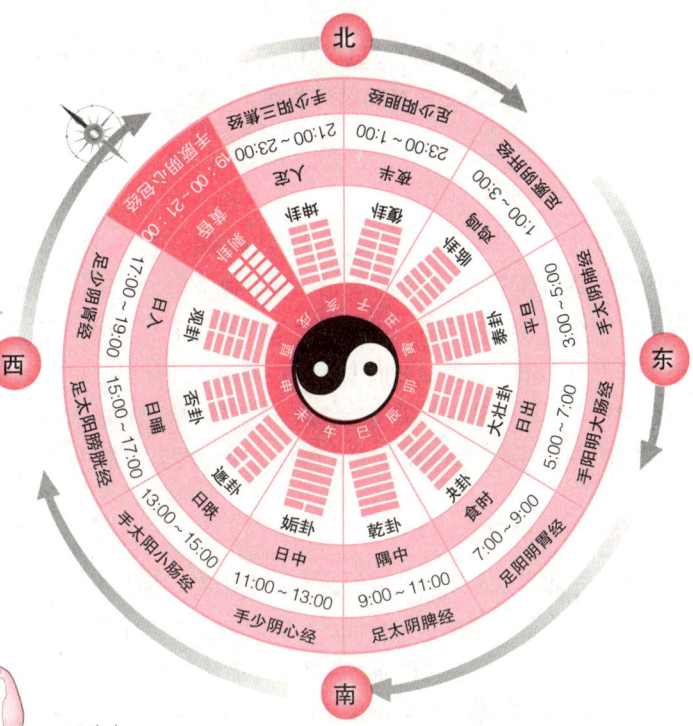

手厥阴心包经循行图

手厥阴心包经的循行路线：

起于胸中，出属心包络，下膈，历络三焦。其支者：循胸出胁，下腋三寸，上抵腋下，循臑内，行太阴、少阴之间，挟脊，入肘中，下臂，行两筋之间，入掌中，循中指，出其端。其支者：别掌中，循小指次指，出其端。

穴位标注：天池穴、曲泽穴、大陵穴、内关穴、劳宫穴、中冲穴

主治疾病
心痛、心悸、心胸烦闷、癫狂、呕吐、热病等。
本经脉联系的脏腑
心包、三焦。

手少阳三焦经

手少阳三焦经是联系三焦、心包、肺的经脉，循行于人体上部，与手厥阴心包经互为表里，手少阳三焦经的循行路线、易发病变与治疗方法如下。

手少阳三焦经的循行路线

三焦的经脉叫手少阳经，起于无名指尖端，上行小指与无名指中间，沿手背上行腕部，出前臂外侧两骨中间，穿过肘，沿上臂外侧上肩，交出足少阳经的后面；入缺盆，行于两乳之间的膻中，与心包联络，下膈膜，依次联属于上、中、下三焦。它的一条支脉，从胸部的膻中处上行，出于缺盆，并向上走行到颈项，挟耳后，再直上而出于耳上角，并由此环曲下行，绕颊部，而到达眼眶的下方。又一支脉，从耳后进入耳中，复出耳前，过足少阳经客主人穴的前方，与前一条支脉交会于颊部，由此再上行至外眼角，而与足少阳胆经相接。

手少阳三焦经的易发病变

由于外邪侵犯本经所发生的病变，为耳聋、喉咙肿、喉痹。手少阳三焦经上的腧穴主治气所发生的疾病，其症状是自汗出，外眼角疼痛，面颊疼痛，耳后、肩部、上臂、肘部、前臂等部位的外缘处都发生疼痛，无名指不能活动。

少阳经脉经气败竭时会出现耳聋，全身许多关节纵弛不收，双眼直视睁大，如受惊的样子，眼珠不转，一天半就会死亡，死前脸上出现青色，后脸色变白而死亡。

手少阳三焦经病变的治疗

这些病症，属实的就用泻法，属虚的就用补法；属热的就用速刺法，属寒的就用留针法；脉虚陷的就用灸法，不实不虚的从本经取治。属于本经经气亢盛的，其人迎脉的脉象要比寸口脉的脉象大一倍；而属于本经经气虚弱的，其人迎脉的脉象反而会比寸口脉的脉象小。

《内经》名言

原文： 少阳属肾，肾上连肺，故将两藏。

释文： 手少阳三焦属于肾，肾又上连于肺，肺能通调水道，所以肾能统率三焦与膀胱两个水腑。

亥时三焦经当令

亥时(21~23时)又叫作人定,是十二时辰中的最后一个时辰,此时,夜已深,是三焦经的排毒时间。此时,人们应该停止手里的一切活动,放松自己,然后进入梦乡。

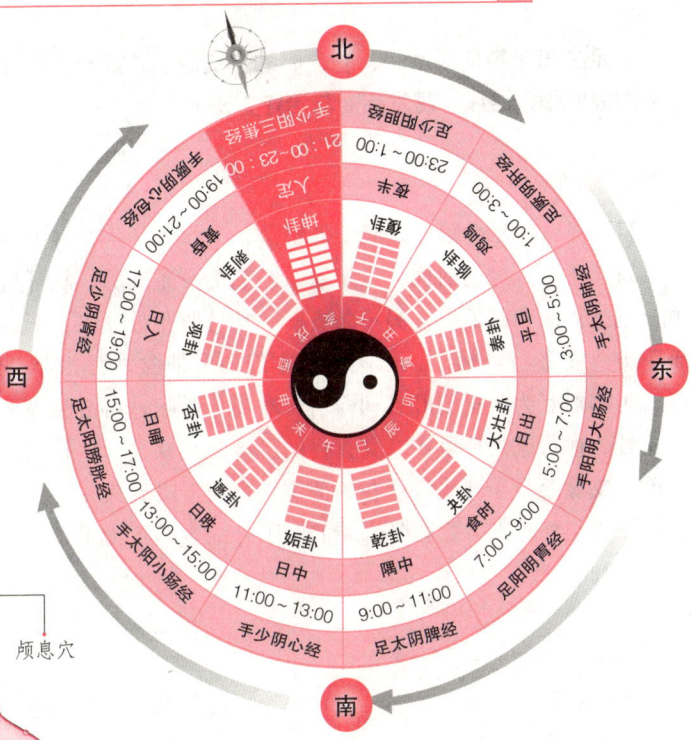

手少阳三焦经循行图

手少阳三焦经的循行路线:

起于小指次指之端,循手表腕,出臂外两骨之间,上贯肘,上肩,而交出足少阳之后,入缺盆,布膻中,散络心包,遍属三焦。其支者:从膻中上出缺盆,上项,系耳后,以屈下颊至䪼。其支者:从耳后入耳中,出走耳前,过客主人,前交颊,至目锐眦。

主治疾病
腹胀、水肿、遗尿、耳鸣耳聋、咽喉肿痛等。

本经脉联系的脏腑
三焦、心包。

足少阳胆经

足少阳胆经是联系胆、肝、心的一支经脉,起于人体上部,终于人体下部。足少阳胆经的循行路线、易发病变与治疗方法如下。

足少阳胆经的循行路线

胆的经脉叫足少阳经,起于外眼角,上行到额角,再折向下转至耳后,到达肩上,再交叉行至手少阳经的后面,入于缺盆。它的一条支脉,从耳后进入耳中,再出行至耳的前方,到达外眼角的后方。另一条支脉,从外眼角处分出,下走大迎穴,会合手少阳经至眼眶下方,再下行经颊车,于颈部与本经前入缺盆之脉相合;然后向下进入胸中,穿过膈膜,与本经互为表里的肝脏相联络,联属于胆腑,再沿胁内下行,经小腹两侧的气街,绕阴毛处,横行进入环跳穴。其直行的经脉,从缺盆部下行至腋部,再沿着胸部经过季胁,与前一支脉会合于环跳穴所在的部位;再向下沿着大腿的外侧到达膝外侧后,下行经腓骨前方,直至外踝上方之腓骨末端的凹陷处;再向下出于外踝的前方,沿着足背进入足第四趾的外侧端。

足少阳胆经的易发病变

足少阳胆经之经气发生异常的变动,就会出现口苦、时常叹气、胸胁部作痛以致身体不能转动等症状。病重的面色灰暗无光泽,全身皮肤枯槁,足外侧发热,这叫作阳厥。足少阳胆经上的腧穴主治骨所发生的疾病,其症状是头痛,颔部疼痛,外眼角痛,缺盆肿痛,腋下肿胀,腋下或颈部病发瘰疬,自汗出而战栗怕冷,疟疾,胸、胁、肋、大腿、膝盖等部位的外侧直至小腿外侧、绝骨、外踝前等部位以及胆经经脉循行所经过的各个关节都发生疼痛,足第四趾不能活动。

足少阳胆经病变的治疗

这些病症,属实的就用泻法,属虚的就用补法;属热的就用速刺法,属寒的就用留针法;脉虚陷的就用灸法,不实不虚的从本经取治。属于本经经气亢盛的,其人迎脉的脉象要比寸口脉的脉象大一倍;而属于本经经气虚弱的,其人迎脉的脉象反而会比寸口脉的脉象小。

《内经》名言

原文:经脉者,所以决死生,处百病,调虚实,不可不通也。

释文:经脉不但能够运行气血,濡养周身,而且还可以用来决断死生,诊断百病,调和虚实,治疗疾病,所以不能不通晓有关它的知识。

子时胆经当令

子时(23~1时)又叫夜半，是一天中最黑暗的时候，也是一天阳气开始生发的时候，是胆经的排毒时间。此时，最好的办法就是要养阳，即保证睡眠，忌熬夜，忌吃夜宵。

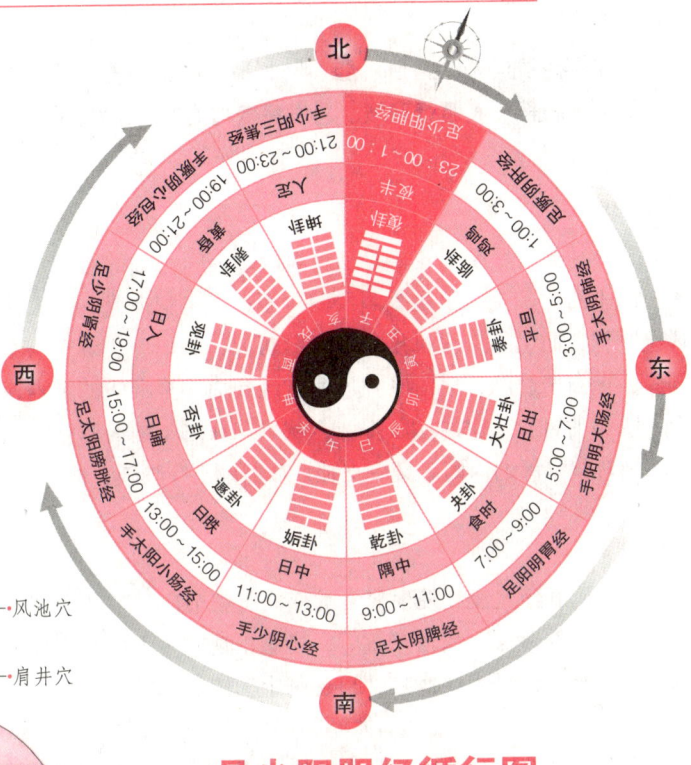

足少阳胆经循行图

足少阳胆经的循行路线：

起于眼外角，向上到达额角部，下行至耳后，由颈部侧面，经肩部，进入锁骨上窝。直行脉：从锁骨上窝走到腋下，沿胸腹侧面，在髋关节与眼外角支脉会合，然后沿下肢外侧中线下行。经外踝前面，沿足背到足第四趾外侧端。

主治疾病

侧头、目、耳、咽喉病，神志病，热病等。

本经脉联系的脏腑

胆、肝、心。

足厥阴肝经

足厥阴肝经是联系肝、胆、肺、胃、肺的一支经脉，循行于人体上下，与足少阳胆经互为表里。其循行路线、易发病变与治疗方法如下。

足厥阴肝经的循行路线

肝的经脉叫足厥阴经，起于足大趾二节间三毛的边缘，沿足背上缘行至内踝前一寸，再至踝上八寸，交出于足太阴经的后面；上走腘内缘，沿大腿内侧入阴毛中，左右交叉，环绕阴器；向上抵小腹，挟行于胃的两旁，联属肝，络于与本经相表里的胆腑；向上穿过膈膜，散布于胁肋，再沿喉咙后面，绕到面部至喉咙的上窍，连目系，出额部，与督脉相会于头顶的百会。它的一条支脉，从眼球联系于脑的脉络处别行而出，向下行至颊部的里面，再环绕口唇的内侧。又一支脉，从肝别出穿膈膜，注于肺中，与手太阴经相接。

足厥阴肝经的易发病变

足厥阴肝经之经气发生异常的变动，就会出现腰部作痛以致不能前后俯仰，男子患疝病，女子小腹肿胀。病情严重时，还会出现喉咙干燥，面部像蒙着灰尘一样暗无光泽等症状。本经所主的肝发生病症，出现胸中满闷、呕吐气逆、腹泻、完谷不化、狐疝、遗尿或小便不通等症状。

厥阴经脉败竭时，病人胸中发热、咽喉干燥、小便多、心烦躁，如出现舌头卷曲、睾丸上缩的现象，那就说明患者要死了。

足厥阴肝经病变的治疗

这些病症，属实的就用泻法，属虚的就用补法；属热的就用速刺法，属寒的就用留针法；脉虚陷的就用灸法，不实不虚的从本经取治。属于本经经气亢盛的，其寸口脉的脉象要比人迎脉的脉象大一倍；而属于本经经气虚弱的，其寸口脉的脉象反而会比人迎脉的脉象小。

《内经》名言

原文： 经脉者，所以行血气而营阴阳、濡筋骨、利关节者也。

释文： 经脉，可以通行人体气血而运输营养物质到人体的脏腑、组织和器官，濡润筋骨，保持关节活动滑利。

第六章 人体的经络系统

丑时肝经当令

丑时(1~3时)又叫作鸡鸣，此时阳气已经生发起来，是足厥阴肝经的排毒时间。肝具有排毒功能，此时，最重要的便是"熟睡"。

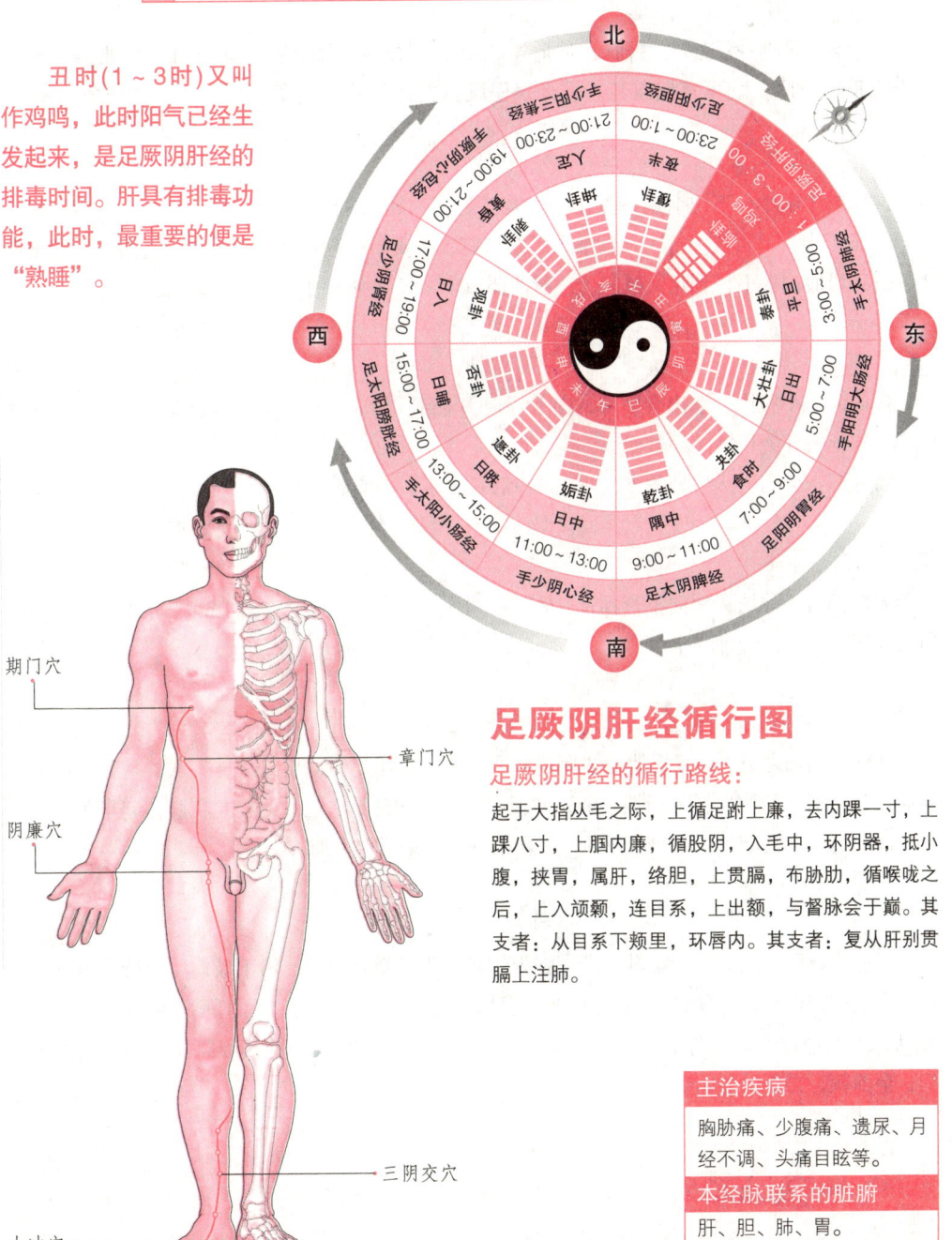

足厥阴肝经循行图

足厥阴肝经的循行路线：

起于大指丛毛之际，上循足跗上廉，去内踝一寸，上踝八寸，上腘内廉，循股阴，入毛中，环阴器，抵小腹，挟胃，属肝，络胆，上贯膈，布胁肋，循喉咙之后，上入颃颡，连目系，上出额，与督脉会于巅。其支者：从目系下颊里，环唇内。其支者：复从肝别贯膈上注肺。

主治疾病
胸胁痛、少腹痛、遗尿、月经不调、头痛目眩等。

本经脉联系的脏腑
肝、胆、肺、胃。

奇经八脉："别道奇行"的特殊通道

奇经八脉包括任脉、督脉、冲脉、带脉、阴跷脉、阳跷脉、阴维脉、阳维脉，与十二正经不同，既不直属脏腑，又无表里配合关系，"别道奇行"，故称"奇经"。

冲脉

冲脉起于胞中，下出会阴，并在此分为三支：一支沿腹腔前壁，挟脐上行，与足少阴经相并，散布于胸中，再向上行，经咽喉，环绕口唇；一支沿腹腔后壁，上行于脊柱内；一支出会阴，分别沿股内侧下行到足大趾间。冲脉能调节十二经气血，故称为十二经脉之海。

任脉、督脉

任脉起于小腹内，下出会阴部，向上行于阴毛部，沿着腹内，向上经过关元等穴，到达咽喉部，再上行环绕口唇，经过面部，进入目眶下。

督脉起于会阴，然后分两支，一支从少腹往上走，一支从长强往上走。

带脉

带脉循行于季胁，斜向下行到带脉穴，绕身一周。并于带脉穴处再向前下方沿髋骨上缘斜行到少腹。

跷脉

跷脉有阴阳之分。阴跷脉为足少阴肾经之别脉，起于足少阴肾经之然谷穴，再循内踝上行腹股、生殖器、胸腹，再上行至咽喉，并至睛明穴。阳跷脉为足太阳经之别脉，起于跟中穴，循外踝上行，交会于目内眦，入风池穴。阳跷脉盛，则不易入睡。

维脉

维脉也有阴阳之分。阴维脉起于小腿内侧足三阴经交会之处，沿下肢内侧上行，至腹部；与足太阴脾经同行，到胁部；与足厥阴经相合，然后上行至咽喉，合于任脉。阳维脉起于足跟外侧，向上经过外踝，与足少阳胆经并行；沿下肢外侧上行至髋部，经胁肋后侧；从腋后上肩，至前额，再到项后，合于督脉。

《内经》名言

原文： 冲脉、任脉皆起于胞中，上循脊里为经络之海。

释文： 冲脉和任脉都起于胞中，沿脊背里侧向上循行，是经脉和络脉气血汇聚的场所。

冲 脉

冲脉属于人体奇经八脉之一，起于胞中，下出会阴，并在此分为三支：一支沿腹腔前壁，挟脐上行，与足少阴经相并，散布于胸中，再向上行，经咽喉，环绕口唇；一支沿腹腔后壁，上行于脊柱内；一支出会阴，分别沿股内侧下行到足大趾间。冲脉能调节十二经气血，故称为十二经脉之海。与生殖机能关系密切，冲、任脉盛，月经才能正常排泄，故又称血海。

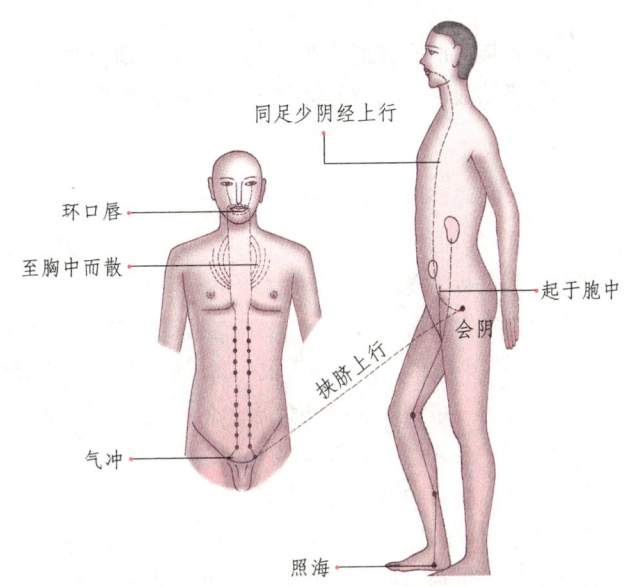

带 脉

带脉也是人体奇经八脉之一。约束纵行之脉以加强经脉之间的联系，如足之三阴、三阳以及阴阳二跷脉。带脉还有固护胎儿和主司妇女带下的作用。带脉循行起于季胁，斜向下行到带脉穴，绕身一周。并于带脉穴处再向前下方沿髋骨上缘斜行到少腹。本经脉交会穴为带脉、五枢、维道（足少阳经）3穴，左右合6穴。

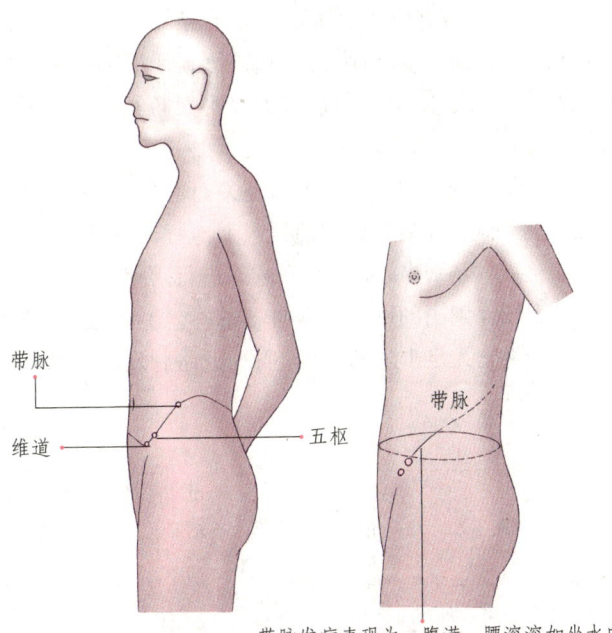

带脉发病表现为：腹满，腰溶溶如坐水中

十五络脉（一）

人体经脉在主脉之外，还有从主脉别出之络脉，它们各有自己的名称，各条络脉的循行路线、发病时的症状与治疗方法如下。

手太阴心经别出的络脉，名叫列缺。它起始于手腕上部的分肉之间，由此而与手太阴肺经的正经并行，直入于手掌内侧，并散布于鱼际的部位。此络脉发病，取腕后一寸半的列缺穴来进行治疗。

手少阴心经别出的络脉，名叫通里。它起于腕后内侧一寸处，本络由此别出，循本经上行，入于心中，再上行联系舌根，属于目系。倘若它发生病变，取掌后一寸处的通里穴。

手厥阴心包络经别出的络脉，名叫内关。它起于掌后腕上二寸处，出两筋间，本络由此别走于手少阳经，并循本经上行，系于心包，联络于心系。倘若它发生病变，取腕上内侧二寸处两筋间的内关穴来进行治疗。

手太阳小肠经别出的络脉，名叫支正。它起于腕上外侧五寸，向内注于手少阴心经，其别出向上过肘，联络于肩髃穴。倘若它发生病变，取手太阳小肠经的络脉从其本经所别出之处的络穴——支正穴来进行治疗。

手阳明经别出的络脉，名叫偏历。它在手掌后方距离腕关节三寸的部位从本经分出，由此而别行并进入手太阴肺经的经脉。另一别行的支脉，由偏历穴处发出，沿臂上行至肩髃部，再上行到达曲颊，斜行到牙根部。另一别出的络脉，上入耳中，合于该部的主脉。倘若它发生病变，取手阳明大肠经的络脉从其本经所别出之处的络穴——偏历穴来进行治疗。

手少阳经别出的络脉，名叫外关。它在手掌后方距离腕关节两寸的部位从本经分出，由此而向外绕行于臂部，然后再向上走行，注于胸中，而与手厥阴心包络经相会合。此络脉发病，取本经别出的络穴外关穴来进行治疗。

足太阳经别出的络脉，名叫飞扬。它在足之上方距离外踝七寸的部位从本经分出，由此而别行并走入足少阴肾经的经脉。此络脉发病，取本经别出的络穴飞扬穴来进行治疗。

《内经》名言

原文： 络气不足，经气有余者，脉口热而尺寒也，秋冬为逆，春夏为从，治主病者。

释文： 络脉气血不足，经脉气血有余，其表现为脉口部位热而尺肤皮寒，发生在秋冬为逆，发生在春夏则为顺，治疗时可泻经灸络。

络脉的功能

络脉是人体经络系统的重要组成部分,络脉由阴经走向阳经,由阳经走向阴经,使得表里两经脉得以沟通和联系。络脉通过对其他小络的统率,加强了人体前、后、侧面的统一联系。从络脉分出的孙络和浮络遍布全身,将经脉的气血输送到全身。

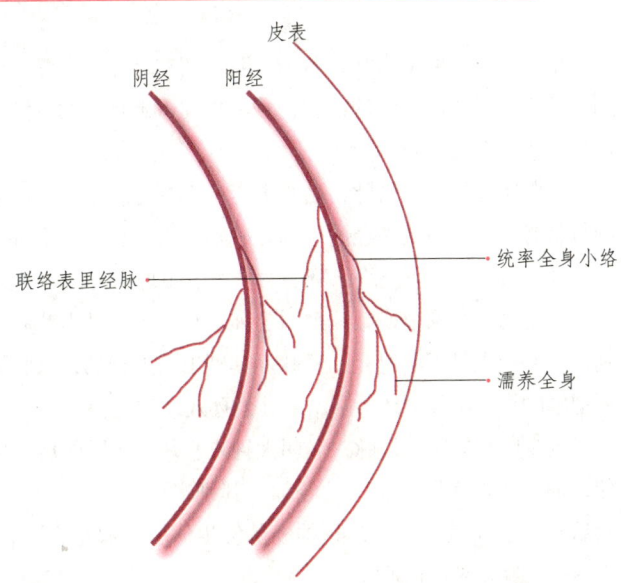

观察鱼际的络脉,判断身体病变

人体有经脉、络脉和孙脉,浮于体表肉眼可见的为络脉。通过观察手掌鱼际部络脉的颜色变化,可以了解自己身体的健康状况。

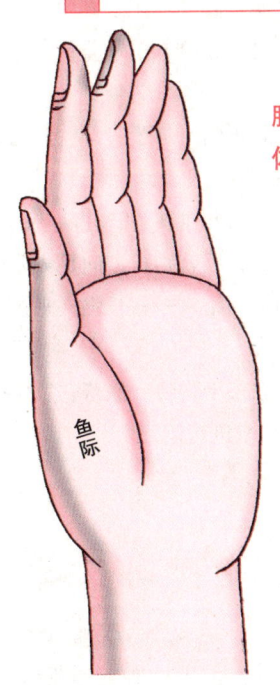

络脉颜色	所主病症
青	寒邪凝滞产生疼痛
赤	有热象
突然呈现出黑色	留滞已久的痹病
兼有赤、黑、青三色	寒热错杂的病症
颜色发青且脉络短小的	元气衰少的症象

十五络脉（二）

足少阳经的别出络脉，名叫光明。它在足之上方距离外踝五寸的部位从本经分出，由此而别行并走入足厥阴肝经的经脉；然后再向下走行，而联络于足背部。此络脉发病，取本经别出的络穴光明穴来进行治疗。

足阳明经的别出络脉，名叫丰隆。它在足之上方距离外踝八寸的部位从本经分出，由此而别行，并走入足太阴脾经的经脉。其别出而上行的，沿着胫骨的外侧，络于头项，与该处其他诸经经气会合，向下绕络于咽喉。本经发生病变时，取本经别出的络穴丰隆穴来进行治疗。

足太阴经的别出络脉，名叫公孙。它在足大趾本节后方一寸远的地方从本经分出，由此而别行，并走入足阳明胃经的经脉。其别出而上行的，入腹络于肠胃。本经发生病变时，取足太阴脾经的络脉从其本经所别出之处公孙穴来进行治疗。

足少阴经的别出络脉，名叫大钟。它从足内踝的后方别行分出，由此再环绕足跟至足的外侧，而走入足太阳膀胱经的经脉。其别出而行的络脉与本经向上的经脉相并，走入心包络，然后向下贯穿腰脊。如果它的经脉发生病变，取足少阴肾经的络脉从其本经所别出之处的络穴——大钟穴来进行治疗。

足厥阴经的别出络脉，名叫蠡沟。它在足之上方距离内踝五寸的部位从本经分出，由此而别行，并走入足少阳胆经的经脉。其别出而上行的络脉，沿本经所循行路径达于睾丸，聚于阴经。如果它的经脉发生病变，取足厥阴肝经的络脉从其本经所别出之处的络穴——蠡沟穴来进行治疗。

任脉的别出络脉，名叫尾翳。它起始于胸骨下方的鸠尾处，由此再向下散于腹部。此络脉发病，取本经别出的络穴——尾翳穴来进行治疗。

督脉的别出络脉，名叫长强。它起始于尾骨尖下方的长强穴处，由此再挟着脊柱两旁的肌肉向上走行到项部，并散于头上，然后再向下走行到肩胛部的附近，此后就别行走向足太阳膀胱经，并深入体内，贯穿脊柱两旁的肌肉。此络脉发病，取本经别出的络穴——长强穴来进行治疗。

脾脏的大络，名叫大包。它起始于渊腋穴下方三寸处，由此再散布于胸胁。倘若它发生病变，如遇有瘀血凝滞的症状，可取刺脾脏的大络从本经别出的大包穴来进行治疗。

《内经》名言

原文：邪客于手阳明之络，令人气满胸中，喘息而支胠，胸中热。

释文：病邪留在手阳明的支络，会使人胸中满胀，呼吸气喘而胸胁紧，胸内热。

任 脉

任脉是人体奇经八脉之一。总任一身之阴经，凡精血、津液均为任脉所司，故称为阴脉之海。任脉起于小腹内，下出会阴部，向上行于阴毛部，沿着腹内，向上经过关元等穴，到达咽喉部，再上行环绕口唇，经过面部，进入目眶下。任脉能妊养胎儿，与女子经、带、胎、产的关系密切。

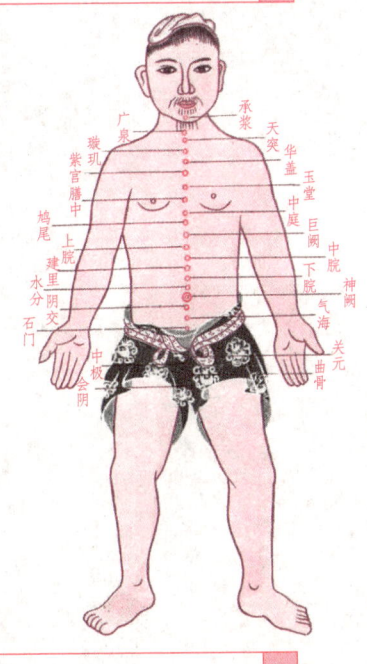

督 脉

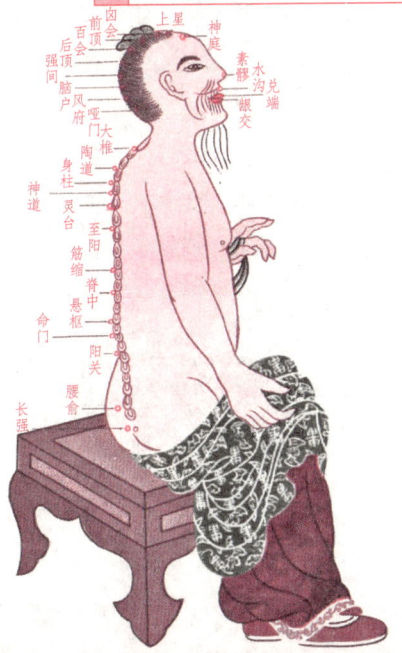

督脉属于人体奇经八脉之一，总督一身之阳经，有调节阳经气血的作用，故称为"阳脉之海"。主生殖机能，特别是男性生殖机能。督脉起于会阴，然后分为两支，一支从少腹往上走，一支从长强往上走。

第七章

神奇的脉象

脉象的形成与五脏功能活动关系密切，而且五脏与六腑相表里，可以说，脉象的变化是五脏六腑生理活动的外现。脉象有钩脉、毛脉、弦脉、石脉、溜脉五种基本形式。脉象会随季节和气候的变化而变化，人们常通过切人迎脉和寸口脉来了解推断身体的变化，判断疾病的预兆与人的生死。

本章目录

128 / 脉象是怎么回事

130 / 脉象与气候变化的关系

132 / 脉象与人的生老病死

134 / 三部九候诊脉法

136 / 从脉象与面色变化来判断疾病

138 / 从脉象看胃气

140 / 五脏脉象与疾病

142 / 通过人迎脉和寸口脉判断经脉病变

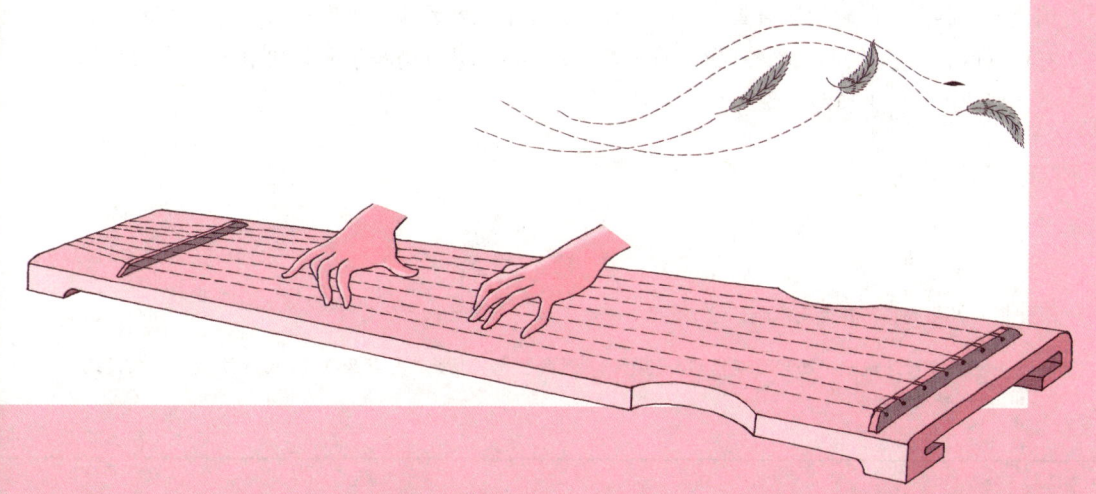

脉象是怎么回事

脉象就是脉搏跳动的现象，有五种基本形式。脉象会因受到季节气候和身体病变的变化而改变。脉象主要通过手腕处的寸、关、尺即寸口来诊断。

脉象的五种基本形式

脉的搏动有力，来时旺盛而去时力衰，叫作钩脉。这种脉象，反映出阳气正盛。脉的搏动无力，像毛一样轻虚而浮，叫作毛脉。这种脉象，反映少阴初生。脉的搏动紧张，如同触按琴弦一般且带有弹性，叫作弦脉。这种脉象，反映阳气初生。脉的搏动虽有力，但需重按，轻按则不足，如同石沉水底，叫作石脉。这种脉象，反映阳藏而阴盛。脉的搏动滑而和缓，叫作溜脉，也就是滑脉。这种脉象，反映阴阳和平。

正常的脉象

人呼气时脉搏跳动两次，吸气时脉搏跳动两次，呼气与吸气之间脉搏跳动一次，这样呼吸时脉搏一共跳动五次，这就是正常的脉搏。正常人是指没有疾病的人。中医主张调整没病的人的呼吸去测病人的脉搏，因此，没病的医生常常调匀自己的呼吸，去测病人的脉搏。

如何诊脉

诊脉的时间最好选择在早晨刚起床还没有活动的时候，此时，体内阴阳之气还未受影响，诊断的准确率最高。

诊脉的部位一般选择人迎和寸口处。颈部的人迎脉可以诊察三阳经的经气盛衰，手腕部的寸口脉可以诊察三阴经的经气盛衰，两种诊脉部位是相互补充的，它们在诊断中的作用也是统一的。能够辨认有胃气的阳和脉象，便能判断疾病轻重变化的时间；能够辨认没有胃气的真脏脉象，便能判断病人的死期。只要谨慎熟练地辨别阴脉和阳脉，诊治时便不至于疑惑不决而去和别人商量了。

《内经》名言

原文： 凡治病，察其形气色泽，脉之盛衰，病之新故，乃治之，无后其时。

释文： 凡是诊治疾病，必须要观察病人的形体、神气、色的枯荣、脉搏的盛衰、病的新久，要及时地治疗，不要延误时机。

第七章 神奇的脉象

五种基本脉象

按切脉是中医诊断疾病的重要途径，医生就是靠感知脉搏的微小变化来诊断疾病的。根据脉搏动时的形态，可以将脉搏分为以下几种基本脉象。

钩脉

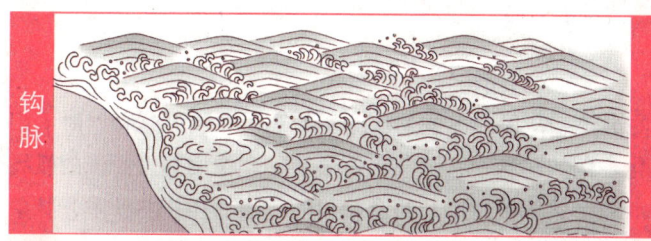

脉的搏动有力，就像海浪拍岸，来时力强而去时力衰，又叫洪脉。具有这种脉象的人阳气正盛。

毛脉

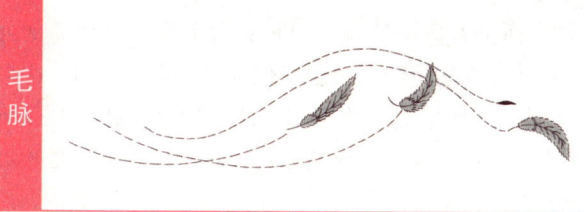

脉的搏动无力，轻虚而浮。这种脉象表明人体的少阴初生。

弦脉

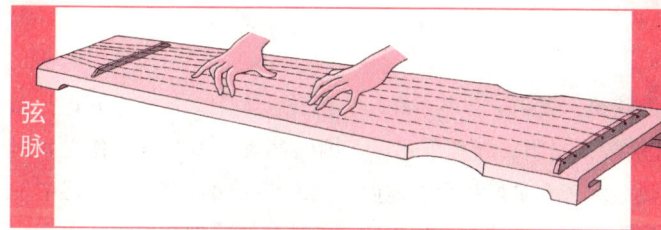

脉的搏动紧张，如同触按琴弦一般带有弹性。这种脉象表明人体的阳气初生。"端直以长，故曰弦。"

石脉

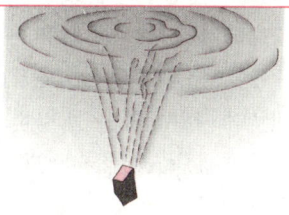

脉的搏动虽有力，但需重按，轻按则不足，如同石沉水底。这种脉象表明人体内的阳藏而阴盛。

溜脉

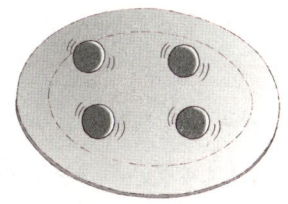

脉的搏动滑而和缓。就像光滑的盘中放置的滚珠前后往来，又叫滑脉。这种脉象表明人体内的阴阳平和。

脉象与气候变化的关系

人体气血会受到自然气候变化的影响，这种影响也会反映到脉象上，从而出现了春弦、夏滑、秋涩、冬沉之别，切脉时不可不知。

阴阳变化在脉象上的表现

一年之内，从春的温暖到夏的炎热，从秋的凉风劲疾到冬的寒风呼啸，这种四时阴阳的变化，使得脉搏也随之发生变化。例如在春季，脉象轻而圆滑，就像用圆规所画的弧线那样；在夏季，脉象显得洪大而滑数，就像用矩所画的有棱角的方形那样；在秋季，脉象浮而微涩兼散；在冬季，脉象就沉而兼滑。

因此到了冬至四十五日，阳气稍稍有所上升，阴气就会稍稍有所下降；而到了夏至四十五日，阴气会稍稍有所上升，阳气就稍稍有所下降。阴阳变化是有一定规律的，这与脉搏的变化也相一致。如果脉搏的变化与四时阴阳的变化不相一致，便可从脉象上推断是哪一脏发生了病变，由此可判断出病人死亡的时间。四时阴阳的变化微妙地反映在脉象上，因此要认真地审察脉象，审察脉象是有规律的。

脉象的冬阴夏阳

三部九候的脉象都表现为沉细弦绝，属阴，与冬季相应，因此病人大多在夜半死亡；如果三部九候的脉象，躁动如喘且疾数，属阳，与夏季相应，因而病人大多在日中死亡。因此，如果病人表现为既恶寒又发热，大多在早晨死亡。体内有热或得了热性病，大多在中午死亡。风病大多在晚上死亡。水病大多在半夜死亡。如果脉搏忽疏忽密或忽快忽慢，大多在辰、戌、丑、未四个时辰内死亡。形肉已经瘦脱，虽三部九候的脉象是调和的，仍然也会死亡。虽然七诊脉象出现，但九候脉象与四时阴阳变化一致，一般不会死。提及的不死疾病是指风病和妇女的月经病，虽然脉搏与七诊之脉类似，但实质上并不是，所以也不会死亡。如果有七诊病的脉象，九候脉象也败坏了，这是死亡的征兆，且病人必然会呃逆。

《内经》名言

原文： 太过则令人善忘，忽忽眩冒而巅疾；其不及，则令人胸痛引背，下则两胁胁满。

释文： （春季）脉象太过则使人做事恍惚不经心，阵发性昏眩脑涨头难受；脉象不及则使人胸痛牵引后背，下兼胁下胀满。

第七章 神奇的脉象

阴阳变化在脉象上的表现

阴阳之气随四时而上下,人的脉象也与之相应,呈现春规、夏矩、秋衡、冬权的浮沉变化,如下图所示。

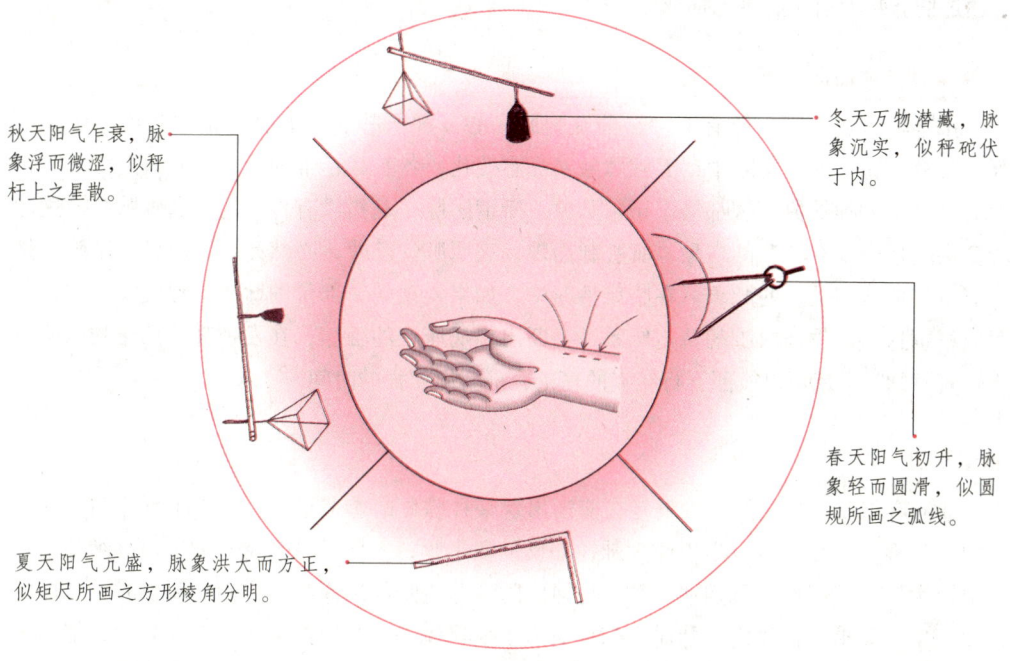

秋天阳气乍衰,脉象浮而微涩,似秤杆上之星散。

冬天万物潜藏,脉象沉实,似秤砣伏于内。

春天阳气初升,脉象轻而圆滑,似圆规所画之弧线。

夏天阳气亢盛,脉象洪大而方正,似矩尺所画之方形棱角分明。

诊脉法

诊脉是诊察疾病的重要途径,诊脉的常用部位是寸口,即寸、关、尺三部。诊脉的手法应就该是用示指、中指、无名指按压腕部的寸口处。图中表现的是为他人诊脉和为自己诊脉时的手法。

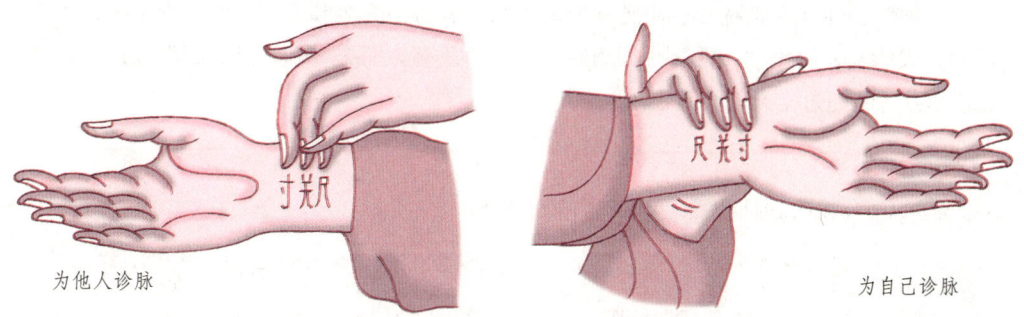

为他人诊脉　　　　　　　　　　　　　　　　为自己诊脉

脉象与人的生老病死

脉象的或沉或浮,或有力或无力等变化反映了身体的健康状况,高明的医生可以通过切脉判断出人的生老病死。

从脉象看体内阴阳之气的变化

脉有阴阳之分,阳脉有五种,分别为肝、心、脾、肺、肾五脏的正常脉象,而春、夏、长夏、秋、冬五季之中,五脏脉象又都有变化,各有其正常的脉象。五季配合五脏,便有了二十五种脉象,这都属于正常脉象。所谓阴脉,是指没有胃气的"真脏脉"。这种脉象中,丝毫没有柔和的现象。真脏脉出现,表明脏气已败,必然死亡。所说的阳脉,是指有胃气的从容柔和的脉象。在临床诊断中,如果发现某一部位的脉象中胃气不足时,便可以根据这一部位与内脏的特定联系,判断出疾病所在的脏腑;在发现某一部位的脉象中出现真脏脉时,就可以按照五行相克的理论,推断出死亡的时间。

脉逆四时

脉象有与四时相逆的,也就是在应当出现某种脉象的季节里,反而见不到应当出现的脉象。如春季、夏季本应出现浮大脉,却反见瘦小脉;而秋季、冬季本应出现沉细脉,却反见浮大脉,就叫作"脉逆四时"。得热病时,脉应躁却反而静;腹泻、脱血时,脉应虚却反而实。如果病在体内,脉应实却反而虚;病在体表,脉应浮滑却反而涩紧的,都是难治之症,叫作"脉反四时"。

从脉象推断人的死亡日期

脾脉、肺脉搏动都劲急有力而失柔和,大约在二十天后的半夜死亡;心脉、肾脉搏动都劲急有力而失柔和,大约在十三天后的傍晚死亡;肝脉、心包络脉搏动都劲急有力而失柔和,大约在十天后死亡;膀胱脉、小肠脉搏动都劲急有力而失柔和,大约再过三天就会死亡;脾脉、肺脉、膀胱脉、小肠脉搏动都劲急有力而失柔和,则心腹胀满至极,大小便不通,大约五天后死亡;胃脉、大肠脉搏动都劲急有力而失柔和,且患有温性病的,已经无法治疗,不超过十天就会死亡。

《内经》名言

原文: 从阴阳则生,逆之则死;从之则治,逆之则乱。

释文: 顺从阴阳之道能够健康长寿,违背了它就会生病甚至死亡;顺从它就正常,违背它则必然导致混乱。

第七章 神奇的脉象

六部定位脉诊法

《黄帝内经》中将腕至肘的皮肤分为三部分，内侧和外侧，左手和右手，共六部分。这六部分分别对应体内不同的位置，通过切这六部分的脉可以诊断疾病所在的部位。

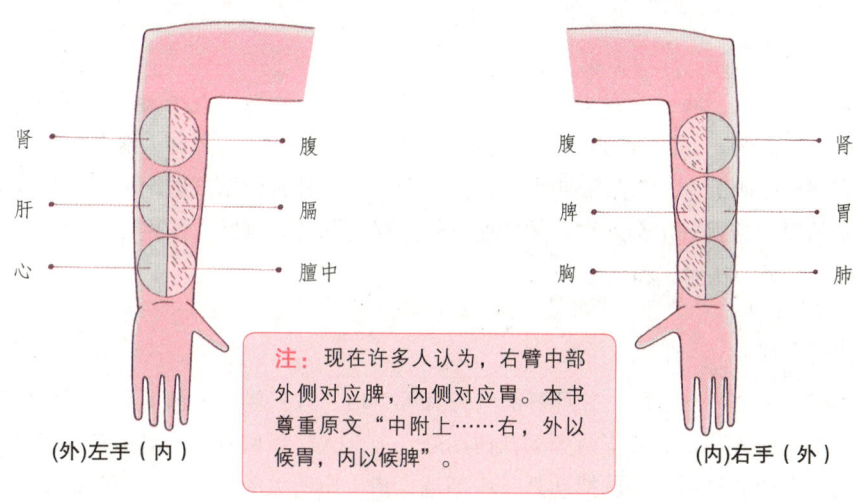

注：现在许多人认为，右臂中部外侧对应脾，内侧对应胃。本书尊重原文"中附上……右，外以候胃，内以候脾"。

常 脉

《黄帝内经》认为，胃是人体营卫气血之源，人之死生，决定于胃气的有无，即所谓"有胃气则生，无胃气则死"。脉有胃气就是常脉，表现在：

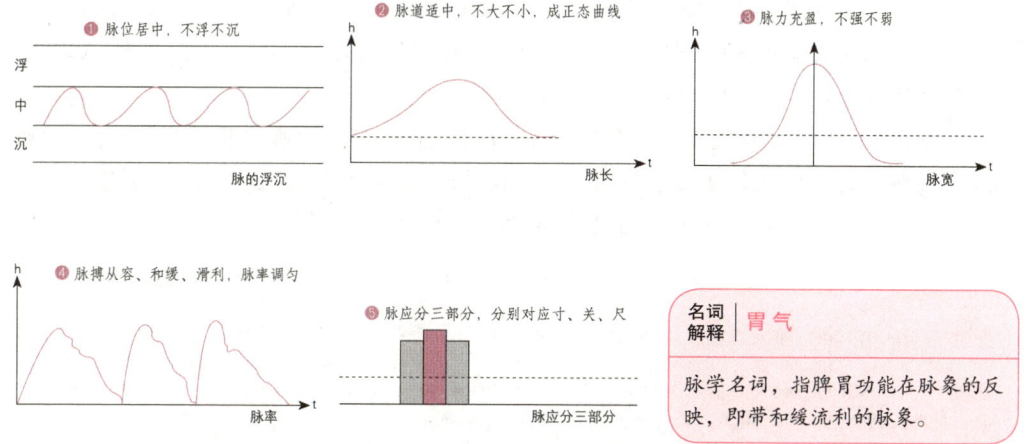

名词解释 | **胃气**

脉学名词，指脾胃功能在脉象的反映，即带和缓流利的脉象。

三部九候诊脉法

古人认为，人与天地相合，据此，将人从上到下分为上、中、下三部，三部又各分为天、地、人三候，共九候，并以此来指导诊脉。

三部九候的原理

天地间的大数，从一始到九终。一属阳为天，二属阴为地，人居天地之间，三为人。天、地、人合而为三，三三为九，从而与地之九野之数相应。九野与人身九脏相合。所以人体中有藏神的脏五个，有形脏四个，一共是九个。五神脏的精气败绝，于是病人的面色必然晦暗枯槁，这就一定会死亡。凭借这三部九候的脉象，判断人的生死，诊断疾病，调理虚实盛衰，进而祛除病邪。

什么是三部九候

人体有上、中、下三部，并且每部又各有天、地、人三候。上部的天，指额两旁动脉搏动处；上部的地，指鼻孔下两旁动脉搏动处；上部人，指两耳前凹陷中动脉搏动处。中部天，指手太阴肺经渠穴动脉搏动处；中部地，指手阳明大肠经合谷穴动脉搏动处；中部人，指手少阴心经神门穴动脉搏动处。下部天，指足厥阴经五里穴动脉搏动处，女子取太冲穴；下部地，指足少阴经太溪穴动脉搏动处；下部人，指足太阴经箕门穴动脉搏动处，足背上的冲阳穴候胃气。

三部九候诊脉法

上部的天诊断头部位气血盛衰，上部的地诊断口齿部位气血盛衰，上部的人诊断耳目部位气血盛衰。中部天诊断肺脏经气盛衰，中部地诊断胸中气血旺衰，中部人诊断心脏经气盛衰。下部的天诊断肝脏经气的盛衰，下部的地诊断肾脏经气的盛衰，下部的人诊断脾胃经气的盛衰。

诊察九候的异常，就能知道是否有疾病。如果九候中有一脉独小的，九候中有一脉独大的，九候中有一脉独快的，九候中有一脉独慢的，九候中有一脉独滑的，九候中有一脉独涩的，九候中有一脉独沉陷的，这些均是有病。

《内经》名言

原文： 故人有三部，部有三候；以决死生，以处百病，以调虚实，而除邪疾。

释文： 因此人体诊脉的部位有上、中、下三部，每一部又各有天、地、人三候，凭借这三部九候的脉象，判断人的生死，诊断疾病，调理虚实盛衰，进而祛除病邪。

三部九候诊脉法

三部九候是中国古代最早的一种全身遍诊法，它把人体分为天、地、人三部，每部又各分为天、地、人三候，合为九候，并以此来诊察全身疾病。

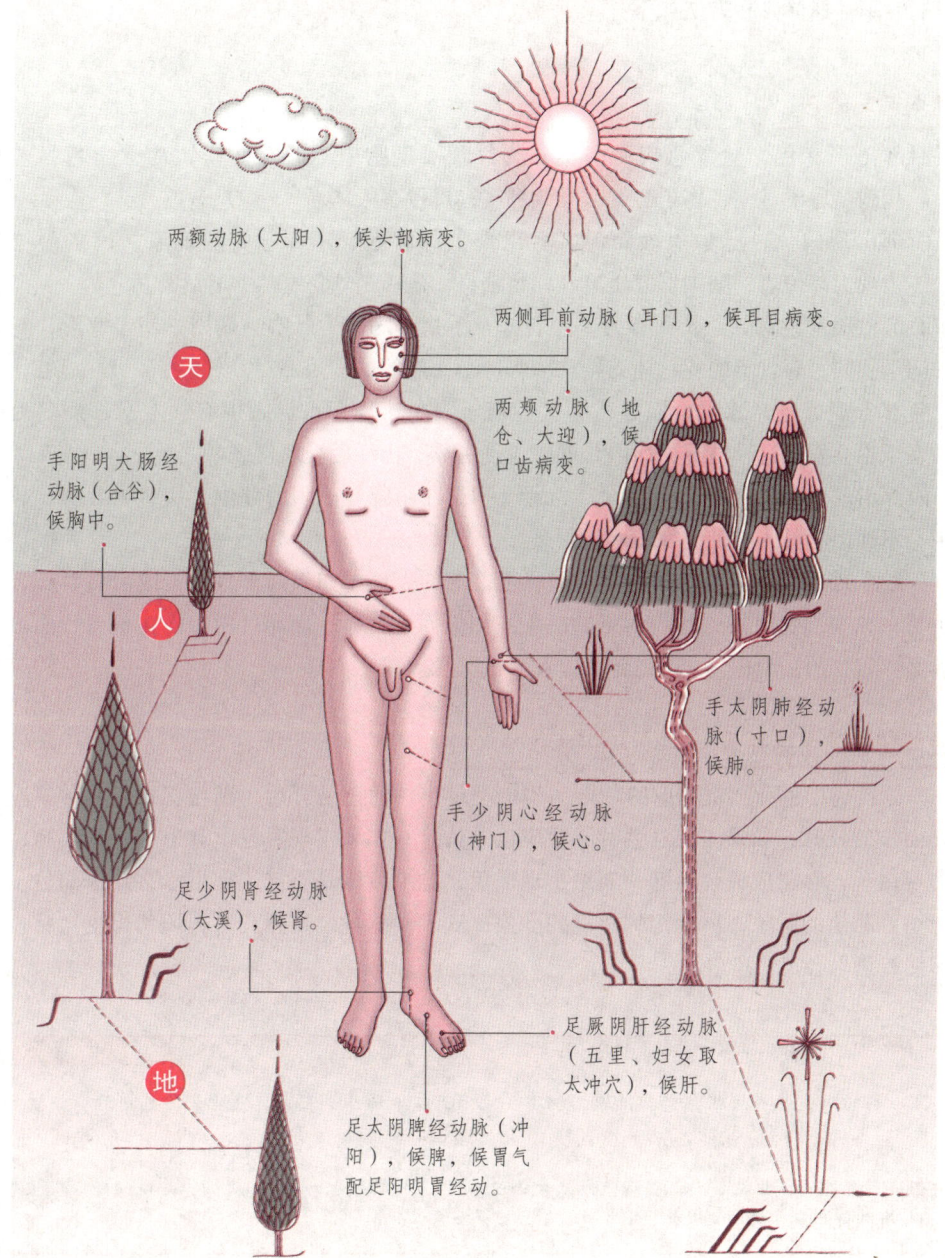

从脉象与面色变化来判断疾病

在诊断疾病时,如果能将观察面色与诊脉结合起来,就会减少失误,提高诊断疾病的效率,具体诊断方法如下:

察色与诊脉结合

面部出现赤色,脉象急疾而坚实,为气积滞于胸中,时常妨碍饮食,病名为"心痹"。病因是思虑过度,伤了心气,导致邪气乘虚侵袭人体。

面部出现白色,脉象疾躁而浮,且出现上部脉虚、下部脉实的现象,病名为"肺痹"。表现为易惊恐,胸中邪气压迫肺而致喘息,病因是外伤寒热,醉后行房。

面部出现青色,脉象长而有力,左右弹及手指,病名为肝痹。病因是伤于寒湿,与疝气的病理相同,表现出的症状还有腰痛、脚冷、头痛等。

面部出现黄色,脉象大而虚,为气积滞于腹中,病人自觉腹中有气上逆,病名为厥疝。女子也会发生这种情况,病因是四肢过度劳累,出汗后受风侵袭。

面部出现黑色,脉象坚实而大,为邪气积聚在小腹与前阴的部位,病名为肾痹。病因是用冷水沐浴后就入睡,受寒湿之气侵袭。

一般来说,面色都微带黄色,这是脾土之气的表现。如果面黄目青,或面黄目红,或面黄目白,或面黄目黑,均为不死的征象。如果面青目赤、面赤目白、面青目黑、面黑目白、面赤目青的,为脾胃之气已绝,是死亡的征象。

面色与脉象的生克关系

一般疾病,色和脉是相应的。若病程中呈现出的面色是青色,则与它相应的脉象应该是直而长的弦脉;如果出现红色,脉象应该是钩脉;如果出现黄色,脉象应该是代脉;如果出现白色,脉象应该是毛脉;如果出现黑色,脉象应该是石脉。如果诊察到了面色,却不能切到相应的脉象,反而切到相克的脉象,这表示病危或是死亡;若切到相生之脉,表明即使有病也会很快痊愈。

《内经》名言

原文: 脉盛,皮热,腹胀,前后不通,闷瞀,此谓五实。脉细,皮寒,气少,泄利前后,饮食不入,此谓五虚。

释文: 脉象盛大,皮肤发热,腹部胀大,大小便不通,目眩烦闷,就是五实证;脉搏细弱,皮肤寒冷,少气不够喘息,大小便泄利,不能进饮食,就是五虚证。

第七章 神奇的脉象

诊断疾病要十度

诊断疾病要十度（度：通过诊断确定病位），本书只提到其中五度，不管是十度还是五度，都是要求对患者的病情进行全面了解和把握，以求对疾病做出正确的诊断。

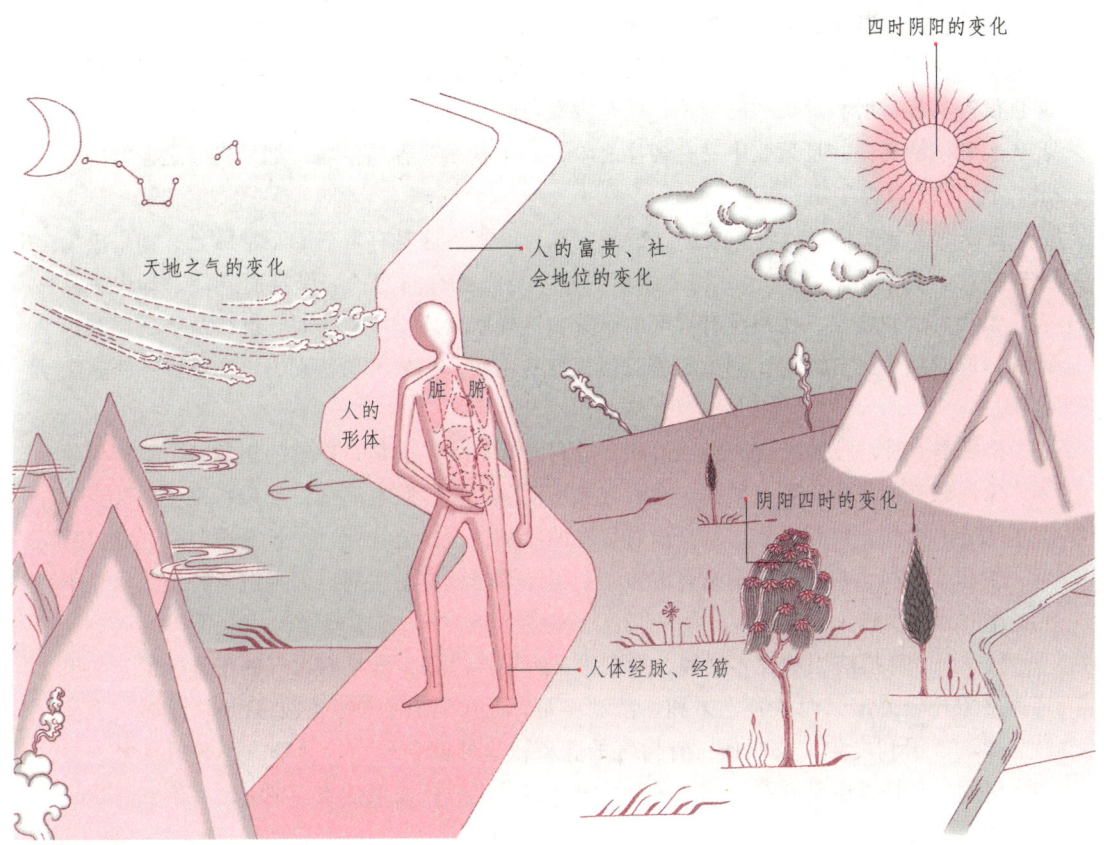

❶ **度君**
考察人的社会地位，找出生活环境对人发病的影响。

❷ **度民**
考察人的富贵变化，找出引起身体发病的缘由。

❸ **度卿**
考察人的社会地位变化，找出引起疾病发生的原因。

❹ **度阴阳气**
诊察脏腑表里阴阳之气确定病之所在。

❺ **度筋**
诊察三阴三阳之筋是否有病变。

❻ **度脉**
诊察脉象的阴阳与天地四时之气是否相合。

❼ **度脏**
诊察五脏之奇恒逆从。

❽ **度肉**
诊察人的形与气是否相合。

❾ **度腧**
诊察腧穴以考察脏腑和各经脉气血。

❿ **度上下**
考察天地之气的变化确定发病的原因。

从脉象看胃气

《黄帝内经》认为，脉象反映了人的健康程度，而脉象是胃气的外现。所以，胃气正常，则人健康；胃气异常，则人发病；胃气消失，则人必死。

春季时，脉搏应当从容、柔和、滑利中又有弦象，这是胃气正常的脉象；如果弦象比较突出，从容、柔和、滑利之象不充足，是因为肝脏发生了病变；如果弦象强劲、急促，并且没有从容、滑利、柔和的现象，就是没有胃气的脉象，这样就会死亡。春季的脉搏从容、柔和、滑利，并且微弦中又有轻浮之象，到了秋季就容易生病；如果轻浮之象特别突出，不到秋季就会生病。

夏季时，脉搏应当从容、柔和、滑利中又有洪象，这是有胃气的正常脉象；如果洪象比较突出，而从容、柔和、滑利之象不明显，是心脏有病变；如果洪而急促，却失去从容、柔和、滑利之象，就是没有胃气的脉象，这样就会死亡。夏季时，脉搏从容、柔和、滑利，同时洪中又有沉象，到了冬季时就很容易生病，如果沉象特别突出，不到冬季就会生病。

长夏季节时，脉搏应当从容、柔和、滑利而又平缓，这是有胃气的正常脉象；如果软弱之象比较突出，而从容、柔和、滑利之象不明显，是脾脏有病变；如果特别软弱甚至失去了从容、柔和、滑利之象，就是没有胃气的脉象，这样就会死亡。长夏季节时，脉搏从容、柔和、滑利，并且软弱中又有沉象，到了冬季时就容易生病，如果沉象特别突出，不到冬季时就会生病。

秋季时，脉搏应当从容、柔和、滑利中又有轻浮之象，这是有胃气的正常脉象；如果轻浮之象比较突出，而从容、柔和、滑利不足，是肺脏有病变；如果只是轻浮而失去从容、柔和、滑利之象，就叫作没有胃气的脉象，这样就会死亡。秋季时，脉搏从容、柔和、滑利，且轻浮中又有弦象，到了春季时就容易生病；如果弦象特别突出，不到春季时就会发病。

冬季时，脉搏应当从容、柔和、滑利中又有沉象，这是有胃气的正常脉象；如果沉象比较突出，而从容、柔和、滑利不足，是肾有病变；如果只见沉，但失去从容、柔和、滑利之象，就叫作没有胃气的脉象，这样就会死亡。冬季时，脉搏从容、柔和、滑利，且沉中又有洪象，到了夏季时就容易生病；如果洪象非常突出，不到夏季就会生病。

《内经》名言

原文：持脉有道，虚静为保。

释文：诊脉有一诀窍，那就是作为医生首先应心平气和。

四时脉象太过与不及的表现

正常的四季脉象应为春弦、夏钩、秋毛、冬石。但是有时候也会出现太过与不及的情况，太过会表现为体表的疾病，不及会表现为体内的疾病。

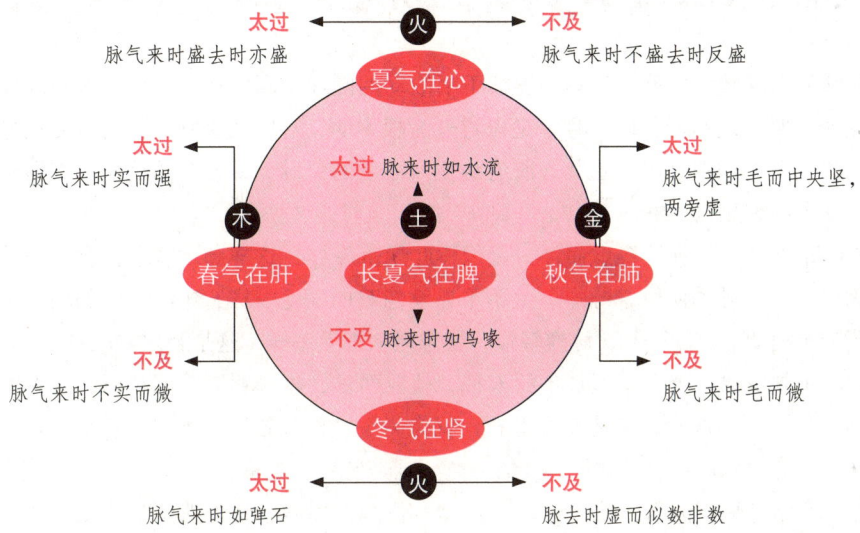

四时脉象太过与不及导致的疾病

四时脉象太过与不及都会导致身体发生疾病：太过，疾病会表现在外；不及，疾病会表现在内。

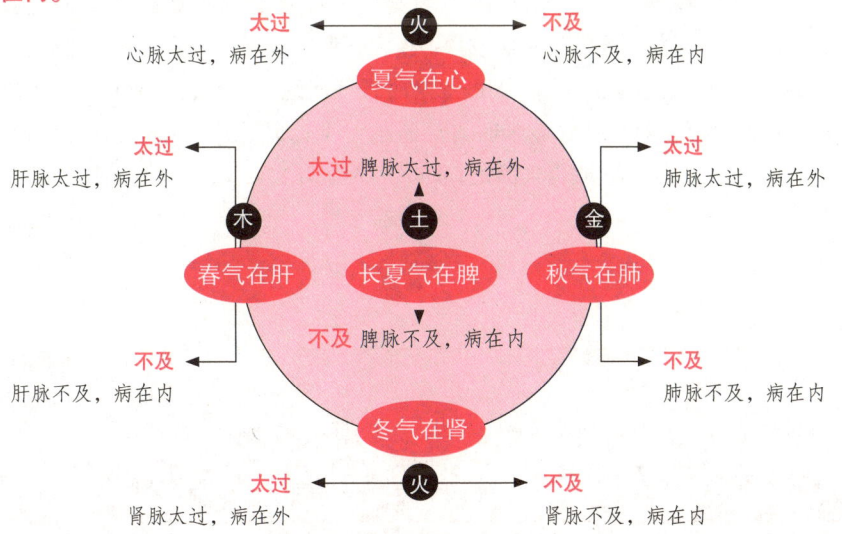

五脏脉象与疾病

五脏各有其正常的脉象表现形式，当五脏中的任何一脏发生病变时，都会在脉象上表现出来。《黄帝内经》中以形象的比喻对其进行了说明。

正常的心脏脉象，就像一颗颗连续不断滚动的圆珠，圆滑往来，如同抚摸琅玕一样，这就说明心脏功能是正常的。夏季是以胃气为根本的，心脏的病脉，脉搏急促相连，就像喘气一样，并有微曲之象，这是心脏有病变。心脏的死脉，脉搏前曲后居，如同手持带钩一样，这是心脏死亡之象。

肺的正常脉象，脉搏轻虚而浮，就像榆叶飘落一样，这样肺功能是正常的。秋季是以胃气为根本的，肺的病脉，脉搏不上不下，就像鸡的羽毛一样，中间是空的两边是实的，这说明肺有病变。肺的死脉，脉搏轻浮，就像风吹细毛一样，这是肺死亡之象。

肝的正常脉象，就像手握长竿的末梢，软弱而长，这说明肝功能很正常。春季是以胃气为根本的，肝的病脉，脉搏充盈滑利，就像高举一根长竹竿的末梢，这是肝发生病变。肝的死脉，脉搏弦硬劲急，就像张开的弓弦，这是肝死亡之象。

脾的正常脉象，脉搏从容、和缓、均匀，像鸡脚踏地，这说明脾功能很正常。长夏季节是以胃气为根本的，脾脏的病脉，脉搏坚实、充实且急促，就像鸡迅速地提脚，这是脾发生病变。脾的死脉，脉搏尖锐而硬，就像乌鸦的嘴，像鸟的爪子，像屋漏时水滴落，像水流逝，这是脾死亡之象。

肾的正常脉象，脉搏圆滑流利又有回曲之象，按时有种坚实之感，这说明肾功能是正常的。冬季是以胃气为根本的，肾的病脉，脉搏就像牵引葛藤，脉体坚硬，这是肾发生了病变。肾的死脉，脉搏如绳索突然脱落或如手指弹石那样坚硬，这是肾死亡之象。

凡是切到没有胃气的真脏脉象，如肝脉来时胃气断绝，十八天后便会死亡；心脉来时胃气断绝，九天后便会死亡；肺脉来时胃气断绝，十二天后就会死亡；肾脉来时胃气断绝，七天后便会死亡；脾脉来时胃气断绝，四天后便会死亡。

《内经》名言

原文： 五藏者，皆禀气于胃，胃者，五藏之本也。

释文： 人的五脏要从胃脏里获得水谷精气的滋养，因此胃是五脏精气衰、旺的根本。

第七章 神奇的脉象

四时五脏脉象常异的对照

人体脉象会随着不同季节气候冷暖的变化而变化，所以，每个季节都有其对应的常脉，与之不相应的脉则是病脉或死脉。

夏季：气在心
❶ **常脉** 像滚动的圆珠，圆滑往来。
❷ **病脉** 脉搏急促相连，就像喘气一样，并有微曲之象。
❸ **死脉** 脉搏前曲后居，如同手持带钩。

秋季：气在肺
❶ **常脉** 脉搏轻虚而浮，像榆叶飘落。
❷ **病脉** 脉搏不上不下，就像鸡的羽毛一样，中间空而两边是实的。
❸ **死脉** 脉搏轻浮，就像风吹细毛一样。

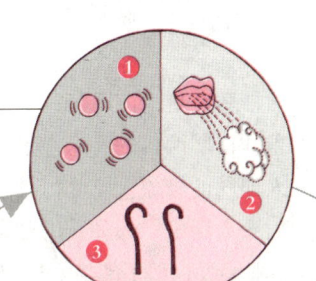

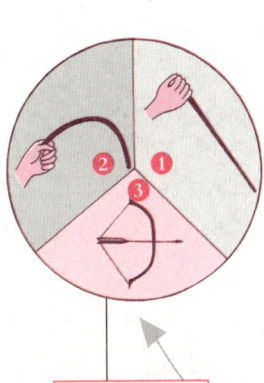

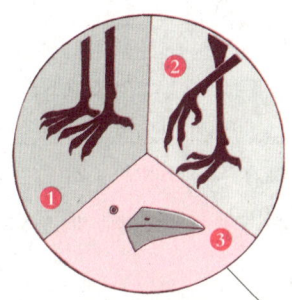

春季：气在肝
❶ **常脉** 像手握长竹竿的末梢，软弱而长。
❷ **病脉** 脉搏充盈滑利，就像高举一根长竹竿的末梢。
❸ **死脉** 脉搏弦硬劲急，就像张开的弓弦。

长夏：气在脾
❶ **常脉** 脉搏从容、和缓、均匀，像鸡脚踏地。
❷ **病脉** 脉搏坚实、充实且急促，就像鸡迅速地提脚。
❸ **死脉** 脉搏尖锐而硬，就像乌鸦的嘴，像鸟的爪子，像屋漏时水滴落，像水流逝。

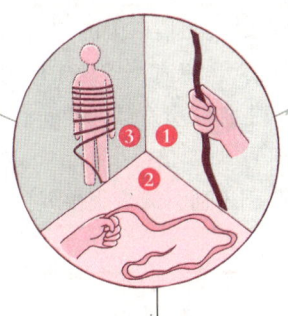

冬季：气在肾
❶ **常脉** 脉搏圆滑流利又有回曲之象，按时有种坚实之感。
❷ **病脉** 脉搏像牵引葛藤一样，脉体坚硬。
❸ **死脉** 脉搏如绳索突然脱落或如手指弹石那样坚硬。

通过人迎脉和寸口脉判断经脉病变

《黄帝内经》认为，通过比较人迎脉和寸口脉的变化，可以判断身体中哪条经脉出了问题，从而确定补泻之法。

人迎脉大于寸口脉时

人迎脉的脉象大于寸口脉一倍的，病在足少阳胆经；大一倍且一并出现躁动症状的，病在手少阳三焦经。人迎脉的脉象大于寸口脉两倍的，病在足太阳膀胱经；大两倍且一并出现躁动症状的，病在手太阳小肠经。人迎脉的脉象大于寸口脉三倍的，病在足阳明胃经；大三倍且一并出现躁动症状的，病在手阳明大肠经。人迎脉的脉象大于寸口脉四倍，且脉象跳动剧烈的现象叫"溢阳"，其原因是六阳盛极，而不能与阴气相交，又称为"外格"。

寸口脉大于人迎脉时

寸口脉的脉象大于人迎脉一倍的，病在足厥阴肝经；大一倍且一并出现躁动症状的，病在手厥阴心包络经。寸口脉的脉象大于人迎脉两倍的，病在足少阴肾经；大两倍且一并出现躁动症状的，病在手少阴心经。寸口脉的脉象大于人迎脉三倍的，病在足太阴脾经；大三倍且一并出现躁动症状的，病在手太阴肺经。寸口脉的长度大于人迎脉四倍，且脉象跳动剧烈的现象叫"溢阴"，其原因是六阴盛极，而不能与阳气相交，又称为"内关"，内关是阴阳表里隔绝的死证。

人迎脉和寸口脉都大时

人迎脉与寸口脉的脉象都比平时大三倍以上的，叫作"阴阳俱溢"，此时阴阳俱盛，若不加以治疗，则血脉闭塞，气血无法流通，盛溢于体内肌肉中，就会导致五脏俱伤。在这种情况下，施用针灸，就可能病上加病引发其他的病症。

人迎脉与寸口脉的脉象都大于平时四倍以上的，此时阴阳俱盛，互相格拒，叫作"关格"，出现关格之脉象，意味着阴阳不通，患者很快就会死亡。

《内经》名言

原文：五藏者，藏精气而不泻也，故满而不能实也；六府者，传化物而不藏，故实而不能满也。

释文：所谓五脏，它们的功能特点是藏精气而不泻，所以只保持精气盈满，而不为水谷所充实。所谓六腑，它们的功能特点是消化食物、传导排泄糟粕，所以它们经常装进食物，但不能像五脏那样保持盈满状态。

第七章 神奇的脉象

比较寸口脉、人迎脉，判断六经病变

诊脉是判断疾病的重要途径，切寸口是一种常用的方法，但是如果把寸口和人迎脉象进行比较，会得出更加确切的结果。

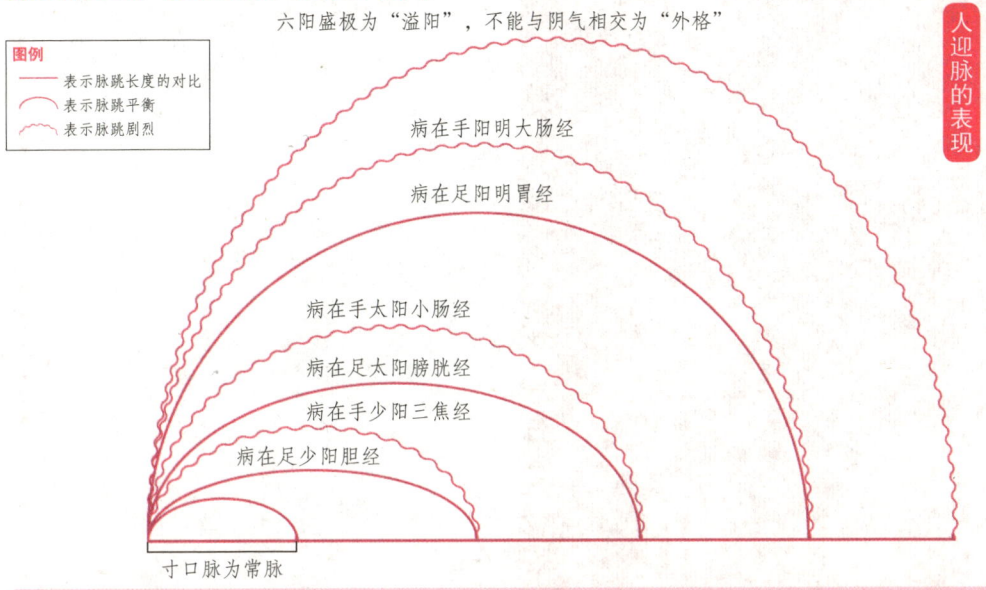

人迎脉与寸口脉的脉长都大于平时四倍以上时，为阴阳俱盛，互相格拒，叫作"关格"，为不治之症。

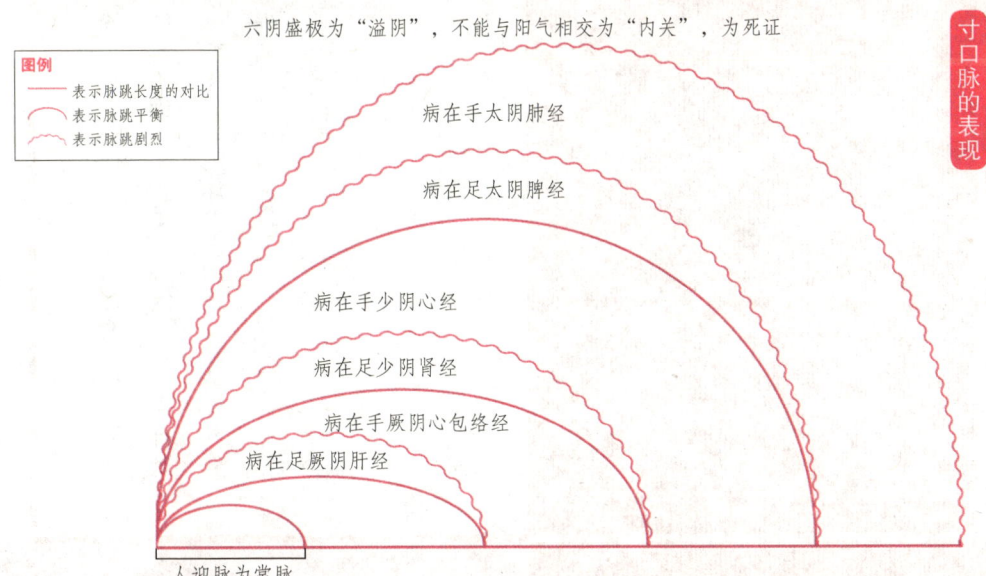

第八章

人体的经脉气血

人体经脉气血的运行有规律,气血运行的变化会反映身体的健康程度。气血的运行还会受到气候变化、日月运行等的影响。气血的变化会对人体毛发的长短和疏密产生影响,气血运行的异常往往会致人发病。八风就是通过影响人体经脉气血而致人发病的。

本章目录

146 / 人体的经脉气血

148 / 自然气候影响人体经脉气血的运行

150 / 气血变化对毛发的影响

152 / 卫气的出入离合

154 / 营卫之气在人体的运行

156 / 八风对人体的伤害

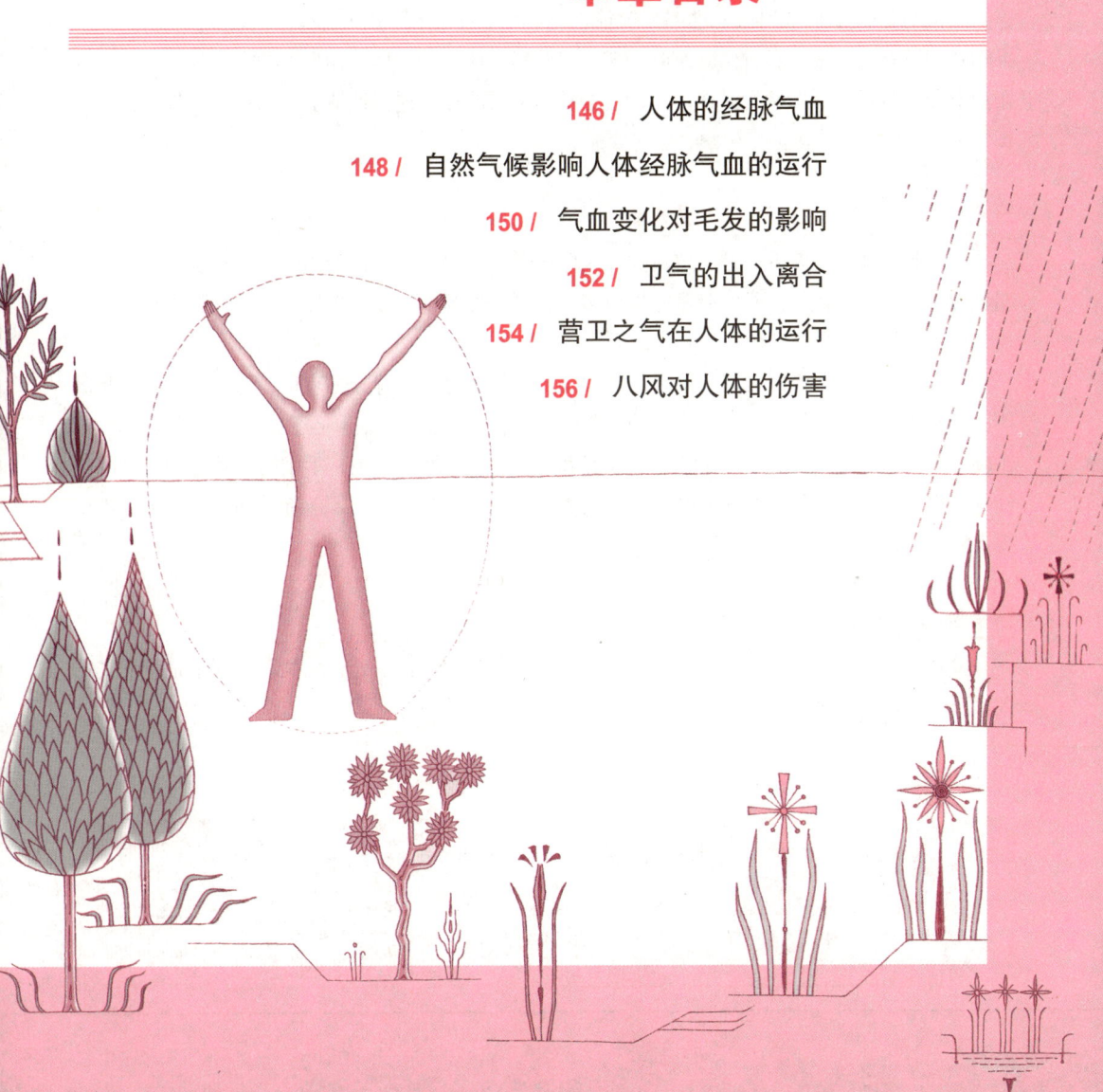

人体的经脉气血

人体各经脉都汇于目，精髓都上注于脑，筋都连缀着关节，血都灌注于心，气都由肺主管，而且气、血、筋、脉、髓的精气，如同潮汐一般灌注于人身四肢及八大关节。

气血与健康

人在睡眠的时候，血归藏于肝，肝得血而濡养于眼睛，眼睛就能看见东西；脚得到血的滋养，就能行走；手掌得到血的滋养，就能握住物体；手指得到血的营养，就能拿取物品。如果刚睡醒就外出，被风邪所伤，血液凝滞于肌肤时，就成为痹病；如果凝滞在脉管，就会导致血液涩滞运行不畅；如果凝滞在足部，就会引发下肢厥冷。这三种情况，都是因为气血运行不畅，不能正常回流，因而发生痹、厥等疾病。

三阴三阳经脉的气血分布和表里关系

人体各经脉气血多少，是有定数的。太阳经脉常是多血少气，少阳经脉常是少血多气，阳明经脉常是多气多血，少阴经脉常是少血多气，厥阴经脉常是多血少气，太阴经脉常是多气少血，这是人体中的自然常数。

足三阴经与三阳经的表里关系是：足太阳膀胱经和足少阴肾经是表里，足少阳胆经和足厥阴肝经是表里，足阳明胃经和足太阴脾经是表里。手三阴经与手三阳经的表里关系是：手太阳小肠经和手少阴心经是表里，手少阳三焦经和手厥阴心包经是表里，手阳明大肠经和手太阴肺经是表里。治疗疾病要先在病变经脉上气血壅滞的地方针刺出血，才能除去病人的痛苦。再根据疾病虚实，泻其有余，补其不足。

辨别经脉气血的逆顺

检查之前先与病人谈话以开导他，然后切按其趺阳脉，若该处有脉跳动，则不是厥逆，据此就可明确经脉气血循行的逆顺情况了。

《内经》名言

原文： 五藏之道，皆出于经隧，以行血气，血气不和，百病乃变化而生，是故守经隧焉。

释文： 五脏乃人体的中心，它们之间的相互联系是通过经脉这个通道来完成的，经脉的作用是运行气血至身体各部。人体内的气血不和，就会诱发许多疾病，所以诊断治疗都应当以经脉为依据。

第八章 人体的经脉气血

气血的逆乱与疾病的形成

虚实的发生是由于邪气与气血相并，导致阴阳失调，气血离开它们所应在的位置，逆行于经络。

血并于上 血为阴，而并于胸膈之上的心，则心火为阴所蔽，故心生烦悗。

血并于阴 血为阴，再聚于阴，则"重阴者癫"。

气并于阴 气为阳，而聚于阴分，则必伤阴液，二者相合，乃为热中。

血并于下 血为阴，而并于胸膈之下的肝，则肝血瘀而心血虚。

气并于下 气为阳，而并于胸膈之下的肝，则肝木为阳所灼折，故肝生善怒。

气并于上 气为阳，而并于胸膈之上的心，则心神扰而肝气虚。

气并于阳 气为阳，再并于阳分，则"重阳者狂"。

血并于阳 血为阴，而并于阳分，血不守藏而外张。

十二经络的表里关系

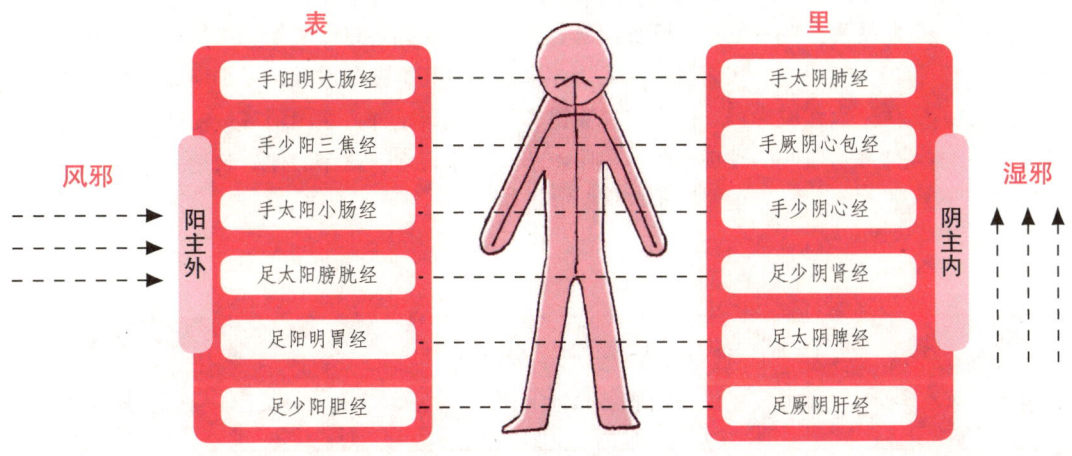

表 — 阳主外：手阳明大肠经、手少阳三焦经、手太阳小肠经、足太阳膀胱经、足阳明胃经、足少阳胆经（风邪）

里 — 阴主内：手太阴肺经、手厥阴心包经、手少阴心经、足少阴肾经、足太阴脾经、足厥阴肝经（湿邪）

自然气候影响人体经脉气血的运行

人体经脉气血的运行与自然气候的变化密切相关，同时日月运行亏满的情况也会对人体产生影响。

自然气候对人体经脉气血的影响

天有二十八宿、三百六十五度，地有十二经水，人有十二经脉。天地温和时，十二经水就安静；天寒地冻时，十二经水就冻结；天暑地热时，十二经水就满溢；狂风暴起时，十二经水如波涛汹涌。当邪气进入经脉时，如果是寒邪，血气就会凝滞不畅；如果是暑热邪气，血气就润泽流畅；如风邪入于经脉，就像经水受到暴风的袭击，经脉搏动明显，血气隆起。血气在经脉中流动，也有一定次序，到达寸口时，鼓指的感觉有时大有时小，大表示邪气充盛，小表示邪气平静。

以冬至日为起点，看北斗星指向正北方，这时正值交换节气，到了这一天，如果出现风雨天气，并且风雨是从南方来的，叫作虚风，这是能够伤害人体的贼风邪气。假使在冬季感受了虚邪，深入至骨，而不及时发病，到了立春，阳气逐渐旺盛，腠理开泄，伏邪待机发动；倘若再遇立春那一天刮来了西风，人们又会被这种反常气候所中伤，伏邪合并新邪，留结在经脉之中，两邪持合而发病。一年之中，气候调和，很少有贼风出现，人们患病的就少，死亡的也少；一年中多有贼风邪气出现，气候冷热不调，人们患病的就较多，死亡的也较多。

日月运行对人气血变化的影响

当月圆的时候，海水向西涌盛形成大潮，此时人体气血也相应地充盛，血气充实，则肌肉坚实，皮肤致密，毛发坚韧，腠理闭塞，皮脂多而表固。这个时候，虽然遇到了贼风邪气的侵入，但邪气只是浅入而没有深入。如果到了月亮亏缺的时候，海水向东涌盛形成大潮，这时人体气血相应虚弱，体表卫气衰退，形体独居于外，肌肉消减，皮肤弛缓，腠理开泄，毛发摧残，肌肤的纹理疏薄，皮脂剥落，体瘦表虚。这个时候，若遇到贼风邪气的侵袭，邪气就容易深陷入里，发病也急暴。

《内经》名言

原文： 人始生，先成精，精成而脑髓生。

释文： 人在开始孕育的时候，首先是源自于父母的阴阳之气会合而形成精，精形成之后再生成脑髓。

第八章 人体的经脉气血

三实与发病

人的身体健壮，而在自然环境里又遇到三实的情况，虽有贼风邪气，也不能危害人体。

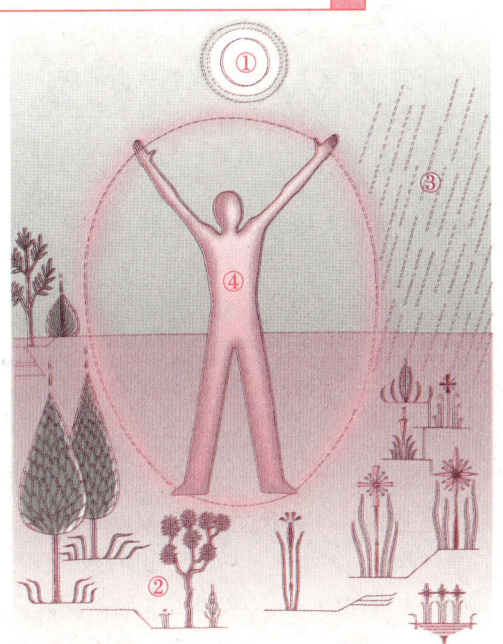

① 遇到月亮满圆的时候为一实。

② 时逢岁气有余的盛年为一实。

③ 得到四时调和的气候为一实。

④ 如果一个人身体本来就很好，又遇到"三实"的情况，即使有贼风邪气，也不能侵害他。

三虚与发病

人体素质本来虚弱，而在自然环境里又遇到三虚的情况，内外相因，极易感受贼风邪气的侵袭。

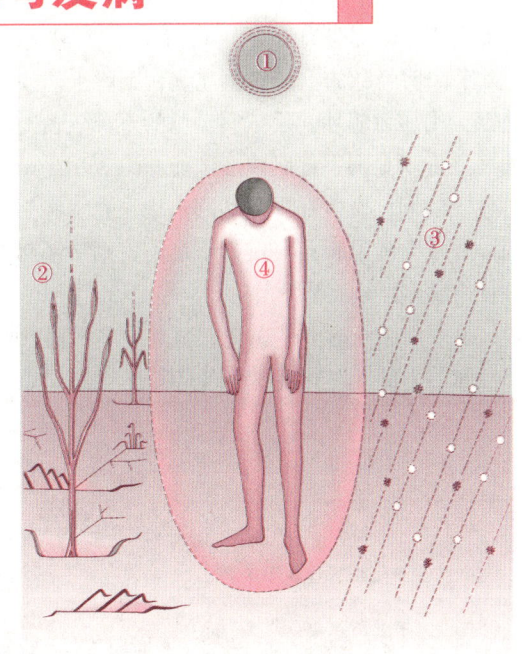

① 遇到月缺无光的黑夜为一虚。

② 时逢岁气不及的虚年为一虚。

③ 四时气候出现反常的情况为一虚。

④ 如果一个人的身体本来就弱，又遇到三虚，就很容易受到邪气的侵袭而发病。

气血变化对毛发的影响

《黄帝内经》认为,经脉气血的变化会反映到人体的体表,受此影响,人的胡须和体毛长短、多少都会有所区别。

循行于人体上部的足阳明经脉,如果气血充盛,两侧面颊的胡须美好而长。血少气多的髯就短;气少血多的髯就稀少;血气均少则两颊部完全无胡须。循行于人体下部的足阳明经脉,若气血充足,下部的毫毛美好而长;血多气少则下部的毫毛虽美,但较短少;血气皆不足,则下部不生毛,即便有亦甚稀少而枯槁。

循行于人体上部的足少阳经脉,若气血充盛,面颊两侧胡须连鬓而生,美好而长;若血多气少则生于两颊连鬓的胡须虽美而短小;血少气多则少胡须;血气皆少则不生胡须。循行于下部的足少阳经脉,若血气充盛,则腿胫部的毛美好而长;如果血多气少则腿胫部的汗毛虽美好但较短小,外踝周围皮坚而厚;若血少气多则腿胫部的毛少,外踝处皮薄而软;血气都少则不生毛,外踝处瘦而没有肌肉。

循行于上部的足太阳经脉,若气血充盛,则眉毛清秀而长,眉毛中并见长的毫毛;若血多气少,则眉毛稀疏干枯,脸面部多细小皱纹;血少气多,面部的肌肉就丰满;气血调和则颜面秀丽。循行于下部的足太阳经脉,若气血充盛则足跟部肌肉丰满、坚实;如果气少血多则足跟部肌肉消瘦;气血都少的,易发生转筋、足跟痛等症。

手阳明经脉的上部气血充盛,则唇上胡须清秀而美;若血少气多则胡须粗疏无华;血气都少则唇无胡须。手阳明经脉的下部气血充盛,腋毛秀美,手部的肌肉经常是温暖的;若气血皆不足则手部肌肉瘦削而寒凉。手少阳经脉的上部气血充盛,则眉毛美而长,耳部的色泽明润;血气都少则耳部焦枯无光泽。手少阳经脉的下部气血充盛,则手部的肌肉丰满,并且常觉温暖;气血都不足的,则手部肌肉消瘦且寒凉;气少血多则手部肌肉消瘦,并且络脉多浮显而易见。

手太阳经脉的上部血气充盛则须多而美,面部丰满;血气少则面部消瘦无光华。手太阳经脉的下部气血充盛则掌肉充实而丰满;气血少则掌部肌肉消瘦而寒凉。

《内经》名言

原文:诸阳之会,皆在于面。

释文:所有的阳经都会聚于头面部。

第八章　人体的经脉气血

任、督二脉决定胡须的有无

男人长胡子而女人不长胡子，与人的气血有关，气血都充足才会长出好看的胡子。

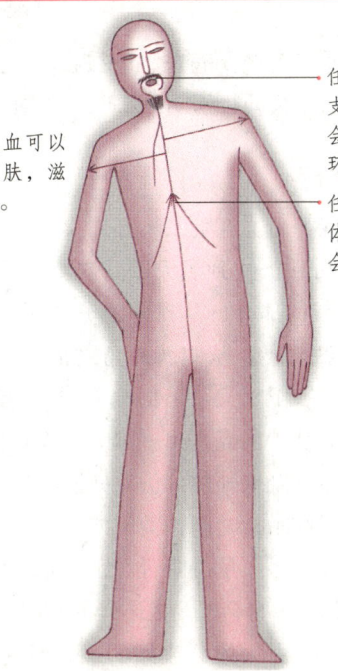

经脉气血可以充养皮肤，滋养毫毛。

任、督二脉的分支在咽喉处相会，其中一分支环绕口唇。

任、督二脉是人体经脉和络脉的会聚之所。

男人气血充足，所以长胡子。女人因为每月都有月经排出，气虽有余，却血不足，所以不长胡子。另外，如果男人冲脉和任脉不充盛，也会像女人一样不长胡子。

气为血之帅，血为气之母

气属阳，血属阴。气与血的生成，都源于水谷精微和肾精，二者又都是生命活动的物质基础，彼此相互依存，相互为用。如果体内气血有变化，则会表现出一些疾病，如文中所说的对毛发的影响。

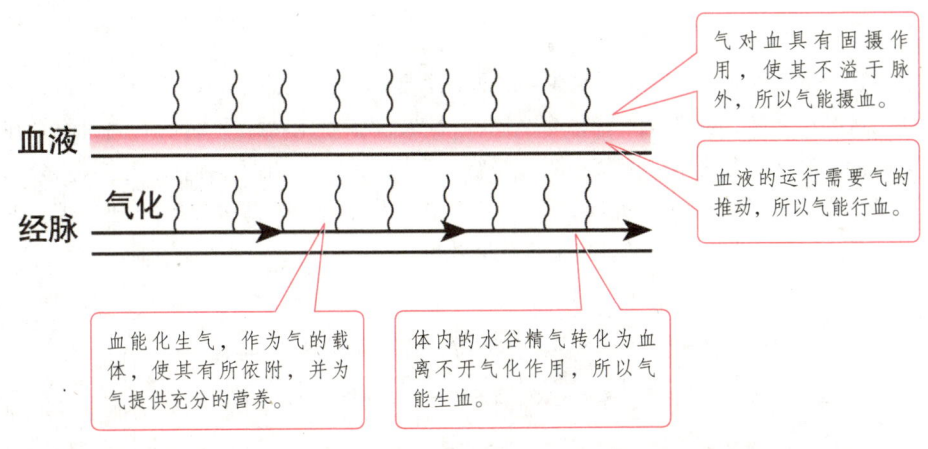

气对血具有固摄作用，使其不溢于脉外，所以气能摄血。

血液的运行需要气的推动，所以气能行血。

血能化生气，作为气的载体，使其有所依附，并为气提供充分的营养。

体内的水谷精气转化为血离不开气化作用，所以气能生血。

卫气的出入离合

卫气的运行与阴阳有关，一昼夜中，卫气在体内运行五十个周次，白天行于阳分二十五个周次，夜间行于阴分二十五个周次，并周行于五脏之中。

卫气在阳分的运行

早晨当卫气行遍了五脏二十五周次后，上出于目内眦的睛明穴，人醒目张，于是卫气上行到头，沿后项下行到足太阳膀胱经，沿着后背脊柱两侧，下行到足小趾外侧端的至阴穴。其中散行的部分，从目外眦分出来，沿手太阳小肠经下行，至手小指外侧端（少泽穴）。另一散行支，从眼睛外角别出，其中一部分下行到足少阳经，沿下肢行到足第四趾端的窍阴穴；卫气又从上部循手少阳三焦经所过的部位向下行，到手小指与无名指之间（关冲穴）。从少阳经别出一部分，上行到耳前，与颔部的脉相合，注于足阳明经，下行到足背，入足次趾端外侧的厉兑穴。还有另一条分支，从耳部下方，沿手阳明大肠经下行，入于手大指和示指之间（商阳穴），再进入手掌中间。其中运行到足部的卫气，进入足心，出于内踝，再入足少阴肾经，由足少阴经行于阴分，沿着从足少阴经分出的阴脉向上行，又会合到目，交会于足太阳经的睛明穴。

因此，卫气依照天体昼夜间的运动时间而同步运行。太阳运行一星宿的时间称为一舍，卫气在人体循行一周又十分之八；太阳运行两个星宿时，卫气在人身运行三又十分之六周；日行三舍，卫气循行五周又十分之四；太阳运行四个星宿时，卫气在人身运行七又十分之二周；日行五舍，卫气循行九周；太阳运行六个星宿时，卫气在人身运行十又十分之八周；日行七舍，卫气循行十二周又十分之六；太阳运行十四个星宿时，卫气在人身运行二十五又十分之二周。

卫气在阴分的运行

卫气开始进入阴分时，从足少阴肾经注入于肾，从肾注入心，从心注入肺，从肺注入肝，从肝注入脾，从脾注入肾，为一周。所以，夜间太阳运行一舍的时间，卫气在阴分也是运行一周又十分之八，卫气在阴分循行二十五周以后，出于目内眦而进入阳分。卫气在一昼夜内，行于阳分二十五周，行于阴分亦二十五周，但都多出十分之二周，正因为如此，平时人们晚上入睡与早晨起床才有早有晚。

《内经》名言

原文： 卫气者，所以温分肉，充皮肤，肥腠理，司开合者也。

释文： 卫气，可以温养肌肉，充润皮肤，滋养腠理，掌管汗孔的正常开合。

汗液的生成

汗液由体内的营卫之气转化而来，腠理开泄时，营卫之气就以汗液的形式排出体外。

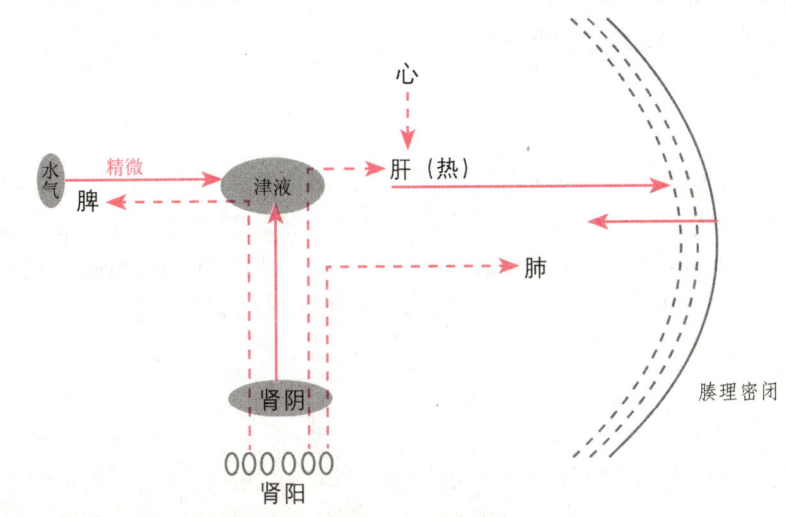

人体在没有汗液生成时，整个机体处于固摄状态

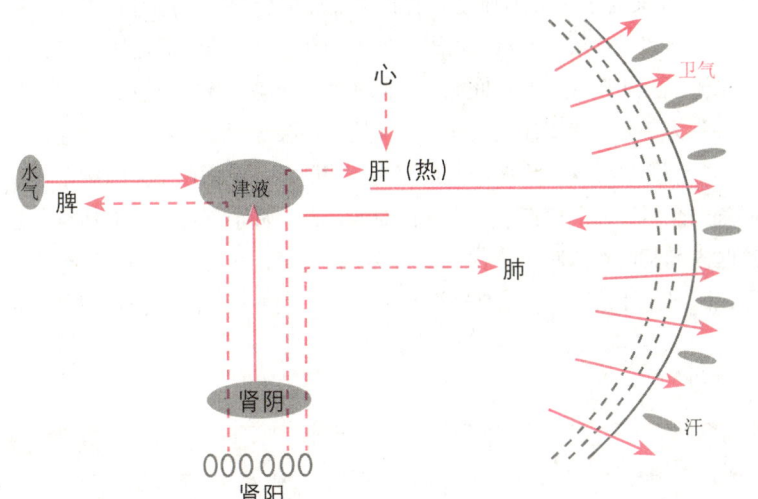

卫气性质剽悍，行走迅疾，遇到毛孔就会向外流泄。

食物在体内的运化或人体的运动会使人体产生较多的热量，平时紧闭的腠理就会开泄，毛孔张开，于是汗液蒸腾而出。

由于外界气温升高或体表感受风邪，也会使体表腠理开泄，卫气就不再按照原来路线循行，从开泄的毛孔处流泄出来，这被称为"漏泄"。

人体发汗时，机体处于宣散状态

营卫之气在人体的运行

> 营气是水谷的精气，它调和散布于五脏六腑中。卫气是水谷的剽悍之气，只能运行于皮肤表层，肌肉之间。如果营气和卫气运行失常，人体就会产生疾病，营气和卫气运行正常，人体就不会产生疾病。

营卫之气在人体的运行

人体的精气是由水谷产生的，其水谷精气中，轻清而富于营养作用的是营气，重浊而剽悍的是卫气。营气在经脉之中循行，卫气则在经脉之外运行，营卫二气没有休止地在全身循行运转，一昼夜在人体内各运行五十周次，然后会合一次。由此，阴经阳经互相贯通，交替循环运转，没有终止。卫气在夜间循行于内脏二十五周次，在白天循行于阳经也是二十五周次，以此划分出昼夜。

营卫之气的运行与阴阳

因而气循行到阳经时，人便醒来开始活动；夜间气循行于内脏时，人体就进入睡眠状态。所以，白天的时候，卫气都从内脏运转到了阳经；到了中午，阳经的卫气最盛，称为"重阳"；夜晚时，卫气都从阳经转运到了内脏；夜半时内脏的卫气最盛，而称为"重阴"。营气循行于脉中，起于手太阴经又终于手太阴肺经，因此说太阴主持营气的运行；卫气循行于脉外，起于足太阳经又终于足太阳经，所以说太阳主持卫气的运行。营气周流十二经，昼夜各二十五周次，卫气在白天循行于阳经，在夜间循行于阴经，也是各二十五周次，营卫二气各循行五十周次，划分昼夜各为一半。夜半阴气最盛为"阴陇"，夜半过后则阴气渐渐衰退，等到黎明的时候阴气已衰尽，而阳气渐盛。中午阳气最盛为"阳陇"，夕阳西下之时则阳气渐渐衰退，到黄昏的时候阳气已衰尽，而阴气渐盛。半夜的时候，营和卫气都在阴分运行，是二者相互会合的时候，这时人们都已经入睡了，营卫二气在半夜会合，称为"合阴"。到第二天黎明的时候，阴气衰尽，而阳气开始运行。就是这样循环不息，如同天地日月运转一样有规律。

《内经》名言

原文： 卫气不得入于阴，常留于阳。留于阳则阳气满，阳气满则阳跷盛，不得入于阴则阴气虚，故目不瞑矣。

释文： 如果卫气不能入于阴分，而经常停留在阳分，就会使卫气在人体的阳分处于盛满状态。相应的阳跷脉就偏盛，卫气不能入于阴分，就会形成阴气虚，阴虚不能敛阳，所以就不能安睡。

第八章 人体的经脉气血

营卫气血的循行对人睡眠质量的影响

营卫二气在体内不断循环,白天循行于阳经,夜晚循行于阴经,人才能正常作息。如果营卫二气失常,人的睡眠就会受到影响。

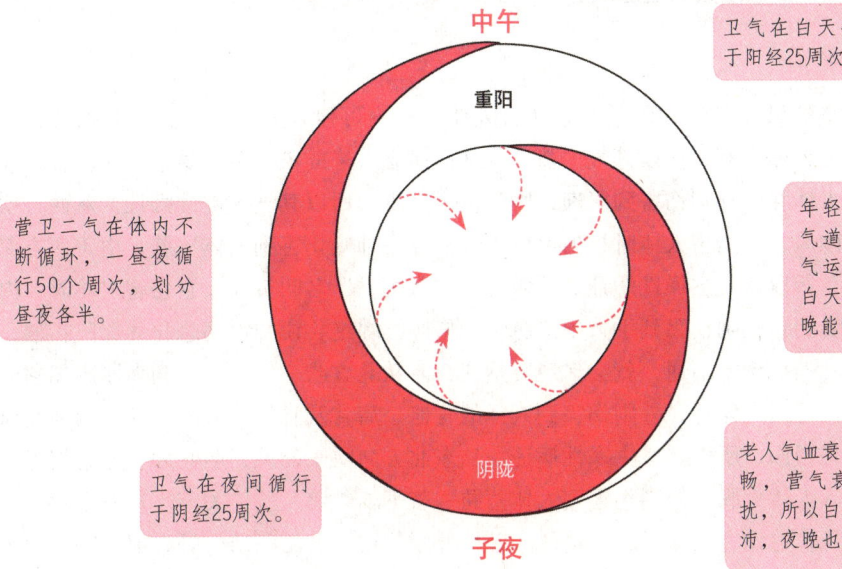

- 中午 / 重阳 / 阴陇 / 子夜
- 卫气在白天循行于阳经25周次。
- 营卫二气在体内不断循环,一昼夜循行50个周次,划分昼夜各半。
- 年轻人气血旺盛,气道通畅,营卫之气运行通畅,所以白天精力充沛,夜晚能呼呼大睡。
- 卫气在夜间循行于阴经25周次。
- 老人气血衰弱,气道不通畅,营气衰少,卫气内扰,所以白天的精力不充沛,夜晚也难以熟睡。

营气、卫气与麻痹

麻痹的出现与营卫之气运行失调有关,而营卫失调又是由于邪气的入侵,所以解决办法最好是泻去体内的邪气。

解决办法

泻邪,使体内营卫之气畅行。

- 卫气运行于皮表,保卫全身。
- 营气调和散布于脏腑之间,并进入人体血脉。
- 邪气侵入人体太深,阻滞了营气和卫气的畅行。
- 肌肤得不到血气的滋养,于是表现出麻痹。
- 卫气熏蒸于人体筋膜之间,布散于人体胸腹之内。

八风对人体的伤害

八风是分别从八个方向吹来的风,都属虚风,因其属性不同,会伤害到人体的不同脏腑。养生要注意规避这些虚风。

八风对人体的伤害

从南方吹来的风,名叫大弱风。它伤害人体时,内可侵入人体心脏,外则伤害到血脉,因属于南方火热之邪,所以其气主热证。从西南方吹来的风,名叫谋风,它伤害人体时,内可侵入人体脾,外则伤害到肌肉,脾为后天之本,所以其气主虚性病证。从西方吹来的风,名叫刚风,它伤害人体时,内可侵入人体肺,外则伤害到人体皮肤,由于西方属金,风性刚烈,所以其气主燥性病证。从西北方吹来的风,名叫折风,它伤害人体时,内可侵入人体小肠腑,外则伤害到手太阳经脉。如果脉气竭绝,说明疾病恶化而深陷扩散;如果脉气闭塞,气机聚结不通,就会出现突然死亡。从北方吹来的风,名叫大刚风,它伤害人体时,内可侵入人体肾,外则伤害到人体的骨骼、肩背及脊柱两旁的大筋,因为北风阴寒至盛,遏伤肾阳,所以其气主寒性病证。从东北方向吹来的风,名叫凶风,它伤害人体时,内可侵入人体大肠,外则伤害到人体两胁、腋下、骨骼及肢体关节。从东方吹来的风,名叫婴儿风,它伤害人体时,内可侵入肝,外则停留于筋的联结之处,因为东方为水乡湿地,多雨,所以其气主湿性病证。从东南方吹来的风,名叫弱风,它伤害人体时,内可侵入于胃腑,外则伤害到人体肌肉,因为东南湿盛,其气重浊,所以其气主身体困重不扬之病证。

八风伤人的原因

上面所说的八种风,都是从当令节气相对的方向吹来的,所以都属虚风,因为是违背时令的不正之气,所以它是能够伤害人体的。人的气血衰虚,又逢年、月、时三虚相结合,这样内外相因,正不胜邪,于是便会出现暴病猝死。如果三虚中只犯一虚,也会出现疲劳困倦,寒热相间的疾病;如果雨湿之气伤害筋骨,便会出现痿证。

《内经》名言

原文: 目者,五脏六腑之精也,营卫魂魄之所常营也,神气之所生也。

释文: 人的眼睛能看东西,是由于五脏六腑精气的输注,它也是营、卫、气、血、精、神、魂、魄通行和寓藏的所在,它精明视物的功能,是以神气为基础的。

第八章 人体的经脉气血

八风伤人

所说的八种风,都是从当令节气相对的方向吹来的,所以都属虚风,因为是违背时令的不正之气,所以它是能够伤害人体的。

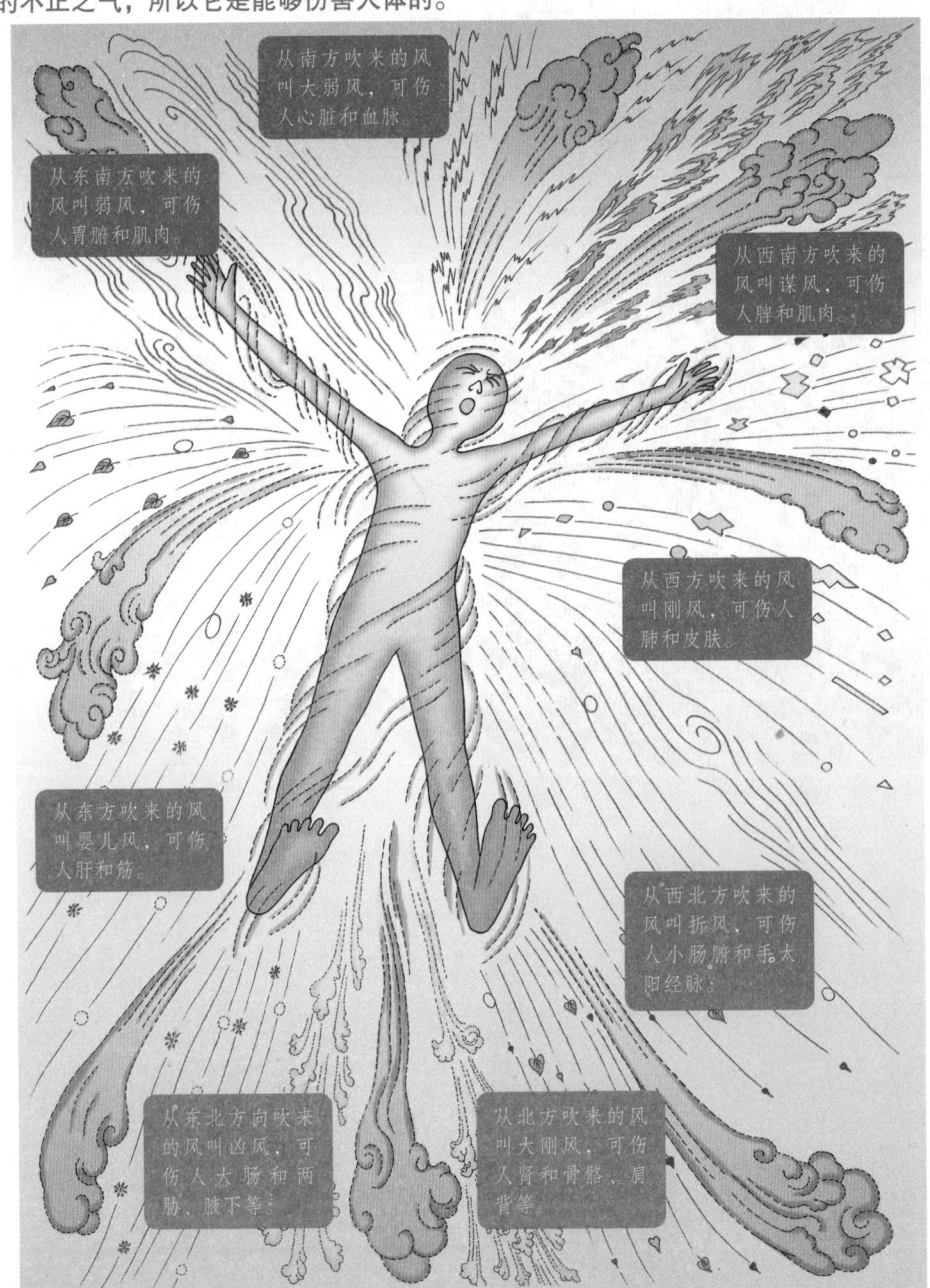

第九章

四季养生

养生要顺应季节的变化而变化，做到：春生、夏长、秋收、冬藏。在春夏时节保养阳气，秋冬两季养收、养藏。如果违背了这个基本原则，就会伤及人的根本，损坏人的天真之气。违背了四时阴阳有序变化这个根本，就会灾害丛生，顺从它便不会产生疾病，也就是掌握了养生之道。对于养生之道，圣人遵循它，愚昧的人则违背它。

本章目录

160 / 春：养肝护阳
162 / 夏：护心养长
164 / 秋：护肺收气
166 / 冬：养肾藏气

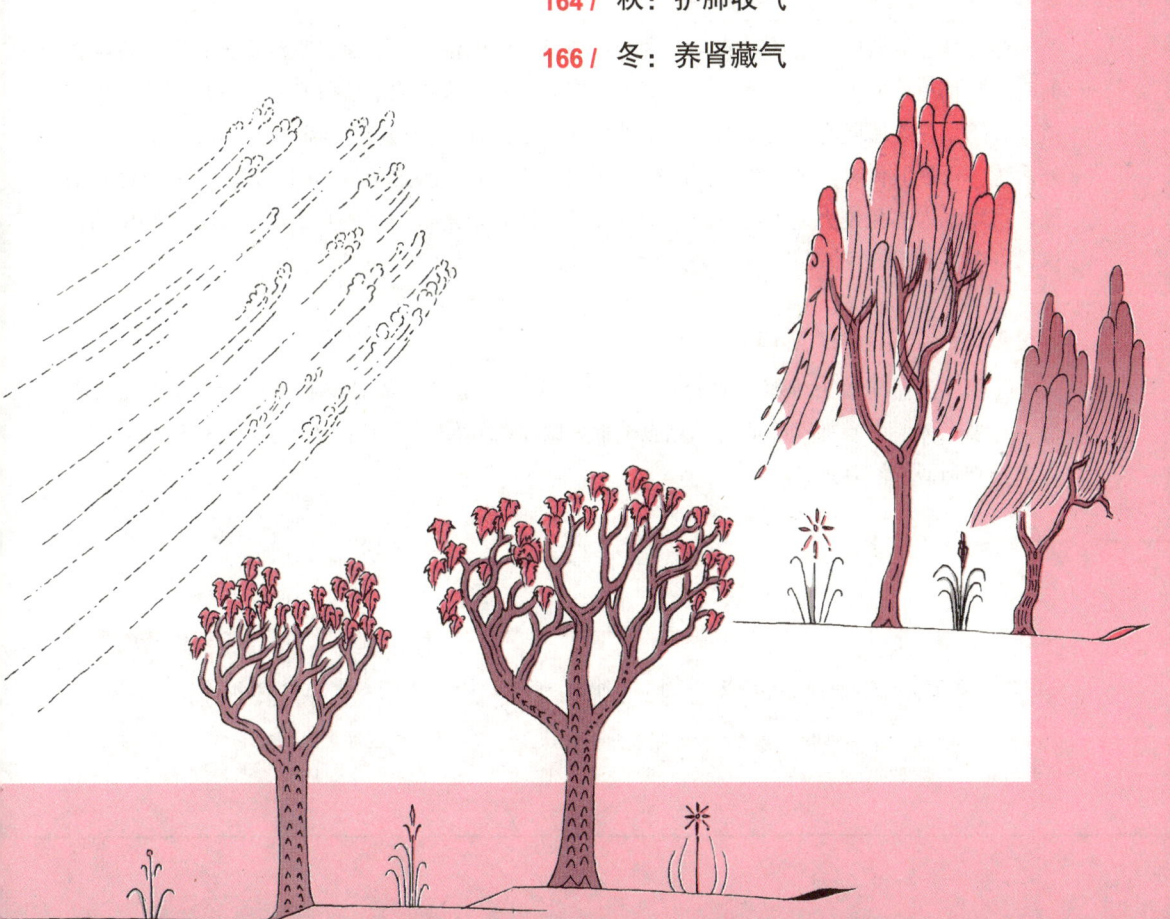

春：养肝护阳

春季是万物发陈的季节，整个自然界呈现出一片新生的气象。因为此时阴气渐收，阳气初生，还较弱，所以养生要注重养阳。又因风邪很容易伤害体内阳气，所以还要防风邪。

养肝护肝保护阳气

在《素问·脏气法时论》中指出："肝主春，……肝苦急，急食甘以缓之，……肝欲散，急食辛以散之，用辛补之，酸泻之。"意思是说，在五脏与五味的关系中，酸味入肝，具有收敛的性能，不利于阳气的生发和肝气的疏泄，饮食调养一定要投其脏腑所好，即"违其性故苦，遂其性故欲。欲者，是本脏之神所好也，即补也。苦者是本脏之神所恶也，即泻也"。将这种关系明确了，就可以有目的地选择一些护肝养肝、疏肝理气的草药和食品。

春季是健身运动锻炼的最佳时节

春天是运动锻炼的最佳时节。寒冷的冬季里人们的活动主要是在室内进行，因而各脏腑器官功能都有不同程度的下降。到了春季，气候转暖，人体内的阳气经过一冬的闭藏，也应该在春阳生发之际随春生之势而动，向外生发以与天地之气相应，这时就应该多参加一些户外锻炼，舒展肢体、活动筋骨。同时医学研究证明，在春天这个疾病的多发季节坚持体育锻炼，可增强人体免疫力，不易得病。所以在春季适当地进行一些健身运动是十分必要的。这样可以让封闭的身体，充分地享受大自然的活力，充满生机。

通过保暖、充足睡眠来养阳

春季不宜急于脱去棉服，衣着宜"下厚上薄"。起居应夜卧早起，免冠披发，松缓衣带，舒展形体，多参加室外活动，克服倦懒思眠状态，使自己的精神情志与大自然相适应，力求身心和谐，精力充沛。

《内经》名言

原文： 阳气者，一日两主外，平旦人气生，日中而阳气隆，日西而阳气已虚，气门乃闭。

释文： 阳气在白天时保护人身的外部。早晨阳气开始产生，中午阳气旺盛，下午阳气开始衰退，汗孔关闭。

第九章 | 四季养生

风邪对人体的伤害

风邪对人体的伤害是六淫之中最厉害的。它们侵入人体，阻塞毛孔，在身体里上下窜行，导致人体经脉不通，使人发冷或发热。

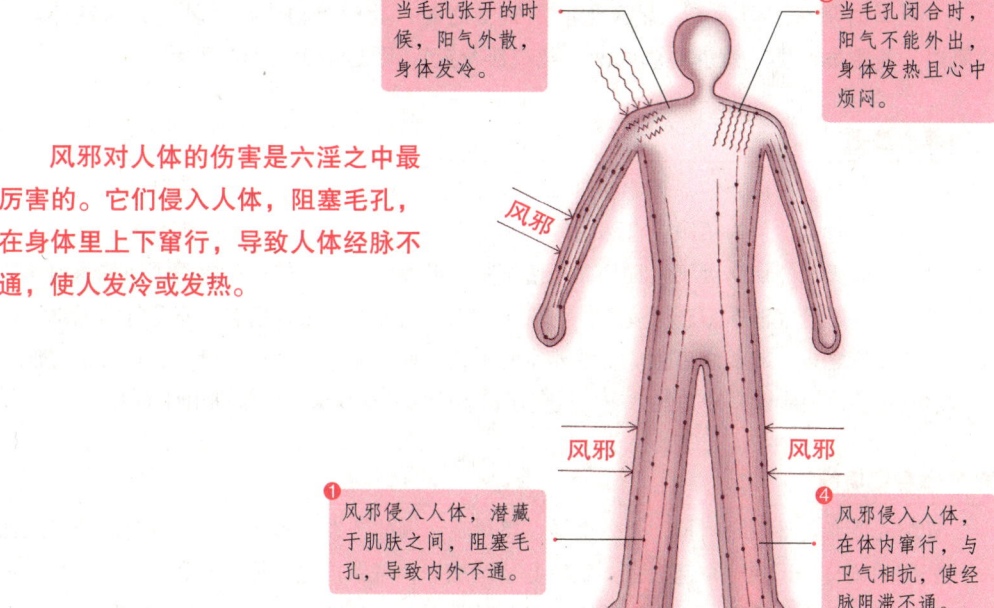

❷ 当毛孔张开的时候，阳气外散，身体发冷。

❸ 当毛孔闭合时，阳气不能外出，身体发热且心中烦闷。

❶ 风邪侵入人体，潜藏于肌肤之间，阻塞毛孔，导致内外不通。

❹ 风邪侵入人体，在体内窜行，与卫气相抗，使经脉阻滞不通。

肝、脾、肾三脏的关系

人体的五脏是一个相互联系、不可分割的整体，它们各司其职，共同维持着机体的活力。右图所示为脾、肝、肾三脏之间的关系。

此处，肝主疏泄功能与肾主封藏功能之间也相互制约。如果肝之疏泄与肾之封藏功能失调，则会影响女子的月经来潮和男子的泄精生理功能。

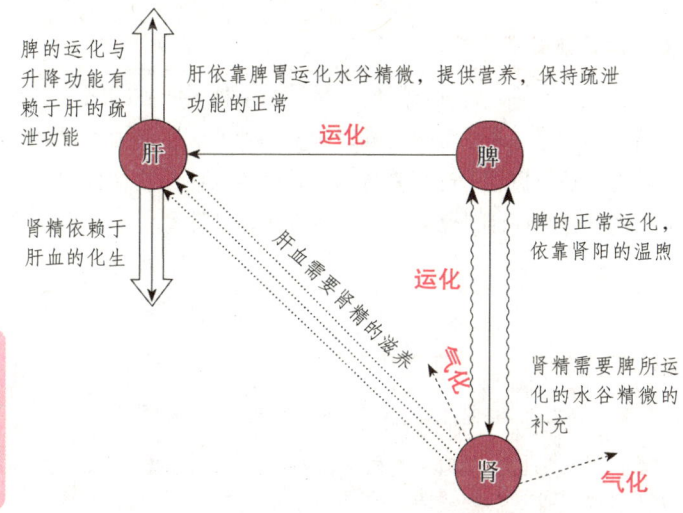

脾的运化与升降功能有赖于肝的疏泄功能

肝依靠脾胃运化水谷精微，提供营养，保持疏泄功能的正常

肾精依赖于肝血的化生

肝血需要肾精的滋养

脾的正常运化，依靠肾阳的温煦

肾精需要脾所运化的水谷精微的补充

肾可以气化脾运化来的水液

夏：护心养长

夏季时阳气达到极点，是天地阴阳气交之时，此时万物生机勃勃，人气在心。所以，夏季养生要注意养心。同时，要夜卧早起，保证阴阳之气的平衡。

夏季养心法则

夏季气在心，所以要注意养心。那么，应如何养心呢？《黄帝内经》说得好，应夜卧早起（稍晚一点睡觉，是为了顺应自然阴气的不足；早些起床，是为了顺应阳气的充盛），无厌于日，使志无怒（切勿因厌恶长日而心情烦躁，滥发脾气），使华英成秀，使气得泄（要精神饱满，并充分宣泄），若所爱在外（就像你面对所爱的对象，情志应充分外露而不需内藏），此夏气之应，养长之道也。夏季养生的关键是使人无怒，气可充分地、正常地宣泄，但不能乱。心情烦躁就是乱，就是逆，就会使神志受伤，如秋天生疟疾即由此而来。

夏季作息要规律

夏季的特点是日照时间长，天亮得早，黑得晚。因此，人们的起居和作息时间应随之做一些相应的调整，以晚睡早起为宜。定时起、睡最好，可保护生物钟不受磨损，才是夏季最佳的作息时间。夏季睡眠除了要遵循晚睡早起的习惯，适当的午休也是必需的，因为夏季夜晚的睡眠通常是不够的，所以要用午休来补充夜晚睡眠不足的情况，以便有更加充沛的精力工作和学习。夏季虽然很炎热，但是阴气很强，并且人们在睡觉时机体的抵抗力较弱，极易遭受风寒的侵袭，所以睡眠时要注意避凉风，夜间更应该加倍注意。

通过运动健身来养长

夏季要养长，若"长"气不足，供给秋天收敛的能力差了，就会发生疟疾，到冬至时，病情可能加重。夏季健身运动以健脾、养心、生津为主。夏季健身运动可以增强心血管系统的功能，还可以促进呼吸系统功能，改善人体的物质代谢，坚持运动还能改善骨骼肌与关节韧带的弹性和韧性，保持人体动作的灵活和谐。

《内经》名言

原文：阳气者，烦劳则张。精绝，辟积于夏，使人煎厥。

释文：繁劳过度，人体阳气便弛张于外，而必然导致阴精衰败于内，再遇到炎热夏暑，更伤人体阴精，阴虚阳浮，于是就形成昏厥病。

第九章 四季养生

心肾不交

心属火，藏神；肾属水，藏精。正常情况下，心火与肾水互相作用，互相制约，以维持正常的生理活动。肾中真阳上升，能温养心火；心火能制肾水泛滥而助真阳；肾水又能制心火，使不致亢而益心阴。如果肾阴不足或心火扰动，两者失去协调关系，称为心肾不交。主要表现为：心烦、失眠、多梦、怔忡、心悸、遗精等。

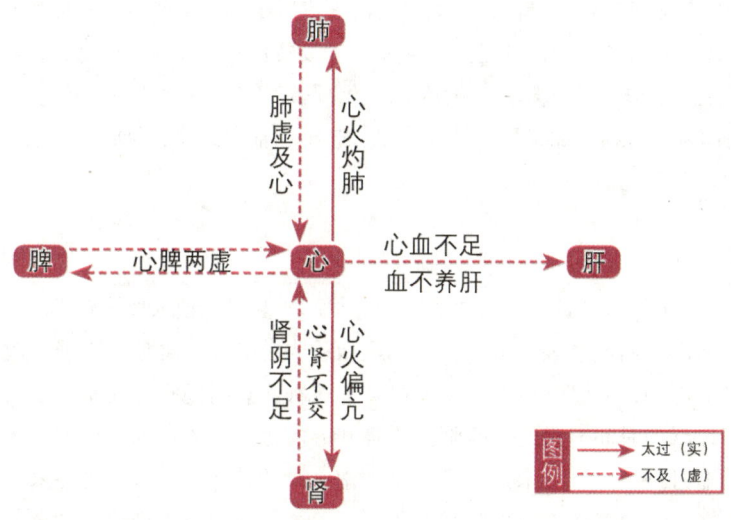

人体舌息图

中医认为，心开窍于舌，即"舌为心之苗"，心和舌之间有着密切的关系。了解舌不同部位和脏腑的对应关系，可以更好地掌握自身的健康状况。

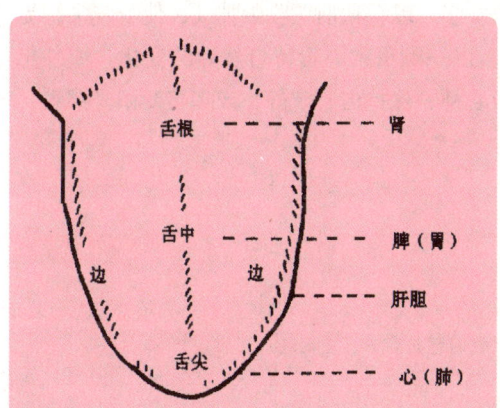

老年人要常做舌操

老年人要常做舌操，一方面，可以预防舌麻和舌体不灵活。另一方面，通过做舌操可促进心脑的血液循环，使冠心病、脑供血不足等病情得到一定的缓解。具体做法是：
1.先闭目调息，全身放松；
2.把舌头伸出又缩回，反复做30次；
3.把舌头向左右口角来回摆动30次，再把舌头向口腔顶部做上翘、伸平30次，再做几次顺、逆时针搅拌。

秋：护肺收气

秋季阳气渐收，阴气开始上升，整个自然界呈现一片丰收的景象，此时，人气在肺。养生要顺应这种变化，早睡早起，收敛精神而不使其外散。

秋季养生要养肺

秋季，气温逐渐降低，雨量也慢慢地减少，空气湿度相对降低，气候干燥。秋季应肺，而秋季干燥的气候极易伤损肺阴，从而容易出现皮肤干燥、干咳少痰、便秘等病症，所以秋季养生要防燥。秋气内应肺。肺是人体重要的呼吸器官，是人体真气之源，肺气的盛衰关系到寿命的长短。秋季使人患鼻干、喉痛、咳嗽、胸痛等呼吸疾病，所以饮食应注意养肺。要多吃些滋阴润燥的食物，如银耳、甘蔗、梨、芝麻、藕、菠菜、猪肺、豆浆、鸭蛋、蜂蜜、橄榄等。

睡眠要讲究

秋是一个收的季节，此时，要注意收气。早睡早起可以使人体阴精随着自然界阴阳的变化而收敛于体内，阳气舒展。早卧，以顺应秋季阴精的收藏之象，以养"收"气；早起，以顺应阳气的舒展，使肺气得以宣发、肃降。这种作息时间很好地实现了"秋季养收"的目的。除了睡眠的时间有讲究，睡眠的姿势和方向也有很大学问。《素问·四时调摄论》中说："秋七月……生气在末，坐卧宜向正南……仲秋之月……生气在末，坐卧宜向西南方……季秋之月，生气在申，坐卧宜向西南。"《黄帝内经》中说："秋三月卧时，头应向西，作事利益。"指出秋季坐卧宜朝西南方。而秋季头向西也是应秋气旺于西方之理。因此，应秋时所旺之气而卧，以顺应自然，协调阴阳。

秋季养生宜调摄精神

古人认为秋季的精神养生应做到："使志安宁，以缓秋刑，收敛神气，使秋气平，无外其志，使肺气清，此秋气之应。"也就是说，以一颗平常心看待自然界的变化，或外出秋游，登高观赏，令心旷神怡；或静练气，收敛心神，保持内心宁静；或多接受阳光照射，转移低落情绪。

《内经》名言

原文：阳气者，若天与日，失其所，则折寿而不彰。

释文：阳气就像天上的太阳一样，如果运行失常，轻则损折寿命，重则造成死亡。

秋季睡眠有讲究

秋季应早睡早起,讲究坐卧方向和睡卧方式,这是适应秋季养收之道的起居方式。早睡早起可以使人体阴精随着自然界阴阳的变化而收敛于体内,阳气舒展;又有应秋气旺于西方之理,所以秋季坐卧宜朝西南方,以顺应自然,协调阴阳;再有,中医认为右侧卧可以使全身得到放松,自然弓形可以使四肢自由变动,并且使精气不散,所以说秋季以右侧弓形卧为最好。

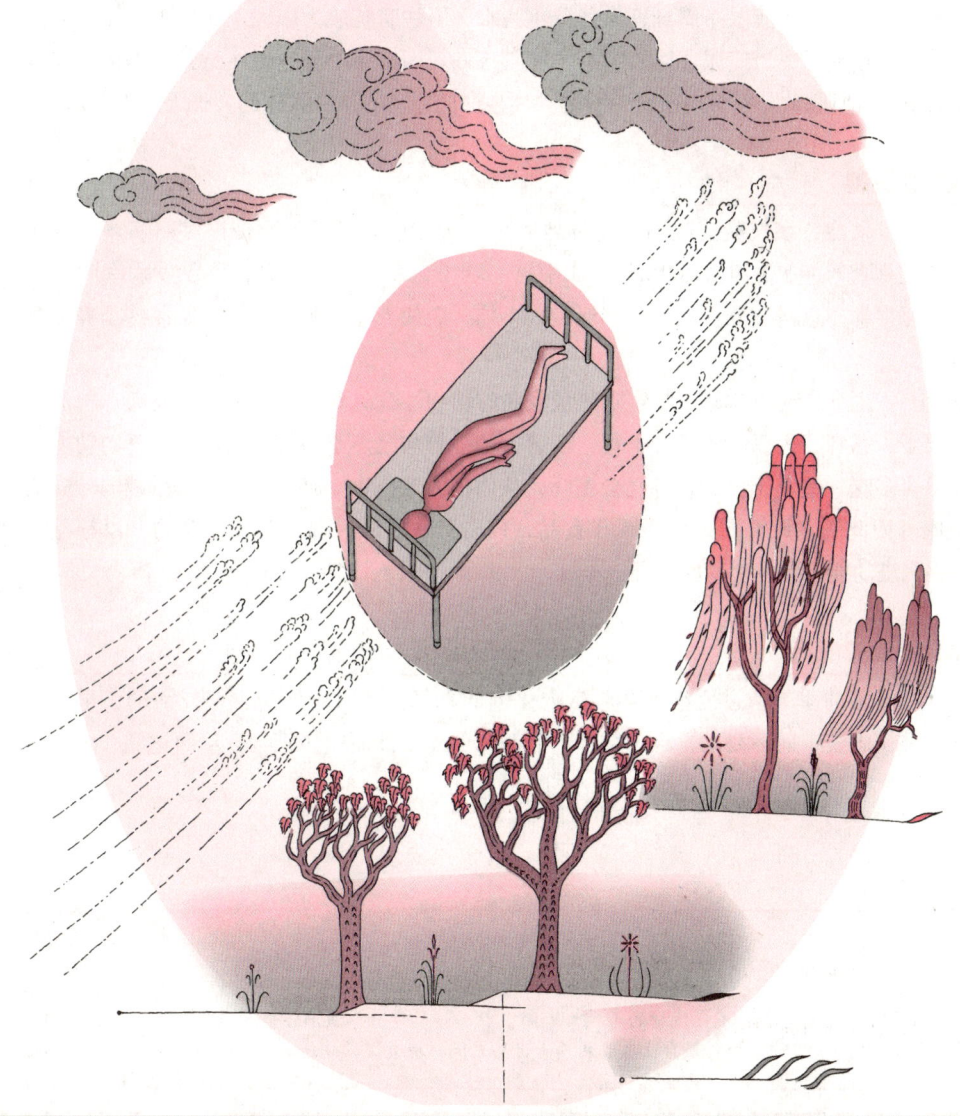

冬：养肾藏气

> 冬季阴气达到极点，万物潜伏、蛰藏。此时，人气在肾。养生要早睡晚起，注意保暖，以保护体内有限的阳气。

冬季养肾至关重要

冬季，人体阳气收藏，气血趋向于里，皮肤致密，水湿不易从体表外泄，而经肾、膀胱的气化，少部分变为津液散布周身，大部分化为水，下注膀胱成为尿液，无形中就加重了肾脏的负担，易导致肾炎、遗尿、尿失禁、水肿等疾病。因此冬季养生要注意肾的养护，人体的生理活动要有所收敛。寒气内应肾。肾是人体生命的原动力，是人体的"先天之本"。

防寒保暖是关键

冬季气候寒冷，寒气凝滞收引，易导致人体气机、血运不畅，而使许多旧病复发或加重。特别是那些严重威胁生命的疾病，如中风、脑出血、心肌梗死等，不仅发病率明显增高，而且死亡率亦急剧上升。此外，寒气侵入人体，会使人体内阴阳失衡，所以冬季养生要注意防寒。

饮食上要注意热量的补充，要多吃热量较高的动物性食品和豆类，羊肉、鸭肉、狗肉、鹅肉、栗子、芝麻、大豆、核桃、木耳、红薯、萝卜等均是冬季适宜食物。冬天肾的功能偏旺，如果再多吃一些咸味食品，肾气会更旺，从而极大地伤害心脏，使心脏力量减弱，影响人体健康。因此，冬天，要少食用咸味食品，以防肾水过旺；多吃些苦味食物，以补益心脏，增强肾脏功能，常用食物如橘子、羊肝、大头菜、槟榔、猪肝、莴苣、醋、茶等。

减少活动，调整睡眠

冬季是潜藏的季节，过度活动会耗散人体内的真气。此时，应减少室外活动，早睡晚起，使精神情志安宁而不妄动，远离寒冷的刺激，避免出汗而损伤正气，从而达到"藏气"的目的。

《内经》名言

原文： 使志若伏若匿，若有私意，若已有得。

释文： （冬季）应避免各种不良情绪的干扰和刺激，让心情始终处于淡泊宁静的状态，遇事做到含而不露，秘而不宣，使心神安静自如，让自己的内心世界充满乐观喜悦的情绪。

第九章 四季养生

四时阴阳之气的运行

气到来得早、晚、高、低等与季节的变化、地势的高低有关。下图所示为四时之气的运行规律。

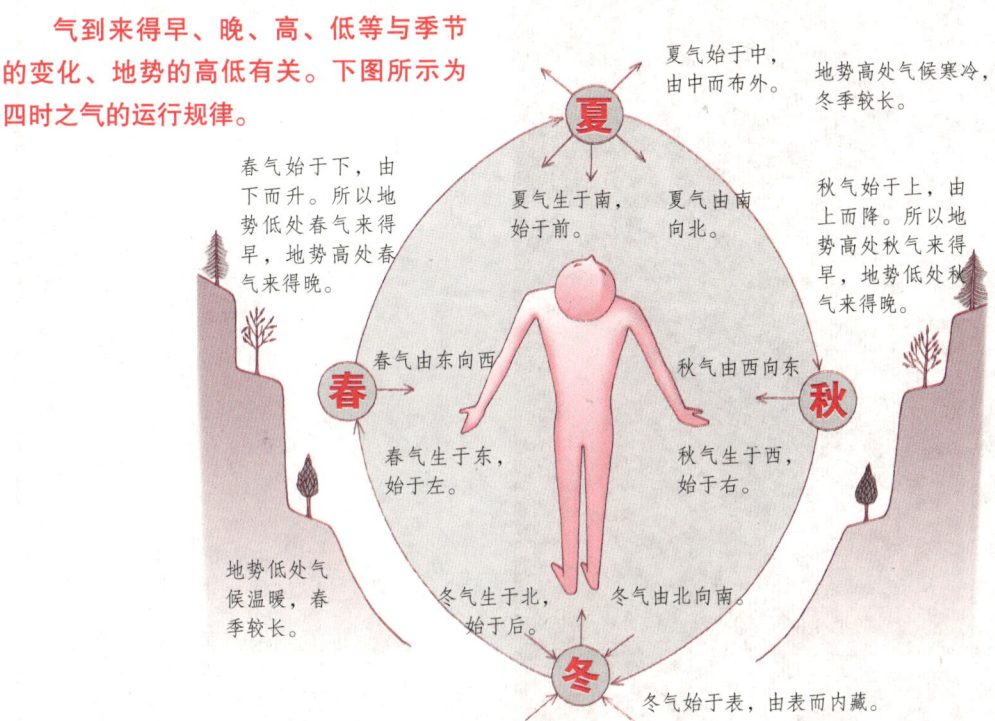

疾病的隐和显

人体感受了外邪，有时候并不会马上表现出来，而是经过一段潜伏期之后才显现出来。人体在四季感受外邪和发病的规律如右图所示。

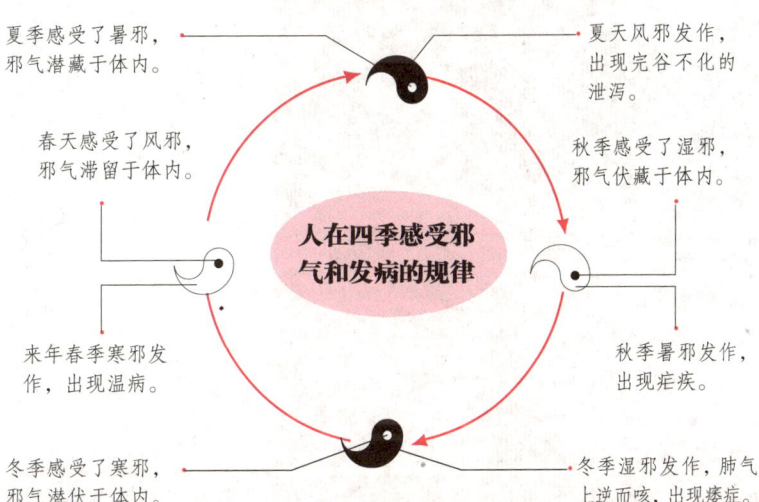

第十章

饮食养生

人体靠五谷来滋养，调和饮食、谨和五味是养生的重要组成部分。根据五味与脏腑和季节的对应关系，在相应的季节要养相应的脏，而不同的味入不同的脏。但是，对五味的摄入要适度才能起到养生的效果，否则，过食五味又会对五脏形成伤害，使人发病。

本章目录

170 / 人体靠五谷来滋养

172 / 食物在体内的运化

174 / 五色、五味与养生

176 / 过食五味的后果

178 / 五行生克与饮食养生

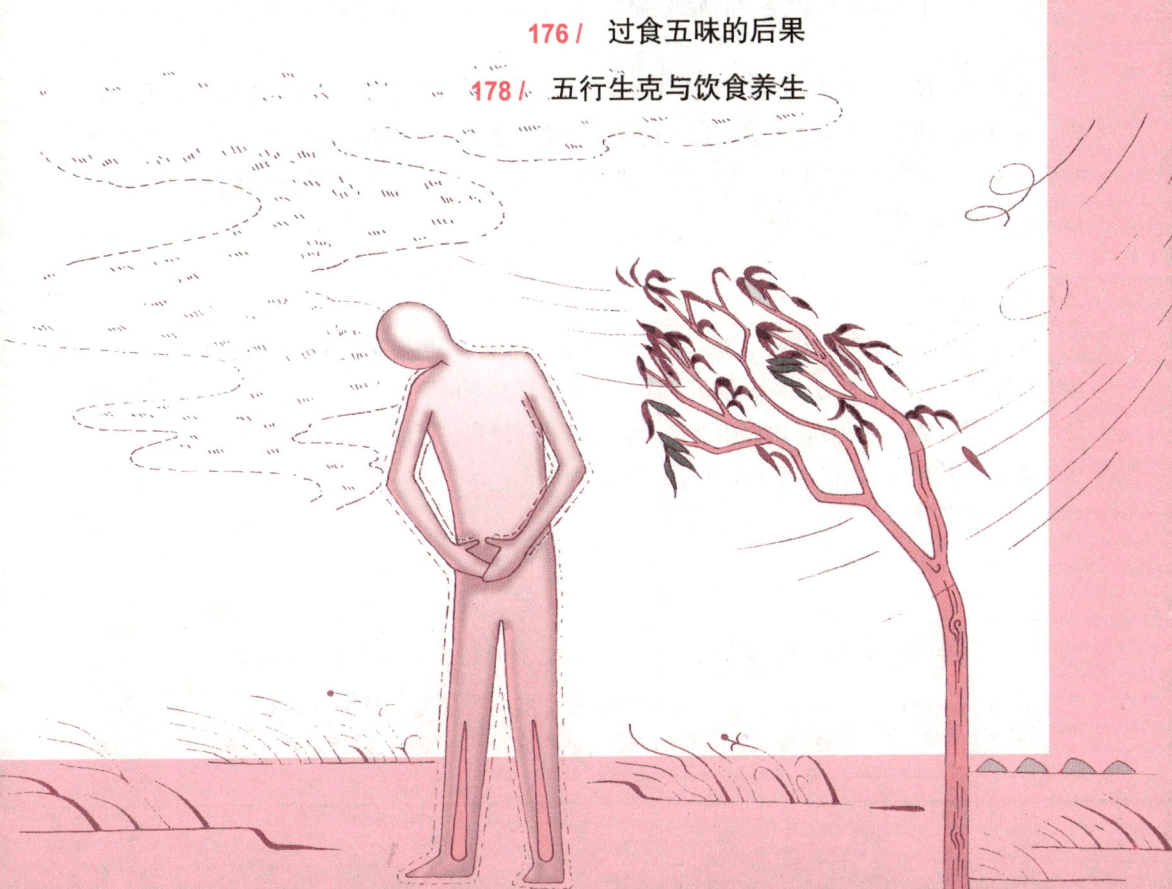

人体靠五谷来滋养

> 五谷，是指五种谷物。有的说是指稻、黍、稷、麦、菽，有的说是指麻、黍、稷、麦、菽。《黄帝内经》中的五谷是指：麦、黍、稷、稻、豆。根据五行原理，五谷分别对应五脏：麦对应肝，黍对应心，稷对应脾，稻对应肺，豆对应肾。

五谷的性味

在五谷中，粳米味甘，芝麻味酸，大豆味咸，麦味苦，黄米味辛。在五果中，枣子味甘，李子味酸，栗子味咸，杏子味苦，桃子味辛。在五畜中，牛肉味甘，狗肉味酸，猪肉味咸，羊肉味苦，鸡肉味辛。在五菜中，葵菜味甘，韭菜味酸，豆叶味咸，薤味苦，葱味辛。

人靠五谷来滋养

人出生以后，五谷入胃，化生精微而濡养全身，就会使全身的脉道得以贯通，从此血气才能在脉道中运行不息，濡养全身，而使生命维持不息。精、气、津、液、血、脉六气皆由五谷精微所化生。人凭借天空中的清气与地上的五谷生存，顺应四时、阴阳、寒暑，有规律地递迁、生活。

《黄帝内经》中对五谷的作用已有认识：用毒药攻伐邪气，以五谷为滋养，五果为辅助，五畜肉为补益，五菜为补充。用谷肉果菜气味调和服食，可以补益精气。在讲述服用药物应遵循的原则时说，当病邪祛除到十分之九时，应当停药，剩余的未祛除的病邪用五谷、肉类、果品、蔬菜等饮食调养。

五谷可治病

《素问·移精变气论篇》中说，中古时候的医生治病，当疾病发生以后才进行治疗，先服五谷制成的清酒一类的汤液，服用十天，用来治疗"八风""五痹"等病邪。如果十天病还没好，再用草药来治疗。因医生能掌握病情，处理得当，所以，病也会痊愈。《素问·玉版论要篇》中也说，病情比较轻，可用五谷汤液调。

《内经》名言

原文：人以水谷为本，故人绝水谷则死，脉无胃气亦死。所谓无胃气者，但得真脏脉不得胃气也。

释文：人的生命以饮食水谷为根本，所以当断绝饮食水谷时，人就要死亡。水谷精微，是由脾胃产生而布散到全身的，并且可以从脉象上反映出来。所以，如果脉象中没有和缓的胃气，人也要死亡。

第十章 饮食养生

谷气归走五脏

水谷以食物的形式进入胃，经过胃的消化转化为精微物质，然后水谷精微中的五味依五脏所喜归走于其所喜之脏。

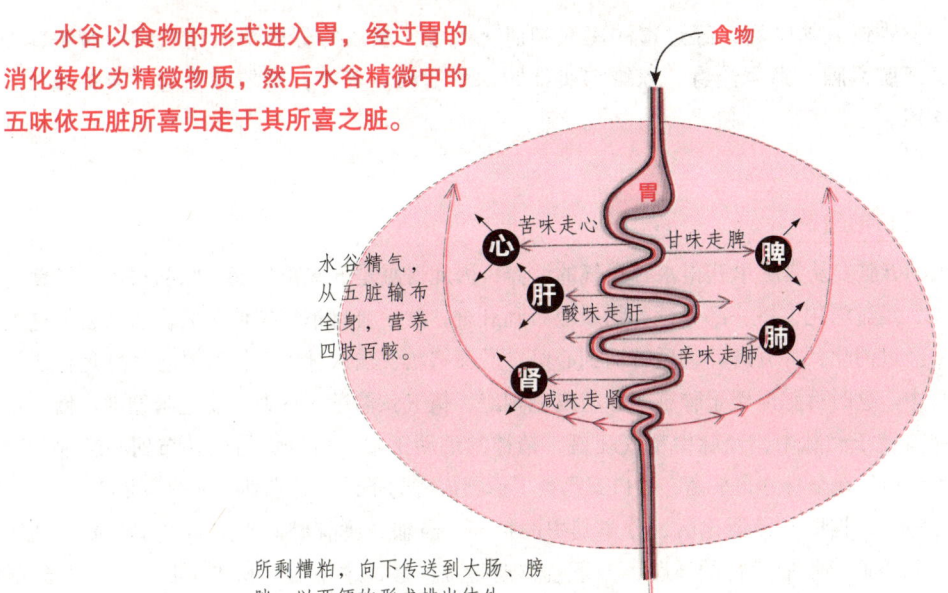

水谷精气，从五脏输布全身，营养四肢百骸。

所剩糟粕，向下传送到大肠、膀胱，以两便的形式排出体外。

血、气的同一性

食物在胃里消化后被运化至全身，是机体活力的源泉。人体内的血、气都从此而来，它们实际都是同一种物质。

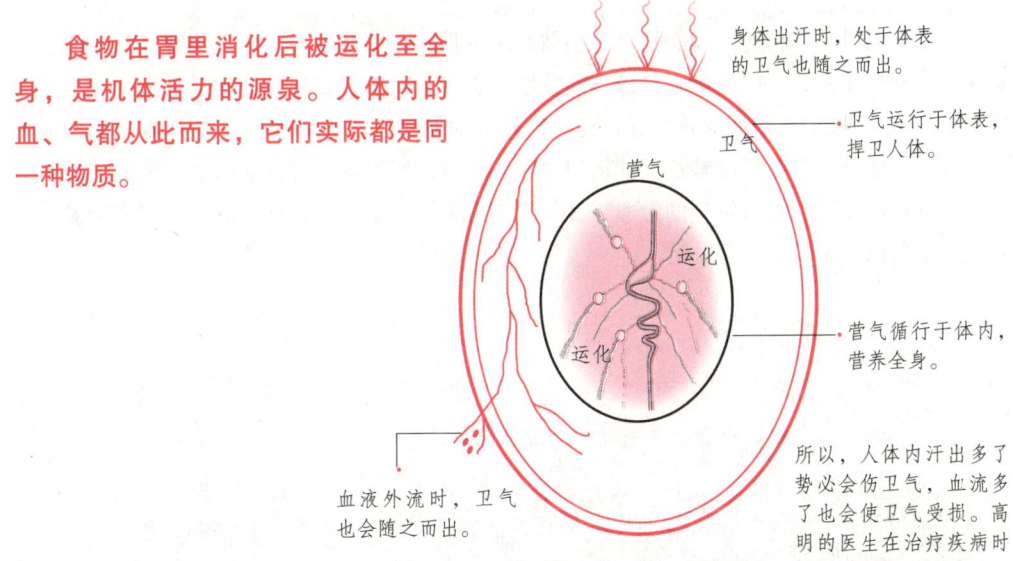

所以，人体内汗出多了势必会伤卫气，血流多了也会使卫气受损。高明的医生在治疗疾病时必须注意这一点。

食物在体内的运化

食物进入体内后，经过胃的腐熟和消化吸收，然后将分离出的精气经由脾脏输布至五脏六腑，乃至全身，以维持机体的生命活动。其中，脾的运化起了至关重要的作用。

食物在体内的输布

人的五脏要从胃脏里获得水谷精气的滋养，因此胃脏是五脏精气衰、旺的根本。饮食进入胃中，经过消化，将一部分营养物质散布到肝脏，然后再将精气扩散到筋。所饮食物进入胃中，经过消化，部分营养物质转输到心脏，后又将精气输入脉中。精气沿着经脉运行，归于肺脏中。这时百脉汇聚于肺脏，脉与皮毛相应，精气就输送到皮毛。皮毛与经脉、精气相合，精气流于经脉中，经脉中精气旺盛，精神的活动正常，精气均匀地散布到心肝脾肺四脏，于是精气在全身分布平衡，寸口就具备了诊断疾病的条件，凭借其判断是生是死。

食物进入胃中，经消化后，分离其中的精气，再输送到脾脏。脾脏布散精气向上到达肺脏，肺脏调通水液运行的道路，向下输送至膀胱。这样水精四散布于全身，与五脏经脉并行，且运行规律与四季及五脏的阴阳变化相应。推测其中的变化规律，应属于正常的生理现象。

脾主运化

脾与胃仅以一脉相连，却能替胃传输散布水谷精气。这是因为，足太阴脾经属三阴，贯穿于胃，隶属于脾，上络于咽喉，所以足太阴经能替胃将水谷精气传输到手足三阴经。足阳明胃经与足太阴脾经互为表里，是五脏六腑营养的来源，能够将脾经之气传输到手足三阳经。五脏六腑都依靠脾经的输送以获得胃的水谷精气，所以脾能替胃输送水谷精气。如果脾脏病了，四肢得不到水谷精气的滋养，经气日渐衰弱，脉道不畅，筋骨肌肉都得不到滋养，日久，四肢便失去了正常的功能。

《内经》名言

原文：人受气于谷，谷入于胃，以传于肺，五藏六腑皆以受气；其清者为营，浊者为卫。

释文：人体的精气是由水谷产生的，水谷进入胃中，经过脾的消化吸收，化生为水谷精气并向上传至肺，再借肺气的输布功能传送到全身百脉，从而五脏六腑都可接受水谷精气。其水谷精气中，轻清而富于营养作用的是营气，重浊而剽悍的是卫气。

第十章 | 饮食养生

胃是五脏精气衰、旺的根本

人体要靠五脏之气营养全身,但五脏之气必须依靠胃气才能运营。否则,如果胃气不能与脏气一并运行,呈现出真脏脉,人就会死亡。

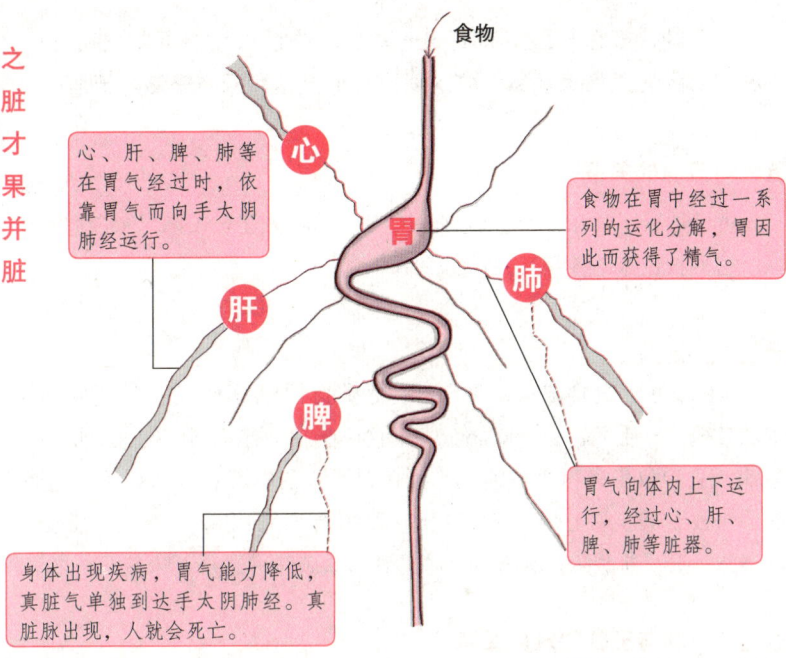

心、肝、脾、肺等在胃气经过时,依靠胃气而向手太阴肺经运行。

食物在胃中经过一系列的运化分解,胃因此而获得了精气。

胃气向体内上下运行,经过心、肝、脾、肺等脏器。

身体出现疾病,胃气能力降低,真脏气单独到达手太阴肺经。真脏脉出现,人就会死亡。

脾的运化与升清

进入胃中的食物被腐熟,然后由脾将胃中的水谷精气运送到五脏六腑,这是五脏六腑的营养来源。

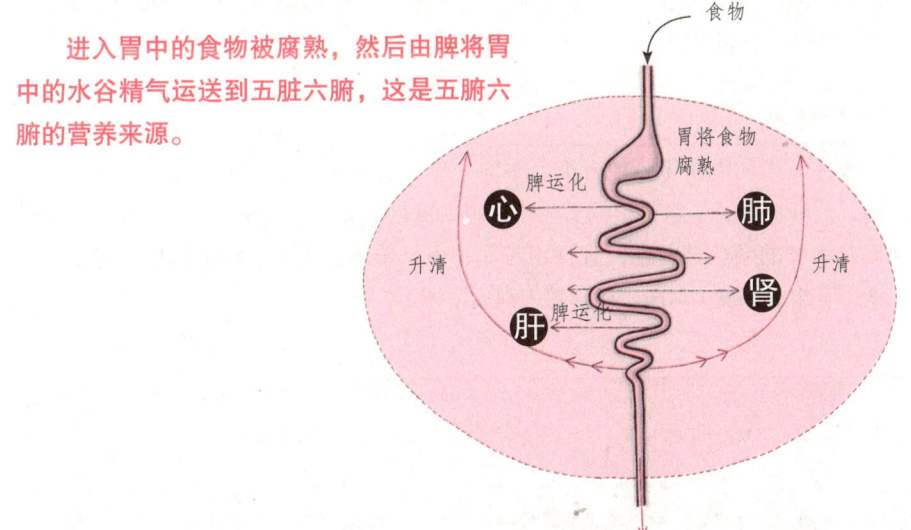

五色、五味与养生

五味、五色与五脏有着一一对应的关系，我们可以根据五行生克的原理，通过观察面色的变化来判断五脏的病变，通过调和五味来滋养五脏。

五色与五味的关系

黄色适宜于甘味，青色适宜于酸味，黑色适宜于咸味，赤色适宜于苦味，白色适宜于辛味。这五种色味，各有其相宜的关系。

五脏与五味

咸味属水，过食咸味，会导致血脉凝涩不畅，面色改变；苦味属火，过食苦味，会导致皮肤枯槁，汗毛脱落；辛味属金，过食辛味，会导致筋脉拘急，爪甲枯槁；酸味属木，过食酸味，会导致皮肉粗厚皱缩无弹性，口唇干裂掀起；甘味属土，过食甘味，会导致骨骼疼痛，头发脱落。以上是五味偏嗜所导致的损害。所以，五味与五脏相关，心喜欢苦味，肺喜欢辛味，肝喜欢酸味，脾喜欢甘味，肾喜欢咸味，这是五味与五脏之气相对应的关系。

五色、五味与五脏的对应关系

五色、五味与五脏对应的关系是：白色、辛味与肺相应，红色、苦味与心相应，青色、酸味与肝相应，黄色、甘味与脾相应，黑色、咸味与肾相应。由于五脏分别与筋、骨、脉、肌肉、皮肤相应，所以白色又与皮肤相应，赤色又与脉相应，青色又与筋相应，黄色又与肌肉相应，黑色又与骨相应。

五味、五色与养生

肝主青色，宜食用甘味，粳米饭、牛肉、枣、葵菜等都属甘味；心主赤色，宜食用酸味，犬肉、芝麻、李子、韭菜等都属酸味；脾主黄色，宜食用咸味，大豆、猪肉、栗子、藿等都属咸味；肺的颜色是白色，宜食用苦味，麦、羊肉、杏子、薤等都属于苦味；肾主黑色，宜食用辛味，黄黍、鸡肉、桃、葱等都属辛味。

《内经》名言

原文： 故心欲苦，肺欲辛，肝欲酸，脾欲甘，肾欲咸，此五味之所合也。

释文： 苦味属火入于心，辛味属金入于肺，酸味属木入于肝，甘味属土入于脾，咸味属水入于肾，淡味亦附属于土而先入于胃。这就是所说的五味各自所入的脏腑。

第十章 饮食养生

五脏荣枯在面色上的表现

一个人五脏的荣枯会在面色上有所表现。而五色又对应身体的五脏。所以，观察面部颜色的变化可以推测这个人五脏的健康状况。

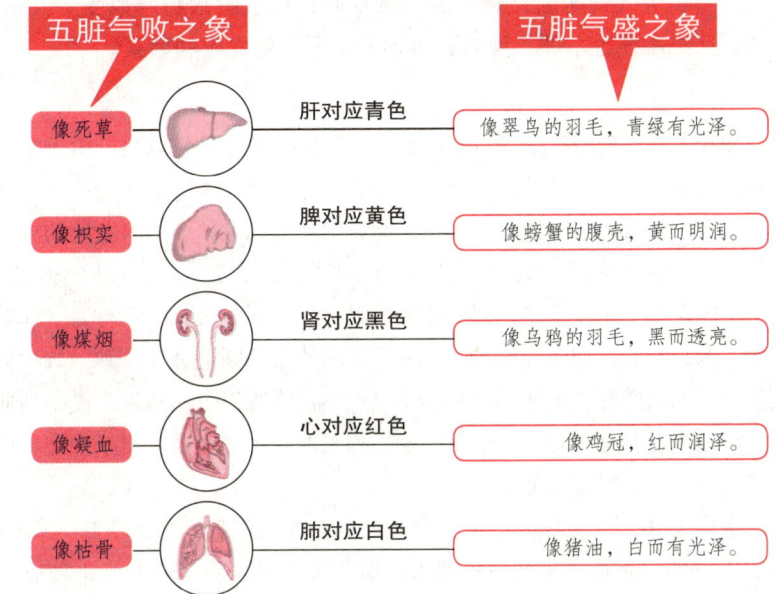

五脏气败之象
- 像死草 —— 肝对应青色
- 像枳实 —— 脾对应黄色
- 像煤烟 —— 肾对应黑色
- 像凝血 —— 心对应红色
- 像枯骨 —— 肺对应白色

五脏气盛之象
- 像翠鸟的羽毛，青绿有光泽。
- 像螃蟹的腹壳，黄而明润。
- 像乌鸦的羽毛，黑而透亮。
- 像鸡冠，红而润泽。
- 像猪油，白而有光泽。

五色、五味、五声

五运之气的阴阳变化，在不断地影响着自然界的万事万物。阴阳变化所生之五色、五味、五声随时都在影响着人身体的健康程度。

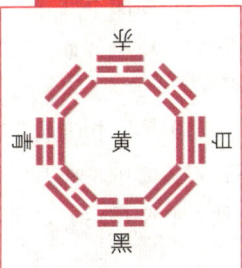

五色（青、黄、白、黑）

五色即青、赤、黄、白、黑。五色分别与人体内的五脏对应。其中，青色与肝对应，赤色与心对应，黄色与脾对应，白色与肺对应，黑色与肾对应。

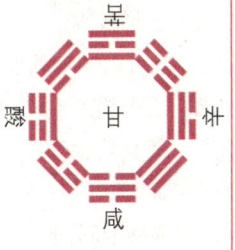

五味（酸、甘、苦、咸）

五味即酸、甘、苦、辛、咸。五味可以养五脏，但过食则伤五脏。

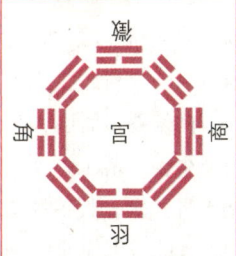

五声（角、宫、羽、商、徵）

五声即宫、商、角、徵、羽。五声分别对应人体内的五脏。肝对角，心对徵，脾对宫，肺对商，肾对羽。

过食五味的后果

食物进入胃腑后，化生为精微物质，被五脏六腑所禀受。又由于五味的性质不同，所走途径也不同，所以，过食五味会产生相应的后果。

酸味入筋，食酸味偏多，会引起小便不通；酸味入胃以后，由于酸味涩滞，具有收敛的作用，只能行于上、中二焦，而不能迅速吸收转化，便停滞在胃中。胃腑之中温和，则下行注入膀胱，膀胱之皮薄而软，如得酸味则会收缩曲卷，膀胱口紧闭约束，水液运行之道不能通行，所以小便就会不通。前阴是宗筋会聚的地方，肝主筋，所以说酸走筋。

咸味走血，多食咸味，则会使人口渴。这是因为，咸味入胃后，气味行于中焦，输注于血脉，与血相合，使血液浓稠，需要胃中的津液不断地补充调和。胃中津液不断注入以补充调剂血液而被消耗，则津液减少而不足，不足则难以上润咽部，使得咽部和舌根感到焦躁，所以口渴。血脉是中焦化生的精微输布周身的通道，血液也出于中焦，咸味上行于中焦，所以咸味入胃后，就走入血分。

辛味走气，多食辛味，则会使人内心空虚。这是因为，辛味入胃后，它的气味行于上焦。上焦的功能是将来自中焦的水谷精微布散到体表。若姜、韭之辛味常熏蒸于上焦，营卫之气不断受扰，且其气久久停留于心下之处，就会使人产生内心空虚。辛味常与卫阳之气同行，所以辛味入胃以后促使卫阳之气外达而汗出，辛味也随汗而排泄，这就是辛味走气的道理。

苦味走骨，多食苦味，则会使人呕吐。这是因为，苦味入胃后，五谷的其他气味都不能胜过它。当苦味进入下脘后，三焦的通路都受其影响而气机阻闭不通利。三焦不通，胃内食物不得通调、输散，胃气因而上逆形成呕吐。牙齿，是骨之所余部分，苦味入胃后走骨亦走齿，如已入胃之苦味重复吐出，就可以知道其已经走骨了。

甘味善走肌肉，过食甘味，使人感到心胸烦闷。这是因为，甘味入于胃中，它的气味柔弱细小，不能上达于上焦部位，而与饮食物一同存留在胃腑之中，使人胃腑柔润，胃腑柔润则气机和缓，气机和缓则致诸虫而动，虫行扰动则会使人心中烦闷。甘味可以入脾，脾主肌肉，甘味外通于肌肉，所以，甘味善走肌肉。

《内经》名言

原文：饮食有节，起居有常，不妄劳作，故能形与神俱。

释文：饮食有一定的节制，起居有一定的规律，不做那些无节制的事，才能使形体和精神保持健康，这就是养生的道理。

第十章 饮食养生

五味走向与四季养生

一切食味都具有其不同的特点，味辛的有发散作用，味酸的有收敛作用，味甜的有缓和作用，味苦的有坚燥作用，味咸的有软坚作用等。所以根据四季特点饮食也要调和五味。

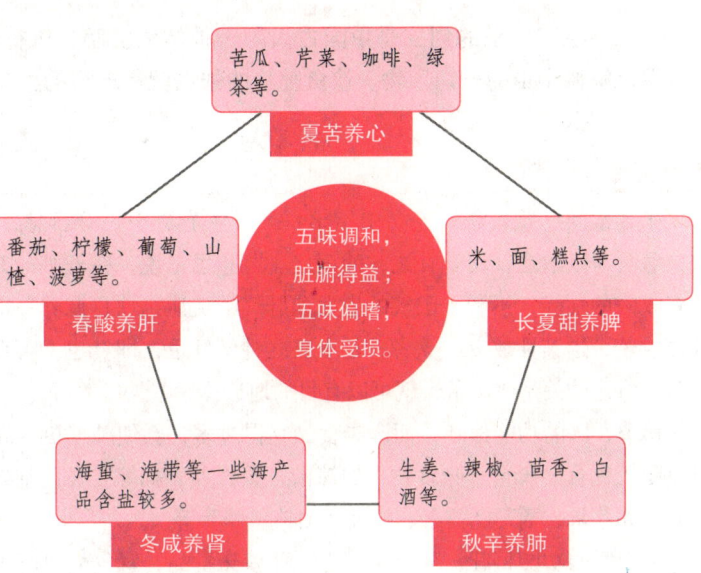

- 苦瓜、芹菜、咖啡、绿茶等。——夏苦养心
- 番茄、柠檬、葡萄、山楂、菠萝等。——春酸养肝
- 米、面、糕点等。——长夏甜养脾
- 海蜇、海带等一些海产品含盐较多。——冬咸养肾
- 生姜、辣椒、茴香、白酒等。——秋辛养肺
- 五味调和，脏腑得益；五味偏嗜，身体受损。

四气、五味与养生

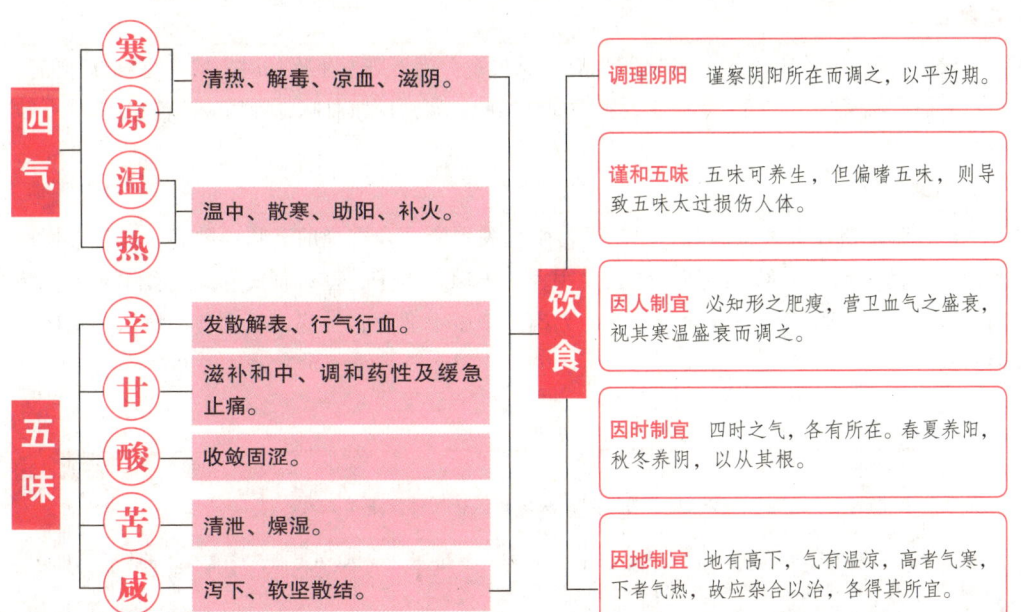

四气
- 寒凉：清热、解毒、凉血、滋阴。
- 温热：温中、散寒、助阳、补火。

五味
- 辛：发散解表、行气行血。
- 甘：滋补和中、调和药性及缓急止痛。
- 酸：收敛固涩。
- 苦：清泄、燥湿。
- 咸：泻下、软坚散结。

饮食
- 调理阴阳：谨察阴阳所在而调之，以平为期。
- 谨和五味：五味可养生，但偏嗜五味，则导致五味太过损伤人体。
- 因人制宜：必知形之肥瘦，营卫血气之盛衰，视其寒温盛衰而调之。
- 因时制宜：四时之气，各有所在。春夏养阳，秋冬养阴，以从其根。
- 因地制宜：地有高下，气有温凉，高者气寒，下者气热，故应杂合以治，各得其所宜。

五行生克与饮食养生

五行生克学说的创立是中国古人的一种伟大发明，五行学说自创立之日起就可以用来解释宇宙的一切事物。饮食养生的依据就是五行的生克原理。

五行生克与季节饮食

在《素问·藏气法时论》中指出："肝主春，……肝苦急，急食甘以缓之，……肝欲散，急食辛以散之，用辛补之，酸泻之。"意思是说，在五脏与五味的关系中，酸味入肝，具有收敛的性能，不利于阳气的生发和肝气的疏泄，饮食调养一定要投其脏腑所好，即"违其性故苦，遂其性故欲。欲者，是本脏之神所好也，即补也。苦者是本脏之神所恶也，即泻也"。将这种关系明确了，就可以有目的地选择一些护肝养肝、疏肝理气的草药和食品。

秋季，肺的功能偏旺，而辛味食品吃得过多，会使肺气更加旺盛，进而还会伤及肝气，所以秋天饮食要少食辛味食物，如辣椒、葱、姜、蒜等。在此基础上多吃些酸味食物，以补肝气，如苹果、葡萄、芒果、柠檬、山楂、荸荠等。

冬天肾的功能偏旺，如果再多吃一些咸味食品，肾气会更旺，从而极大地伤害心脏，使心脏力量减弱，影响人体健康。因此，冬天要少食用咸味食品，以防肾水过旺；多吃些苦味食物，以补益心脏，增强肾脏功能。

饮食五禁

根据五行生克的原理，五味之间也有生克关系。当五脏发生疾病时，要注意对五味的禁忌：肝病应禁辛味，心病应禁咸味，脾病应禁酸味，肾病应禁甘味，肺病应禁苦味。

饮食五宜

五宜就是指在五脏患病时，根据五行生克关系所适合选择的五味：脾病，适宜食用粳米饭、牛肉、枣、葵菜；心病，适宜食用麦、羊肉、杏子、薤；肾病，适宜食用大豆、猪肉、栗子、藿；肝病，适宜食用芝麻、犬肉、李子、韭菜；肺病，适宜食用黄米、鸡肉、桃、葱。

《内经》名言

原文：五味所入：酸入肝，辛入肺，苦入心，咸入肾，甘入脾，是谓五入。

释文：五味各有走向：酸味入肝而走筋，辛味入肺而走气，苦味入心而走血，咸味入肾而走骨，甜味入脾而走肉。这就是五味走向各部的具体情况。

五味与五脏疾病的治疗

中医认为，五脏与五味有一一对应的关系，当某一脏发生病变时，就是根据五脏所喜之味采取或补或泻的方法。

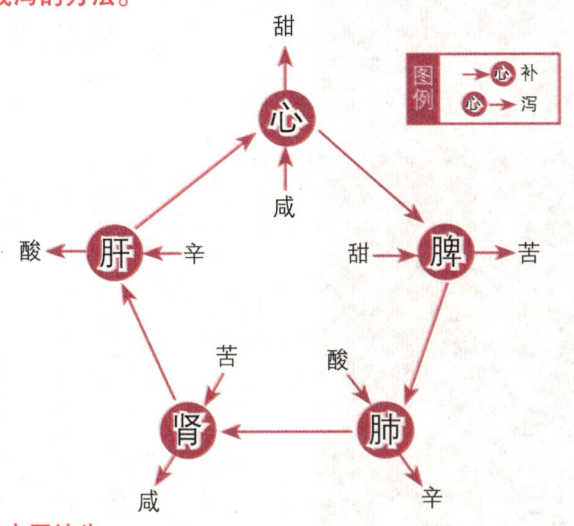

中医认为

肝气喜散，应服用辛味药物促其散，用辛味药补，用酸味药泻。
心适宜软，应服咸味药使其软，用咸味药补，用甜味药泻。
脾喜弛缓，应服甜味药使其缓，用甜味药补，用苦味药泻。
肺喜收敛，要服酸味药使其收，用酸味药补，用辛味药泻。
肾喜坚实，应立刻服苦味药使其坚实，用苦味药补，用咸味药泻。

五味与五脏

《黄帝内经》中多次提到五味与五脏的关系，五味分别归走五脏，五脏分别有各自的喜好之味，五味又分别滋养五脏，具体内容为：

分类	五味与五脏的关系	内容出处
五味所入	酸入肝，辛入肺，苦入心，咸入胃，甘入脾。	《素问·宣明五气篇》
五脏所欲	心欲苦，肺欲辛，肝欲酸，脾欲甘，肾欲咸。	《素问·五脏生成篇》
五味所生	酸生肝，苦生心，甘生脾，辛生肺，咸生肾。	《素问·阴阳应象大论》
五味所走	酸走筋，辛走气，苦走血，咸走骨，甘走肉。	《灵枢·九针论》

第十一章

情志养生

人有七情六欲，如果能对自己的情绪加以合理控制，就会对养生起到增益效果，使人达到形神合一的境界。否则，七情太过，会对五脏形成伤害，进而影响身体健康。欲望太过而不加以节制，会使人百病丛生。只有神形气血正常才能身体康健。

本章目录

182 / 形神合一方能百病不侵

184 / 七情对五脏的影响

186 / 房事养生

188 / 神形气血的有余和不足

190 / 气的盛虚与梦境

192 / 邪气在体而致梦

194 / 气滞而致梦

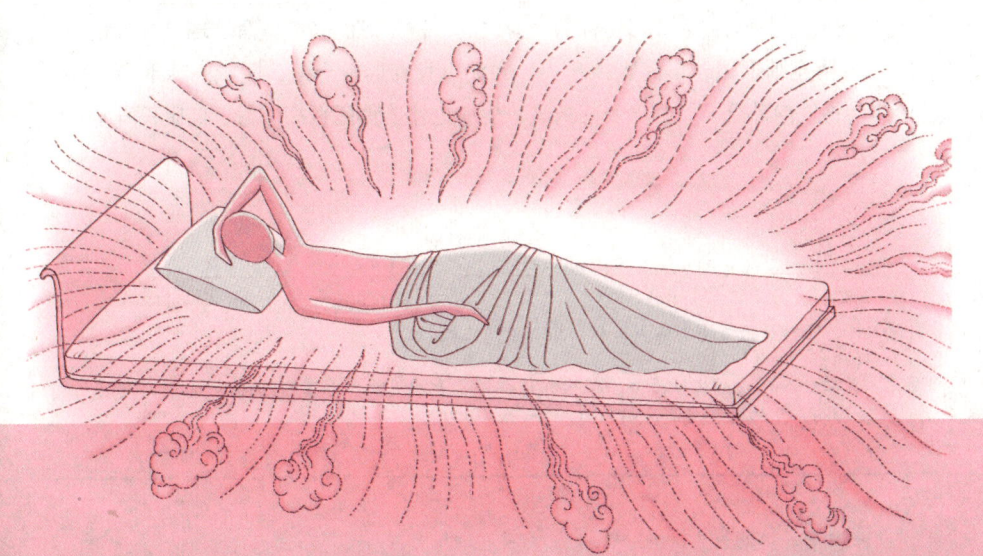

形神合一方能百病不侵

《黄帝内经》将形体的强健与精神的安宁放在同样重要的位置上,认为这是人体健康长寿的重要途径。

什么是形和神

所谓形,是说眼睛还没有看清楚疾病,但摸到疼痛的部位,再从经脉考察,但有时病情突然现于眼前,但按寻不到,又不知病情,所以叫形。

所谓神,是指耳朵虽未听到,眼睛也虽未看到,但内心却很清楚地领悟到了,不能用口表达出来。虽有很多人在观察,却只有我一人见到了,原来还很模糊,现在突然变得很清楚了,就好像风吹浮云一样,所以叫作神。中医用"五神"(神、魂、魄、意、志)、"五志"(怒、喜、思、忧、恐)等概念加以概括。以三部九候诊法为本源,能够领悟出神的妙用,《九针》的理论不必拘守。

形神分散伤害健康

血、脉、营、气、精、神皆被五脏所藏,如果有人奢淫无度,恣意耗伤,则神就离其五脏而致精气散失,魂魄飘荡,意志恍惚,丧失智慧和思想。

惊恐过度和思虑太多易伤神气,神气损伤则恐惧倍增,经气流散不止。因悲伤过度而伤及内脏的,经气耗竭以致丧失生命。喜乐过度则神气外散而体内不藏。忧愁过度则血气阻塞而不通。大怒不止则神志迷惑而难以治疗。恐惧过度则神气散失而体内无存。

形神合一才能百病不侵

形为生命之基,神是生命的主宰。形是神的藏身之处,神是形的高级生命体现。二者相辅相成,密不可分。"精充则形健,形健则神旺。"因此,只有形神合一,阴阳调节平衡,精气才能充沛,形体与神气内外合一,神气就能内藏,生命也才能得以百病不侵、健康长寿。

《内经》名言

原文: 精相搏谓之神,随神往来者谓之魂,并精而出入者谓之魄。

释文: 阴阳两精相互结合而形成的生命活力,就叫作神;伴随着神气往来存在的精神活动,叫作魂;依傍着精气的出入流动而产生的神气功能,叫作魄。

第十一章 情志养生

五脏所藏

人体的精、神、气都被五脏所藏，具体到五脏，所藏也有不同。治疗疾病时要想达到预期的效果，必须以此为依据。

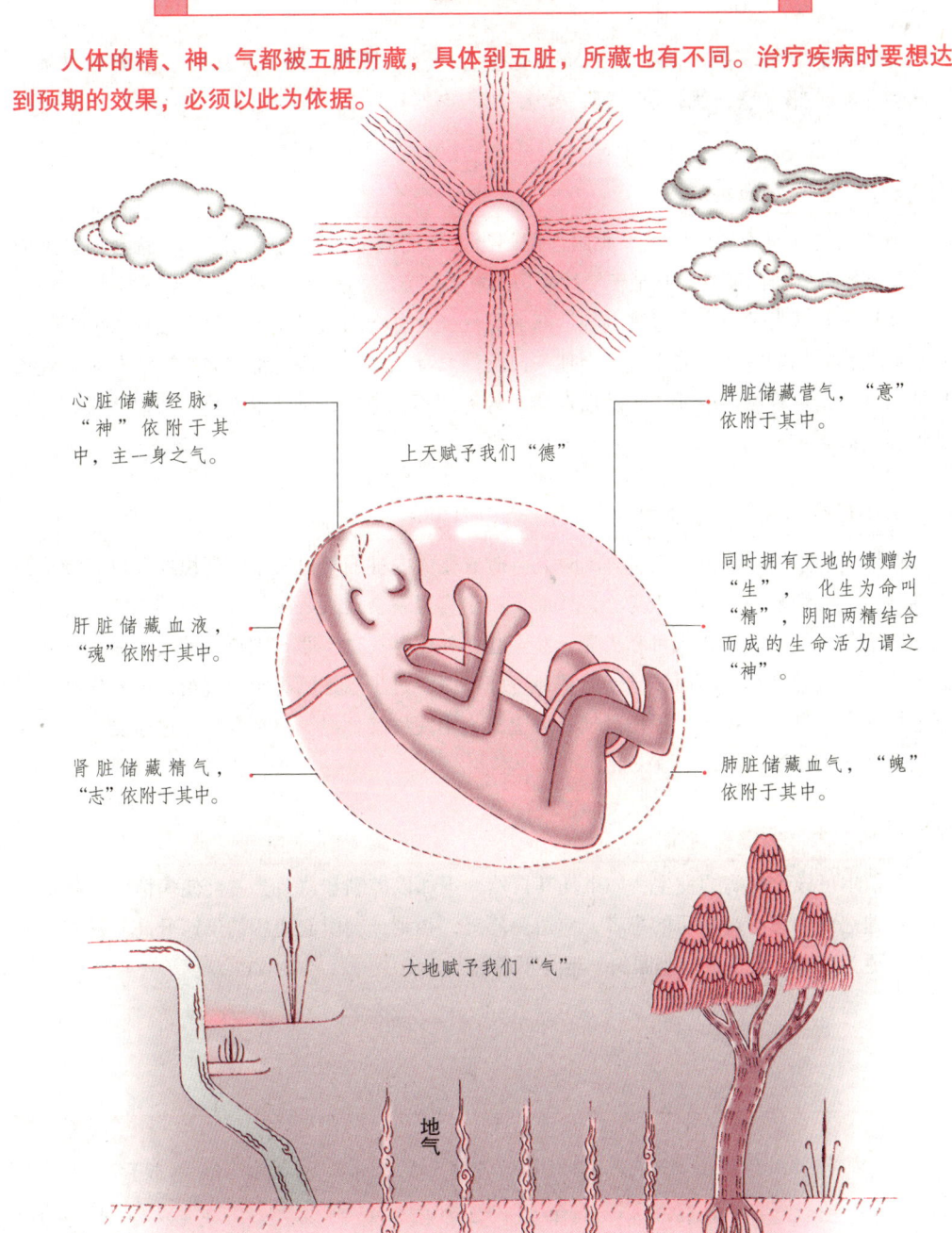

心脏储藏经脉，"神"依附于其中，主一身之气。

上天赋予我们"德"

脾脏储藏营气，"意"依附于其中。

肝脏储藏血液，"魂"依附于其中。

同时拥有天地的馈赠为"生"，化生为命叫"精"，阴阳两精结合而成的生命活力谓之"神"。

肾脏储藏精气，"志"依附于其中。

肺脏储藏血气，"魄"依附于其中。

大地赋予我们"气"

地气

七情对五脏的影响

人有心、肝、脾、肺、肾五脏，化生为心气、肝气、脾气、肺气、肾气，从而产生了喜、怒、悲、忧、思、恐、惊七种情志。

七情太过激烈会伤害内脏

当人的精神对外界反应过于激烈甚至超出人体能调节的范围的情志时，就会伤害到内脏，引起脏腑气血的紊乱，甚至于导致疾病的发生。

喜怒等七情太过会伤人五脏之气，寒暑等气候太过会伤人形体。暴怒会损伤人的阴气，暴喜会损伤人的阳气。情绪太过，会使气血突然紊乱上冲，充满上部的经络，于是阳气脱离形体，从而出现昏厥甚或死亡。所以对喜怒等七情不加节制，对寒暑变化不加以调摄，生命就不能长久。

七情会对脏腑的气机产生影响

七情过于激烈导致机体疾病，同时也会造成相关内脏的气机失常。喜悦本可以舒缓紧张情绪，令人心情舒畅，有益于身心，然而，过于喜悦就会使人心神涣散、心神不宁；过于发怒，则会使肝气上逆，使人目赤头痛，甚至吐血昏倒等；过于悲伤则消耗肺气，使人气短、乏力；过于忧愁则肺气不通畅，使人精神萎靡不振；过于思虑则可导致气结，劳神伤脾；过于恐惧，会使气向下运行，损伤肾气，可造成大小便失禁，男子遗精等症；过于受惊，使气机紊乱，使人心神不定、惊慌失措。

情志波动太大，会加重病情

七情本可导致疾病的发生，如果任其自然，不加以控制和调节，就会使病情更加严重，甚至迅速恶化。患有高血压的患者，应避免暴怒，否则，会引起血压的迅速升高，甚至造成昏厥，更为甚者，会造成口㖞眼斜、半身不遂等。

《内经》名言

原文： 余知百病生于气也。怒则气上，喜则气缓，悲则气消，恐则气下，惊则气乱，思则气结。

释文： 我已经知道许多疾病的发生，都是和气的变化有关。大怒则气向上逆行，大喜则气涣散，大悲则气消损，大恐则气下沉，受惊则气紊乱耗损，思虑过度则气郁结。

第十一章 情志养生

情志伤五脏

情志活动与内脏关系十分密切，懂得调节自己的情志，对于预防疾病、益寿延年有重要作用。

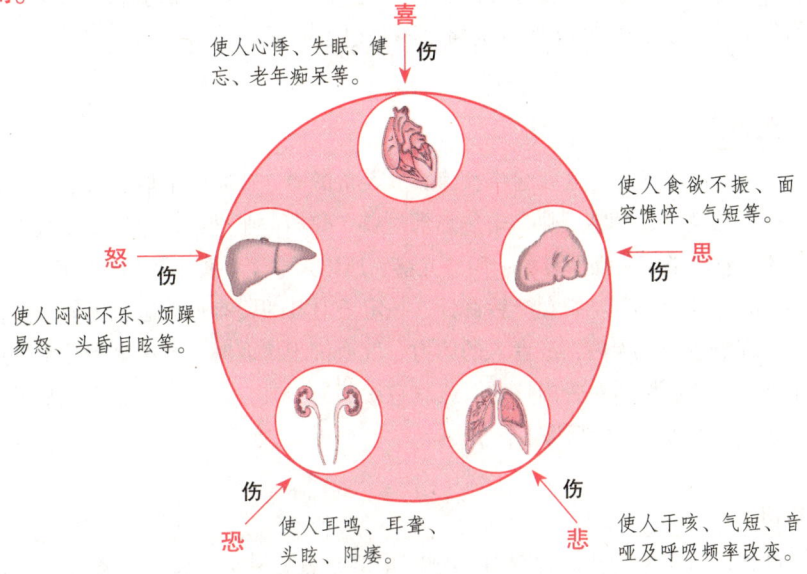

喜 伤：使人心悸、失眠、健忘、老年痴呆等。
思 伤：使人食欲不振、面容憔悴、气短等。
怒 伤：使人闷闷不乐、烦躁易怒、头昏目眩等。
恐 伤：使人耳鸣、耳聋、头眩、阳痿。
悲 伤：使人干咳、气短、音哑及呼吸频率改变。

气机变化对人体的影响

气机变化	对人体的影响
气机上逆	暴怒时气机上逆，严重者会呕血及泻下没有消化的食物。
气缓	喜则营卫之气运行通畅，但过喜可使心气涣散。
气消	过悲则心系拘急，肺叶举，上焦不通，营卫之气不散，热留于内而正气耗于外。
气下	大恐伤肾，肾精受损。上闭塞不通，下气无法上行，致使下部胀满。
气收、气泄	逢寒则肌肤腠理闭塞，营卫之气不能畅流，是为气收；受热则汗孔开，营卫之气随汗液而出，是为气泄。
气乱	大惊则心无依附，心神无归宿，心中疑虑不定。
气耗	过劳则气喘出汗，耗损体内和体表之气。
气结	久思则心气凝聚，心神归于一处，正气瘀滞而运行不畅。

房事养生

房事是人们生活的一部分，《黄帝内经》中提示我们，有些时候是不能行房事的，否则，会影响人对食物的消化，伤害人的内脏，影响治疗的效果。行房事不可过度，否则，会伤身而引发疾病。房事也不可过于频繁。

不可行房事的时间

酒醉行房事，汗出又受风气就会伤及脾脏。经常醉酒，或是吃饱后行房事，造成酒和食物停留在胃中无法消化，郁结成热，中焦热邪过盛，热布散于全身，出现小便黄赤等症状。酒性热而剽悍，肾阴必定受损而衰弱，阳气亢盛，所以形成了手脚发热的热厥病。

针刺不久的不可行房事。妇女产后百日，一定要对其关爱有加，避免忧郁恐惧，不要立即行房事。热邪痊愈一百天内，或者人的体力、气血都很虚弱时，行房事都是十分危险的。大病后还未恢复时四肢沉滞，骨肉疼酸，或气息缓弱而少气，心中虚弱惊悸，咽干唇燥，全身少血色，或饮食无味，不能行房事。

房事不可过度

用力过度，或行房事而大汗淋漓如同刚刚出浴，就容易损伤肾脏。若行房事时出汗而受风邪，为内风。房事过度，出汗后又用冷水淋浴，就会使肾脏受伤。行房事过度，会导致精气内伤而厥逆，进一步发展就会形成痔疝病，这种病是因为肾虚，少阴肾精内脱所形成的厥逆。

房事不可过于频繁

行房事的次数过于频繁，会导致宗筋弛纵，逐渐成为筋痿，以致遗精或白带。所以《下经》篇说，筋痿发生在肝脏，是由于行房事过度而引起的。起始于阴经的病变，多数是由于饮食无规律，居所环境失宜，行房事过度及喜怒无常等内因所引起的。

《内经》名言

原文： 五藏化液，心为汗，肺为涕，肝为泪，脾为涎，肾为唾，是谓五液。

释文： 五脏所化生的五液：心脏主化生汗液，肝脏主化生泪液，肺脏主化生涕液，肾脏主化生唾液，脾脏主化生涎液。这就是五脏化五液。

第十一章 情志养生

《产经》脉图

《产经》是我国古代的一部医书，书中用孕妇的形象，表现了经脉在体内的循行路径，以及与胎儿之间的关系。

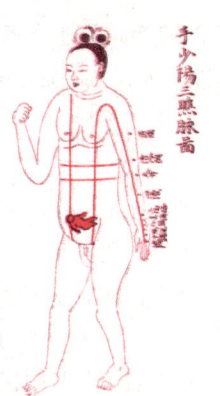
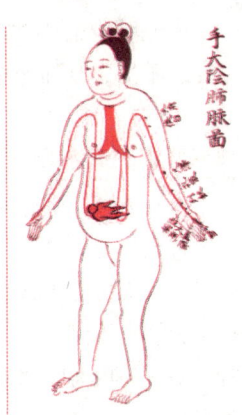
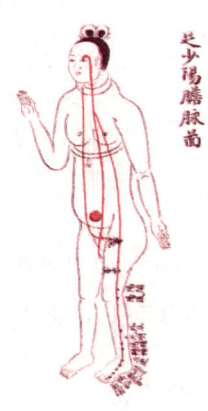
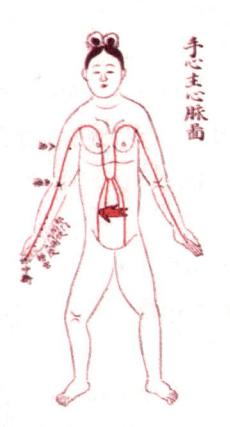
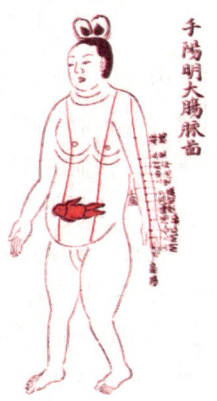
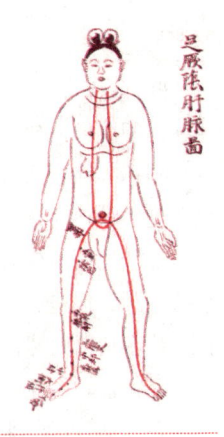
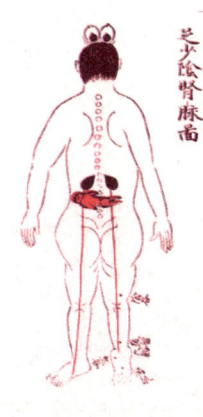
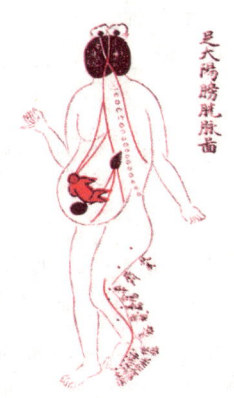
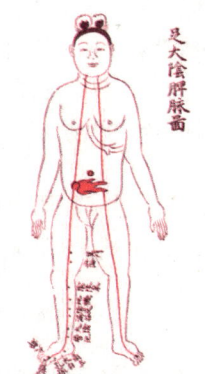
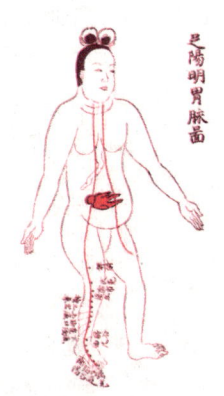

神形气血的有余和不足

> 五脏中的心主藏人体的神,肺主藏气,肝主藏血,脾主藏形,肾主藏志,五脏分工不同,从而形成人体。神、气、血、形、志各自既有有余,又有不足。

神形气血的有余和不足

神有余时,病人表现为常笑而不停;神不足时,病人就出现悲伤的情感。气有余时,病人表现为气喘、咳嗽、邪气上逆;气不足时,病人表现为鼻塞、呼吸不畅、气短且少。血有余时,病人表现为易发怒;血不足时,病人容易出现恐惧的情绪。形有余时,病人表现为腹部胀大,大小便不畅;形不足时,病人表现为四肢酸软无力,失去正常的活动功能。志有余时,病人表现为腹部胀大,伴有腹泻,且腹泻物中有未消化的食物;志不足时,病人表现为手脚冰冷。

病变时的诊治

神有余时,就应当针刺体内较小的络脉至出血,注意不要刺得太深,也不要损伤到大的经脉,照此方法施行,神气就可平和了。神不足时,要仔细观察空虚的络脉,先用手按摩使血气到达络脉,再针刺以疏通经脉,调和血气。针刺时不要出血,也不要使血气外泄,经脉得到疏通,神气自然就可平复了。

治疗气的病变时,如何采取适当的补法或泻法呢?方法是:气有余时,就采用泻法针刺它的经脉,但进针时不要太深而伤损其经脉,也不要出血和使血气外泄。气不足时,就采用补法针刺它的经脉,同样进针时不要使血气外泄。

血有余时,就采用泻法泄去充盛经脉中的邪气,并使经脉出血;血不足时,就仔细观察气血空虚的经脉,采用补法进行针刺,进针后留针,其时间长短要根据观察而得的脉象来决定,当脉搏跳动洪大有力时,应快速出针,不要让病人出血。

形有余时,就采用泻法针刺足阳明胃经的经脉;形不足时,就采用补法针刺足阳明胃经的络脉。

志有余时,采用泻法针刺然谷穴使其出血;志不足时,采用补法针刺复溜穴。

《内经》名言

原文:神有余有不足,气有余有不足,血有余有不足,形有余有不足,志有余有不足,凡此十者,其气不等也。

释文:神既有有余,又有不足;气既有有余,又有不足;血既有有余,又有不足;形既有有余,又有不足;志既有有余,又有不足。这十个方面的病理情况和表现各异。

第十一章　情志养生

神的有余和不足

神有余时，要泻，针刺体内较小的络脉；神不足时，要补，以调和气血。

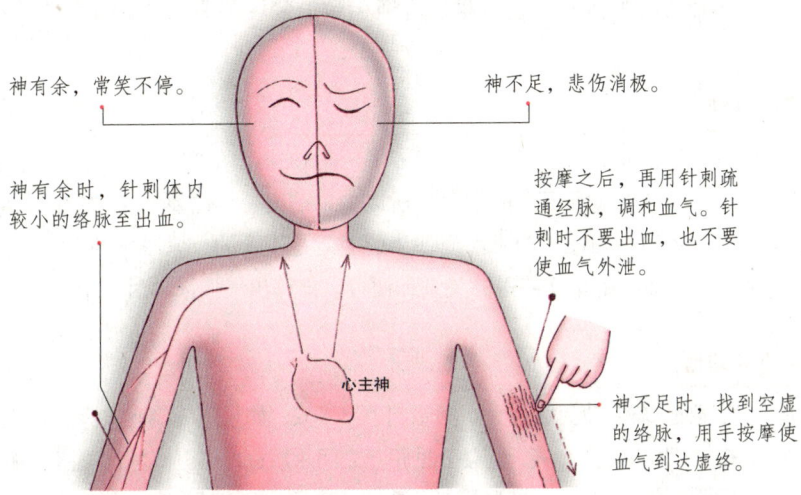

神有余，常笑不停。

神不足，悲伤消极。

神有余时，针刺体内较小的络脉至出血。

按摩之后，再用针刺疏通经脉，调和血气。针刺时不要出血，也不要使血气外泄。

心主神

神不足时，找到空虚的络脉，用手按摩使血气到达虚络。

心理暗示与中医结合治疗肺气微虚

人们很早就注意到了心理暗示的重要作用，并将其应用到医学治疗当中。图中所示为医生利用心理暗示会使患者身体发生反应的原理对其进行针刺治疗的情景。

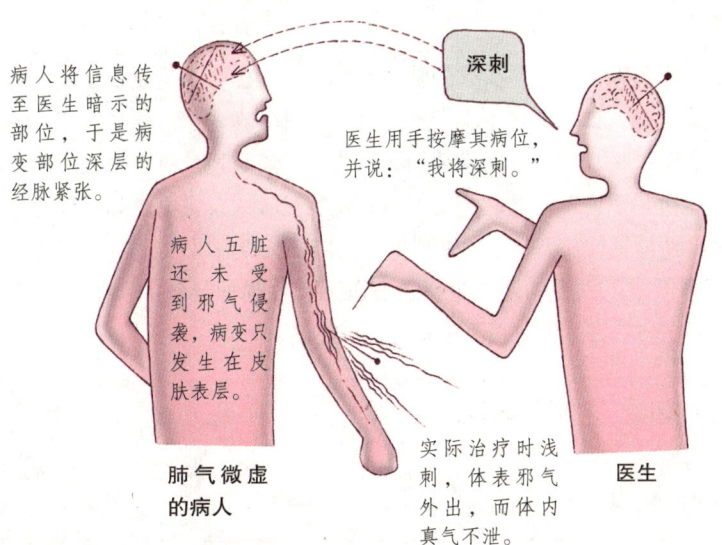

病人将信息传至医生暗示的部位，于是病变部位深层的经脉紧张。

深刺

医生用手按摩其病位，并说："我将深刺。"

病人五脏还未受到邪气侵袭，病变只发生在皮肤表层。

肺气微虚的病人

实际治疗时浅刺，体表邪气外出，而体内真气不泄。

医生

气的盛虚与梦境

> 所说的气盛，表现出声音高亢、语言连续性强；所说的气虚，表现出声音低微，语言不能接续的症状。这两种状况所引致的梦境各不相同。

气的盛虚规律

阴气和阳气各有多少的不同，所以就有了三阴和三阳的区别。所谓形有盛衰，是说五运分主各岁之运，都有太过和不及的情况。所以如果前面一年的岁运是太过的，紧跟着的下一年的岁运就是不及的，相反，如果前面一年的岁运是不及的，紧跟着的下一年的岁运就是太过的。知道了有余和不足相互迎送的关系，便可以推算出气的来临时间了。

气盛形成的梦境

如果阴气偏盛，就会梦见渡涉大水而感到恐惧不安；如果阳气偏盛，就会梦见大火而感到灼热难忍；如果阴气和阳气都亢盛，就会梦见相互之间杀戮；人体上部邪气偏盛，就会梦见身体向上飞腾；下部邪气偏盛，就会梦见身体向下坠堕；过度饥饿的时候，就会梦见向别人索取东西；过度饱食的时候，就会梦见给予别人东西；肝气偏盛，就会有发怒的梦境；肺气偏盛，就会有恐惧、哭泣和飞扬腾越的梦境；心气偏盛，就会有喜笑、恐惧和畏怯的梦境；脾气偏盛，就会有歌唱、娱乐或身体沉重难举的梦境；肾气偏盛，就会有腰脊分离而不相连接的梦境；腹部若有很多短虫，就会梦见很多人聚集在一起；腹部若有很多长虫，就会梦见相互斗殴致伤。

气虚形成的梦境

三阳脉悬绝，三阴脉微，这是少气的脉象。因此肺气虚，于是便梦见白色的东西，或梦见杀人流血、尸横遍野，如果到秋季就会梦见兵战；肾气虚，于是便梦见船，或梦见水淹死人，如果到冬季就会梦见潜伏水下非常恐惧；肝气虚，于是便梦见草木之类的事物，如果到春季就会梦见人伏卧树下而不敢站起；心气虚，便梦见救火及雷电，如果到夏季就会梦见大火焚烧；脾气虚，便梦见饮食不足，如果到长夏就梦见筑墙盖屋。

这些都是五脏气虚、六腑的阳气过盛、五脏阴精亏损而导致的。治疗时当参合五脏病症，调和阴阳，这些方法在《经脉篇》中都有记载。

《内经》名言

原文： 血气未并，五藏安定，邪客于形，洒淅起于毫毛，未入于经络也，故命神之微。

释文： 当邪气还没有与体内气血充分并合时，五脏还未受到邪气侵扰而出现病变，病邪仅伤及人的外在形体，使人战栗怕冷。病邪刚侵入人的肌表皮毛，尚未内侵至经络当中，这种情况称为轻微的神病。

第十一章 情志养生

梦与阴阳

中医认为，人体阴阳之气的变化会在梦境中有所体现，通过分析梦境可以了解自己的身体状况。下图所示为身体的不同变化导致的不同梦境。

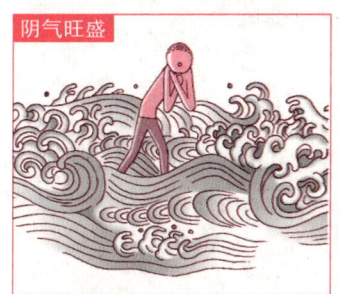
阴气旺盛

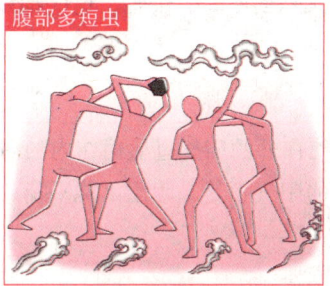
腹部多短虫

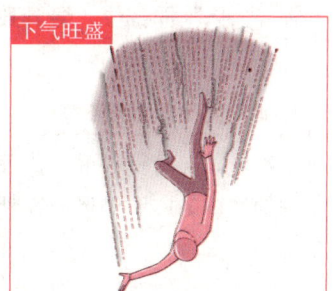
下气旺盛

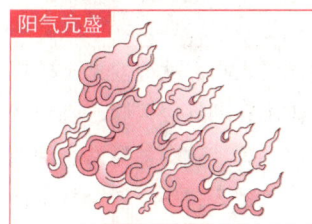
阳气亢盛

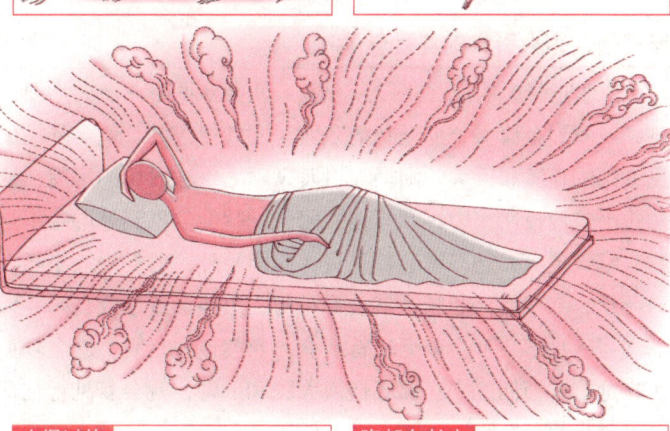

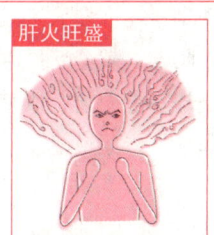
肝火旺盛

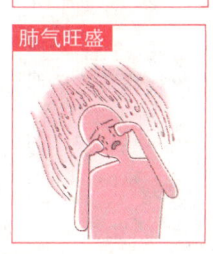
肺气旺盛

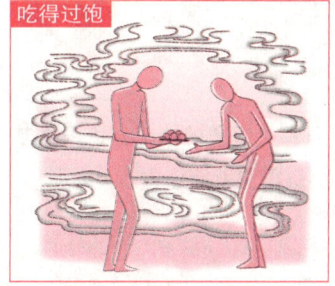
吃得过饱

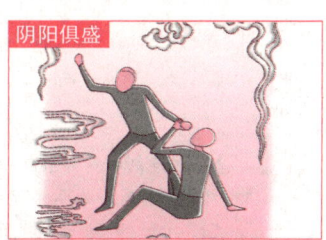
腹部多长虫

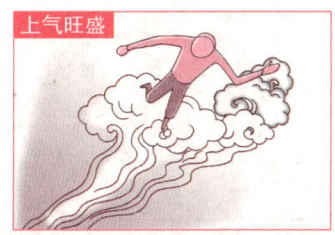
上气旺盛

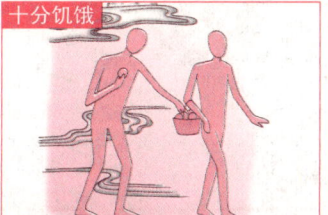
十分饥饿

阴阳俱盛

邪气侵入人体而致梦

邪气从外侵入人体，有时没有固定的侵犯部位，而淫溢于内脏，与营气、卫气一起流动运行，没有固定的处所，致使魂魄不能安定，使人睡卧不宁而多梦。邪气侵入人体不同部位，会导致人梦到不同的情景，这些都是有规律的。

邪气侵入人体为何会致梦

如果邪气侵犯六腑，就会使在外的阳气过盛而在内的阴气不足；如果邪气侵犯五脏，就会使在内的阴气过盛而在外的阳气不足。阴阳不能平衡，灵魂就不安宁，从而导致夜里多梦。

邪气侵入体内引发的各种梦境

由于正气虚弱而邪气侵入心脏，就会梦见山丘烟火弥漫；邪气侵入肺，就会梦见飞扬腾越，或看到金属类奇形怪状的东西；邪气侵入肝，就会梦见山林树木；邪气侵入脾，就会梦见连绵的丘陵和巨大的湖泽，以及风雨之中被毁坏的房屋；邪气侵入肾，就会梦见站在深渊的边沿或浸没在水中；邪气侵入膀胱，就会梦见到处游荡不定；邪气侵入胃中，就会梦见食物；邪气侵入大肠，就会梦见身在田间野外；邪气侵入小肠，就会梦见身在许多人聚集的交通要道；邪气侵入胆腑，就会梦见与人争斗、诉讼或自杀；邪气侵入阴器，就会梦见性交；邪气侵入项部，就会梦见斩首示众；邪气侵入足胫，就会梦见想走路却不能向前，或梦见被困在地窖、苑囿之中；邪气侵入大腿和上臂，就会梦见行礼跪拜；邪气侵入尿道直肠，就会梦见解小便和大便。

治疗方法

以上所谈这十五种正气不足而邪气侵袭的情况，可根据梦境分别查出疾病所在的脏腑或部位，针刺相应部位时使用补法，疾病很快就能痊愈。

《内经》名言

原文：喜乐者，神惮散而不藏；愁忧者，气闭塞而不行；盛怒者，迷惑而不治；恐惧者，神荡惮而不收。

释文：喜乐过度则神气外散而体内不藏；忧愁过度则血气阻塞而不通；大怒不止则神志迷惑而难以治疗；恐惧过度则神气散失而体内无存。

第十一章 情志养生

邪气侵犯人体不同部位造成的不同梦境

人体各脏腑器官属性和特点不同，所以邪气入侵不同的部位时，所见的梦境也不同。

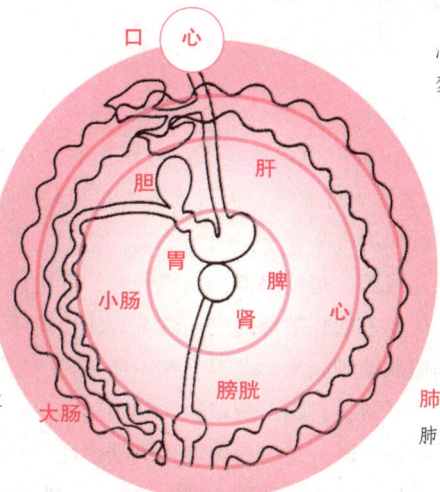

胆刚直，邪气侵胆，则梦见与热争斗。

胃为食府，邪气侵胃，则梦见食物。

小肠狭窄，邪气侵小肠，则梦见交通拥挤。

大肠宽阔，邪气侵大肠，则梦见身处野外。

膀胱藏津液，邪气侵膀胱，则梦见游荡。

心属火，邪气侵心，则梦见烟火。

肝属木，邪气侵肝，则梦见树木。

脾属湿土，邪气侵脾，则梦见风雨湖泽。

肺属金，邪气侵肺，则梦见金属。

肾属水，邪气侵肾，则梦见身浸水中。

新邪气与旧邪气

有时人在没有任何预兆的情况下就生病了，实际上这是之前积聚在人体的邪气与新侵入人体的邪气相互作用的结果。

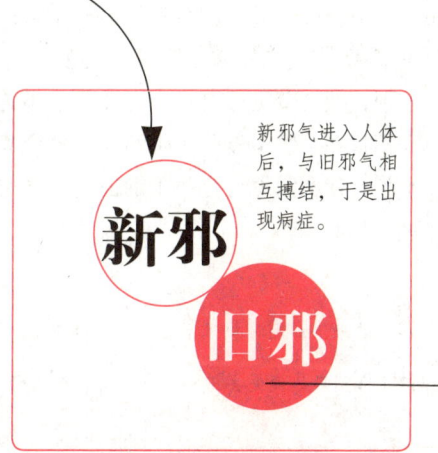

外界环境的变迁、个人情绪的变化，或者生活习惯的改变都会使人的腠理开泄，为邪气侵入人体创造了有利条件。

新邪气进入人体后，与旧邪气相互搏结，于是出现病症。

有时候邪气侵入人体后，并不会马上出现病症，而是积聚在体内，遇有机会时才爆发。

气滞而致梦

气滞就是人体内气机运行不通畅而造成郁滞的病理状态。全身气机不畅或者阻滞，会造成夜里多梦。

气滞的病理表现

暴怒则气机上逆，严重时出现呕血以及泻下没有消化的食物的症状，所以说是气机上逆。人的心情高兴时，营卫之气运行通畅，但过度喜悦可以使心气涣散，所以说"喜则气缓"。过悲则心系拘急，肺叶伸展上举，上焦阻塞不通，营卫之气不能布散，郁而化热，热留于内，正气耗散，所以说是气消。过度恐惧会损伤肾脏，肾脏所储藏的精气也会被损伤。肾的功能受损，使人体上部闭塞不通，下部的气无法上行，停留于下，使人体下部胀满，所以说"恐则气下"。逢寒则肌肤腠理闭塞，营卫之气不能畅流，所以说是气收。人体遇热后汗孔舒张开，营卫之气也随着汗液被排出，所以说"热则气泄"。突惊则心无依附，心神无归宿，心中疑虑不定，所以说是气乱。过度疲劳使人气喘出汗，气喘耗损体内的气，出汗则损耗体表的气，所以说"劳则气耗"。久思则心气凝聚，心神归于一处，正气瘀滞而运行不畅，所以说是气结。

气滞形成的各种梦境

如果风邪滞留在肌肤，因体虚发痒会形成风疹瘙痒的疮；风邪随即深入至腠理，寒邪热邪相互搏结会使肌肉枯萎；邪气滞留在某一侧身体并进入腠理，真气尽失就会发生偏枯；邪气滞留在关节会发生痉挛，邪气滞留在筋中也会这样。邪气侵袭五脏，会梦见五脏大而形体小；邪气停留在六腑，会梦见五脏小而形体大。若其气逆行，侵驻于心，就会梦见烟火；气逆侵驻于肺，就会梦见向上飞扬；气逆侵驻于肝，就会梦见山林树木；气逆侵驻于脾，就梦见丘陵深潭，以及在风雨中倒塌的墙壁；气逆侵驻于肾，就会梦见没入水中；气逆侵驻于胃，就会梦见饮食；气逆侵驻于大肠，就会梦见田野；气逆浸驻于小肠，就会梦见聚集的街道；气逆侵驻于胆，就会梦见与人相打斗；气逆侵驻于生殖器，就会梦见交合；气逆侵驻于颈项，就会梦见斩首；气逆侵驻于脐，就会梦见行走而不能前进；气逆侵驻于大腿，就会梦见跪拜；气逆侵驻于膀胱，就会梦见小便。

《内经》名言

原文： 营气虚则不仁，卫气虚则不用，荣卫俱虚则不仁且不用，肉如故也。

释文： 营气虚弱就会使皮肤麻木；卫气虚弱身体便失去正常功能活动；如果营卫都虚了，则既表现出肌肉麻木，又表现出肢体失去正常活动能力。

第十一章 情志养生

病邪在人体的传变

由外邪导致的疾病，总是先侵入人的体表，然后逐渐向体内入侵。根据身体的表现，我们很容易知道病邪所在的部位，从而及时遏制疾病的发展。

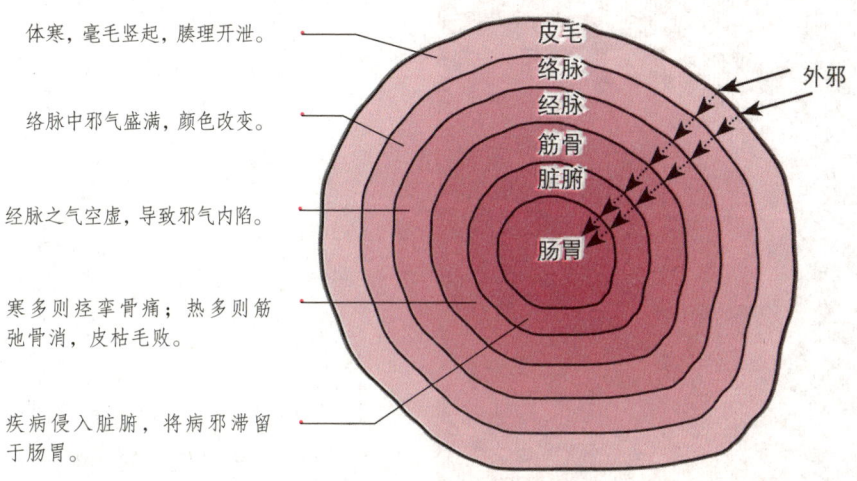

- 体寒，毫毛竖起，腠理开泄。
- 络脉中邪气盛满，颜色改变。
- 经脉之气空虚，导致邪气内陷。
- 寒多则痉挛骨痛；热多则筋弛骨消，皮枯毛败。
- 疾病侵入脏腑，将病邪滞留于肠胃。

偏枯与风痱

偏枯就是我们常说的半身不遂。偏枯和风痱皆由风邪入侵，导致营卫之气运行失常，真气去而邪气独留，经气瘀滞，但两种疾病的发展程度和表现又有不同。

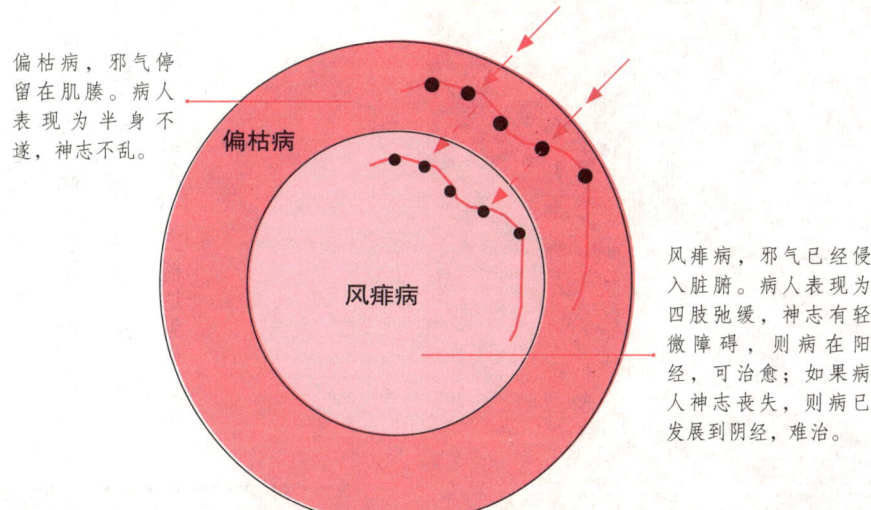

偏枯病，邪气停留在肌腠。病人表现为半身不遂，神志不乱。

风痱病，邪气已经侵入脏腑。病人表现为四肢弛缓，神志有轻微障碍，则病在阳经，可治愈；如果病人神志丧失，则病已发展到阴经，难治。

第十二章

体质养生

受气血变化、脏腑大小和高低端正与否、形体胖瘦、体内阴阳之气多少等的影响。人的体质各不相同，体质的不同也影响到了人性格的各异，养生和治病必须考虑这千变万化的体质。找对体质再养生，方能达到最佳的养生效果。

本章目录

198 / 影响体质的因素：脏腑、经络、形体

200 / 阴阳五种人

202 / 阴阳二十五种人（一）

204 / 阴阳二十五种人（二）

206 / 肌肉坚厚对人的影响

208 / 脏腑大小对人的影响

210 / 阴阳之气的多少对人的影响

212 / 勇敢的人和怯懦的人

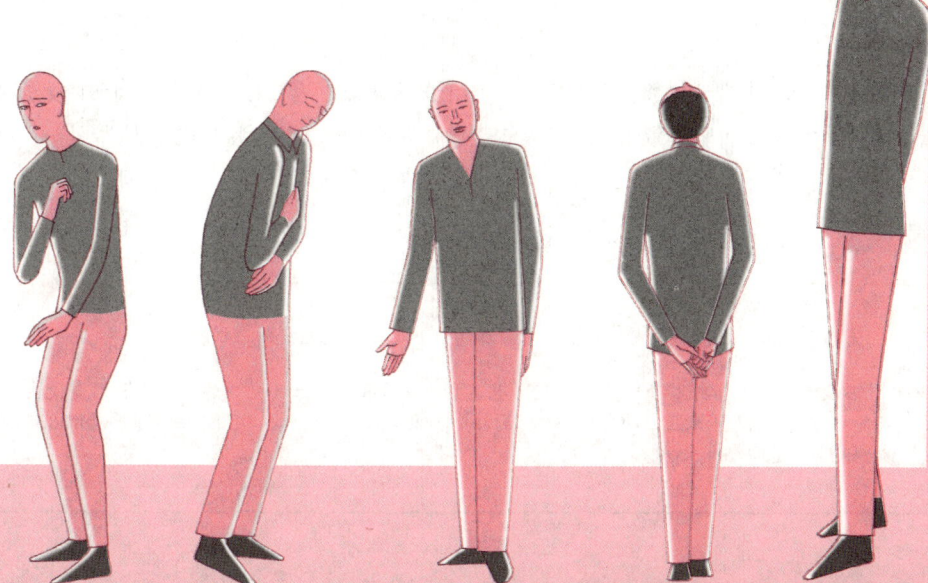

影响体质的因素：脏腑、经络、形体

人体脏腑大小高低端正与否、经络气血的盛衰、形体的胖瘦等会对人的体质产生影响。养生的依据之一就是人各种各样的体质。

脏腑情况影响体质

脏腑的大小盛衰影响体质。如《灵枢·本脏》中说："五脏者，固有小大、高下、坚脆、端正、偏倾者；六腑亦有小大、长短、厚薄、结直、缓急。"如此，则导致人的体质各异。脏腑的小大坚脆及功能的盛衰可以根据外部特征推知，如"黄色小理者脾小，粗理者脾大""脾小则安，难伤于邪也""脾脆则善病消瘅易伤""脾应肉。肉䐃坚大者胃厚，肉䐃么者胃薄"。《灵枢·论勇》中说："勇士者……其心端直，其肝大以坚，其胆满以傍""怯士者……肝系缓，其胆不满而纵，肠胃挺，胁下空。"这些都说明，脏腑的形态和功能特点影响着体质。

经脉气血影响体质

经络是人体气血运行的重要通道，经络中气血的盛衰多少会影响人的体质。经络中气血充盛，则体质强壮，气血不足，则体质虚弱而多病。脏腑经络各分阴阳，故各经气血阴阳的多少亦有定数，如《素问·血气形志》说："夫人之常数，太阳常多血少气，少阳常少血多气，阳明常多气多血，少阴常少血多气，厥阴常多血少气，太阴常多气少血，此天之常数。"《灵枢·阴阳二十五人》从人体的眉毛、胡须、腋毛、阴毛、胫毛等的多少来判断体质类型，其依据就是手足三阳经脉气血的多少。

形体影响体质

《灵枢·卫气失常》中将人分为三种：脂形的人多脂、膏形的人多膏，肉形的人多肉。依据的是人的肌肉是否坚厚致密，皮肤是否丰满，并将其作为治疗疾病的依据。

《内经》名言

原文： 无盛盛，无虚虚，而遗人夭殃；无致，邪恶，无失正，绝人长命。

释文： 不要用补法去治疗邪气旺盛的疾病，也不要用泻法去治疗正气空虚的疾病，否则会使实邪更盛，正气更虚，给病人带来死亡的灾难。施用补法时不要招致邪气侵入，施用泻法时不要外泄人体的正气，否则就会断送病人的性命。

第十二章 体质养生

五脏对人性格与健康的影响

《内经》认为，人体五脏的大小、坚厚、高低等与人的性格有一定的关系。

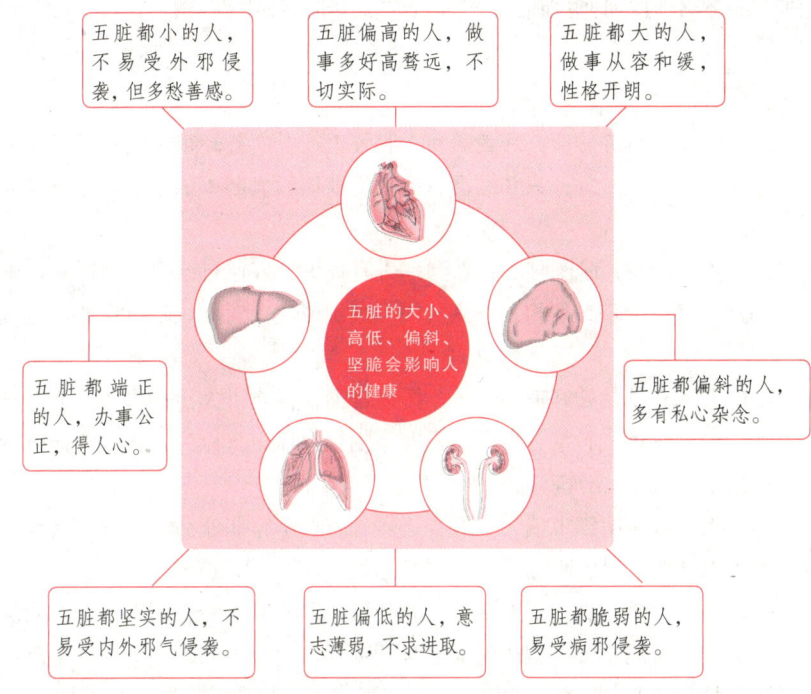

- 五脏都小的人，不易受外邪侵袭，但多愁善感。
- 五脏偏高的人，做事多好高骛远，不切实际。
- 五脏都大的人，做事从容和缓，性格开朗。
- 五脏都端正的人，办事公正，得人心。
- 五脏的大小、高低、偏斜、坚脆会影响人的健康
- 五脏都偏斜的人，多有私心杂念。
- 五脏都坚实的人，不易受内外邪气侵袭。
- 五脏偏低的人，意志薄弱，不求进取。
- 五脏都脆弱的人，易受病邪侵袭。

肌肉坚实才能抵御外邪

自然环境是一样的，但是有的人容易生病，有的人却不容易生病。关键在于肌肉是否坚实。要想肌肉变得坚实，可以通过体育锻炼来加强。

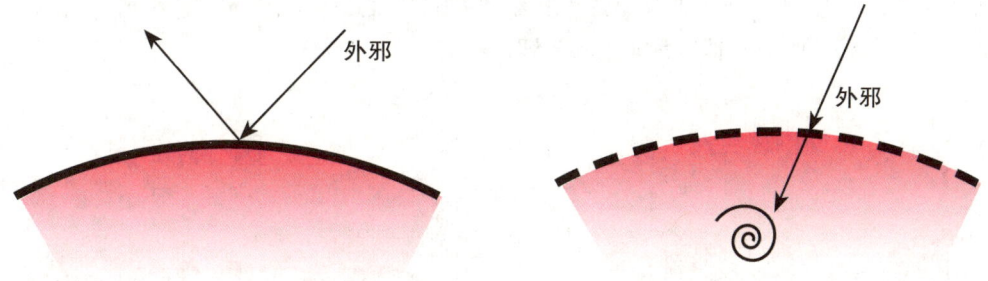

肌肉坚实的人，腠理密闭，即使有外邪也难以入侵他的身体，所以这种人不容易生病。

肌肉不坚实的人，腠理疏松，外邪很容易侵袭他的身体，所以这种人很容易生病。

阴阳五种人

人大致分为太阴、少阴、太阳、少阳、阴阳和平五种类型。这五种不同类型的人，他们的形态不同，筋骨强弱不同，气血多少也不相同。

阴阳五种人的特征

太阴之人，贪婪而不讲仁德；外表谦和，假装正经，内心却很阴险；只喜纳进，厌恶付出，喜怒不形于色；不识时务，只知利己，行动上惯用后发制人的手段，这就是太阴之人的特征。

少阴之人，贪图小利，暗藏贼心；看到别人有损失，好像自己受益一样幸灾乐祸，好伤害别人；看到别人有了荣誉，他相反感到气愤，嫉妒成性；对别人没有恩德，这就是少阴之人的特点。

太阳类型的人，平时处处好表现自己，扬扬自得，喜欢讲大话；但实质上并没有多大本事，言过其实，好高骛远；行动办事不顾是非，刚愎自用，自以为是，常常把事情办坏了而不知悔改，这就是太阳之人的特点。

少阳类型的人，做事精细审慎；自尊心很强，有点小官职便沾沾自喜，好自我宣扬；善于对外交际，不愿默默无闻地埋头工作，这就是少阳类型之人的特征。

阴阳和平之人，生活安静；不追逐个人名利得失，不以物喜，不以己悲，顺从事物发展的规律；从不计较个人的得失，善于适应形势的变化；地位虽高却很谦虚，常以理服人而不采用压制的手段整治别人；具有非常好的组织管理才能，这是阴阳和平类型人的特征。

五种人的治疗原则

太阴之人，治疗时应迅速泻其阴分。少阴之人，容易发生血液脱失和气衰败的病证症，须详察阴阳盛衰的情况而进行调治。太阳之人，不要损伤其阴气，也不要过多地耗伤其阳气。少阳之人，治疗应补其阴经而泻其阳络。阴阳和平之人，邪气盛用泻法，正气虚用补法，虚实不明显的病则根据病邪所在的经脉取穴治疗。

《内经》名言

原文：久视伤血，久卧伤气，久坐伤肉，久立伤骨，久行伤筋，是谓五劳所伤。

释文：过久视物伤血，过久躺卧伤气，过久坐伤肉，过久站立伤骨，过久行走伤筋，这就是五劳所伤。

第十二章 体质养生

阴阳五种人的辨别

阴阳五种人是对人的一种概括性的说明。在现实生活中，和这五种人完全一致的很少，大多数人只是偏重于某一方面。

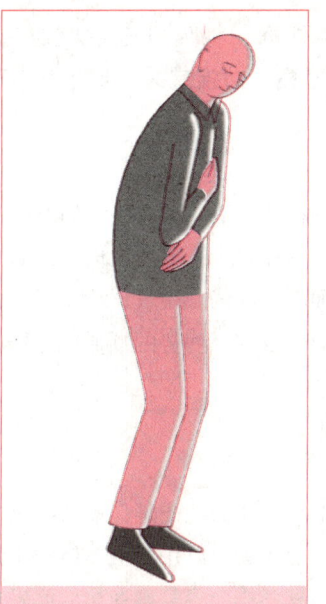

太阴之人，身材虽然高大，却故作卑躬屈膝之态。

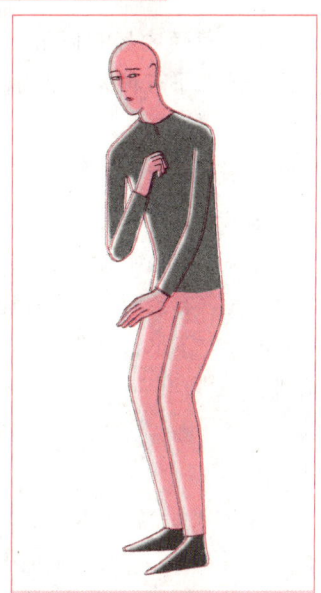

少阴之人，外貌虽然清高，但行为鬼祟。

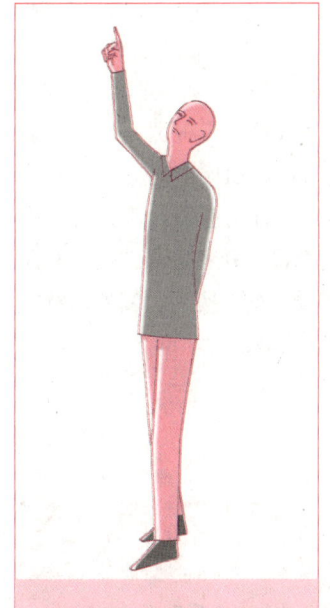

太阳之人，高傲自大。

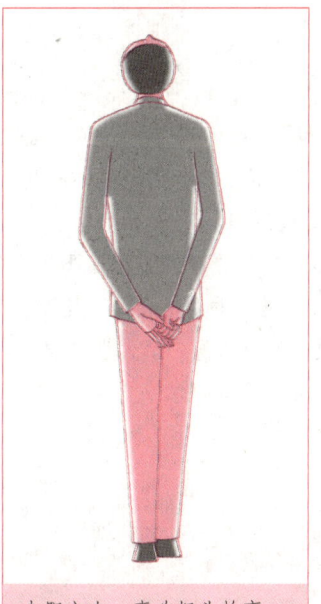

少阳之人，喜欢把头抬高，双手反背于后。

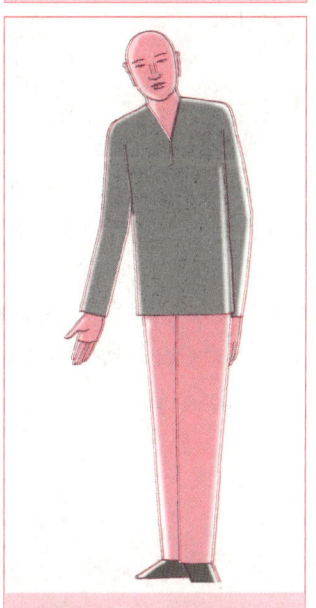

阴阳和平之人，稳重、大方，性情随和。

阴阳二十五种人（一）

《黄帝内经》以五行为依据，将阴阳五种人又各划分为五种，共计二十五种人。这二十五种人的形态、性格、对疾病的耐受能力各不相同。

二十五种人的针刺原则

这二十五种不同类型的人，在针刺治疗时有一定的准则：眉毛清秀美好，是足太阳经脉气血充盛；眉毛粗疏不好者，是气血均少；人体肌肉丰满而润泽的，是血气有余；肥胖而不润泽，是气有余而血不足；瘦而不润泽的，是气血均不足。根据人形体的外在表现和体内气血的有余与不足，便可测知疾病的虚实、病势的顺逆，这样就能作出恰当的治疗，不致贻误病机。

木形人

木形的人，属于木音中的上角，他的特征是：皮肤苍色，像东方的苍帝一样，头小，面长，肩背宽大，身直，手足小，有才智，好用心机，体力不强，多忧劳于事物。对时令季节的适应是，耐受春夏不耐秋冬，秋冬季节容易感受病邪而发生疾病。这一类型的人，属于足厥阴肝经，其特征是柔美而安重，是禀受木气最全的人。另外，还有左右上下四种禀受木气不全的人。

火形人

火形的人，属于火音中的上徵，类似赤帝。其特征是皮肤呈红色，齿根宽广，颜面瘦小，头小，手足小，步履急速，心性急，走路时身体摇晃，肩背部的肌肉丰满，有气魄，轻财，但少守信用。多忧虑，善长对事物观察和分析，容颜美好，性情急躁，不长寿而多暴死。这种人对时令的适应，多能受耐春夏的温暖，不耐秋冬的寒冷，秋冬容易感受外邪而生病。火形人在五音中比为上徵，属于手太阴心经，是禀受火气最全的一类人，其外形特征是：对事物认识深刻，讲求实效，雷厉风行。禀火气之偏的有上下左右四种类型。

《内经》名言

原文： 真气者，所受于天，与谷气并而充身者也。

释文： 所说的真气，是指接受的自然界清气，与水谷之气相并合，起着充养人身作用的一种气。

第十二章 体质养生

阴阳二十五种人（一）

《内经》认为，人秉受五行之气而生，有秉受五行之气全者，有秉受五行之气不全者，每一行各有五种人，所以，依据五行来划分，人有五五二十五种。

木形人

秉受木气而生的人五官瘦长，这种人智力过人，好用心机，能耐春夏不能耐秋冬。

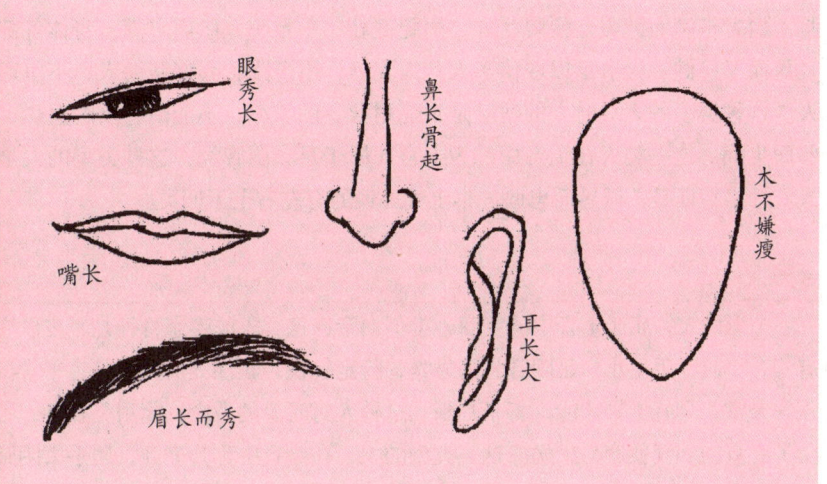

火形人

秉受火气而生的人五官尖，这种人和擅长观察分析，性情急躁，能耐春夏不能耐秋冬，一般短寿。

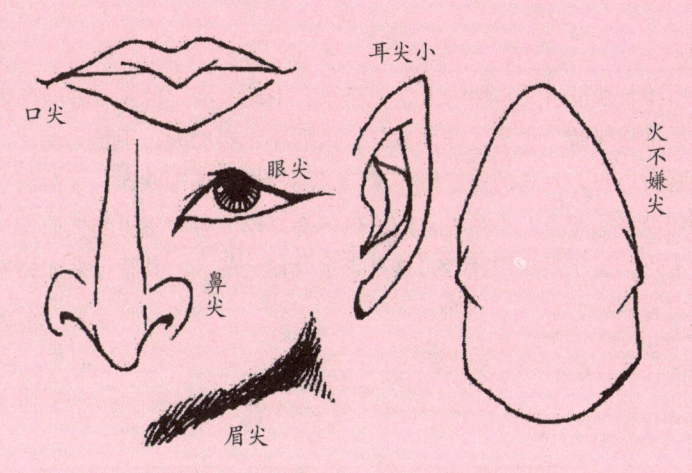

名词解释

五天帝

对于五天帝有一些不同的说法，《国语》："苍帝灵威仰，赤帝赤熛怒，白帝白招矩，黑帝睹光纪，黄帝含枢纽。"《尚书》："苍帝名灵威仰，赤帝名文祖，黄帝名神斗，白帝名显纪，黑帝名玄矩。"

阴阳二十五种人（二）

土形人

土形的人，属于土音中的上宫，类似黄帝。这类人的形态特征是：黄色皮肤，大头圆脸，肩背丰满而健美，腰腹壮大，两腿健壮，手足小，肌肉丰满，身体各部发育匀称，步态轻盈而又稳健。做事足以取信于人，人安静，不急躁，喜好帮助人，不争逐权势，善于团结人。这种类型的人对时令的适应是，能耐秋冬的寒凉，不能耐春夏的温热，春夏容易感受外邪而生病。这一类人在土音中称为上宫，属于足太阴脾经，这种类型的人是禀受土气最全的人。性格特征是：诚恳而忠厚。禀土气之偏的有左右上下四类。

金形人

金形的人，属于金音中的上商，类似白帝，这类人的形态特征是：皮肤白，小头方脸，小肩背，小腹，手足小，足跟部骨骼显露，行走轻快，禀性廉洁，性急，平常沉静，行动迅猛，强悍异常，具有领导才能，善于判断。这种人对时令的适应，能耐受秋冬，不能耐受春夏，感受了春夏的邪气就容易患病。这一类型的人，在金音中称为上商，属手太阴肺经，是禀受金气最全的人，其性格特征是：刻薄而寡恩，严厉而冷酷。禀金气之偏的有上下左右四类。

水形人

形体与性情禀受水性的人，属于水音中的上羽，就像北方的黑帝。他们的特征是：皮肤黑色，面多皱纹，大头，颐部宽广，两肩小，腹部大，手足喜动，行路时摇摆身体，尻骨较长，脊背亦长，对人的态度既不恭敬又不畏惧，善于欺诈，常被刺杀身死。在对时令的适应上，耐秋冬的寒冷，不耐春夏的温热，春夏季节容易感受邪气而发病。这一类型人在水音中称为上羽，属于足少阴肾经，这是禀水气最全的人，其特征是人格卑下。禀受水气之偏的有上下左右四类。

《内经》名言

原文： 拘于鬼神者，不可与言至德；恶于针石者，不可与言至巧；病不许治者，病必不治，治之无功矣。

释文： 相信鬼神的病人，无法向他讲述高深的医学理论；厌恶针灸治疗的人，也很难使他相信针灸技术的巧妙；有病却不愿接受治疗的人，他的病是治不好的。

阴阳二十五种人（二）

土形人

秉受土气而生的人五官厚而悬。这种人诚恳而忠厚，能耐秋冬不能耐春夏。

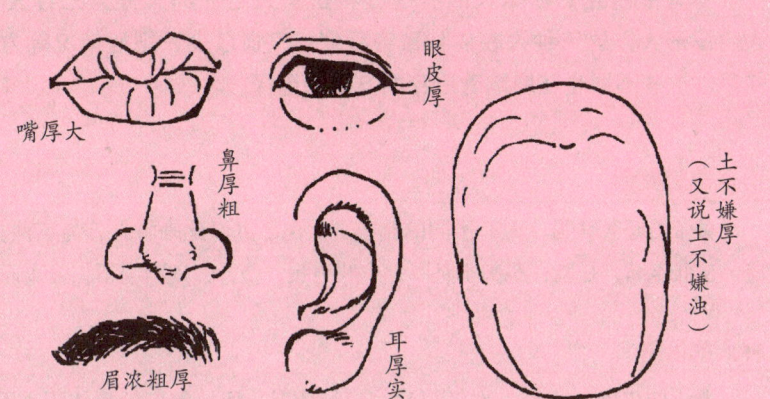

嘴厚大　眼皮厚　鼻厚粗　土不嫌厚（又说土不嫌浊）　耳厚实　眉浓粗厚

金形人

秉受金气而生的人五官方。这种人有领导才能，但寡恩刻薄，能耐秋冬不能耐春夏。

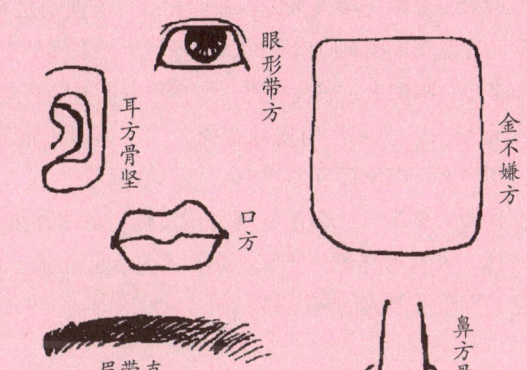

眼形带方　耳方骨坚　金不嫌方　口方　鼻方骨壮　眉带直眉骨略起

水形人

秉受水气而生的人五官圆。这种人人格卑下，能耐秋冬不能耐春夏。

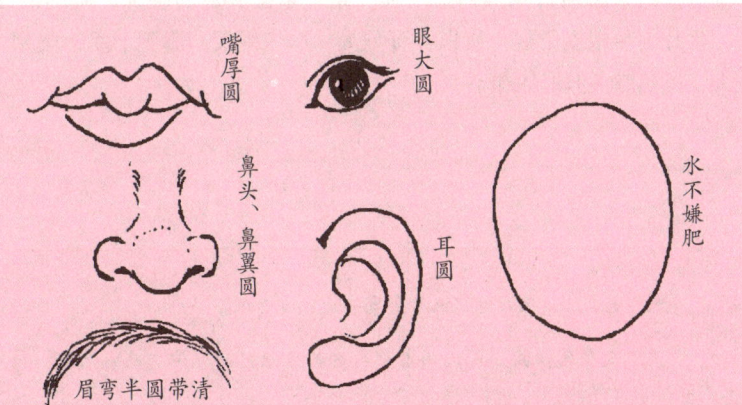

嘴厚圆　眼大圆　鼻头、鼻翼圆　水不嫌肥　耳圆　眉弯半圆带清

肌肉坚厚对人的影响

《黄帝内经》根据人的胖瘦，将正常人之外的人分为三种人，肉形人、膏形人、脂形人，这三种人在皮肤致密程度、气血多少、肥瘦情况等方面是有区别的，并且，这些不同也在影响着治疗的方法的选择。

肌肉坚厚的类型

《黄帝内经》认为，人有不同的脂、膏、肉。并以此来将人分为三种。区别方法是：肌肉坚厚，皮肤丰满，是脂；肌肉不坚厚，皮肤弛缓，是膏；皮与肉不相分离而紧相连，是肉。

三种人的区别

一般人的皮肉、脂膏、血气都没偏多的情况，所以他们的形体不小不大，身材匀称，这就叫作一般人。但对于上面三种人来说，他们在这三方面则是有区别的，具体表现为：

身体的寒温：膏型人，如果肌肉柔润，纹理粗疏，卫气外泄而身体多寒；如果纹理致密，卫气收藏而身体多热。脂型人，肌肉坚厚，纹理致密而身体多热，纹理粗疏而身体多寒。

肥瘦情况：膏型人，多阳气而皮肤宽松弛缓，所以出现腹部肥大而下垂的形态；肉型人，身体宽大；脂型人，肉坚而身形瘦小。

气血情况：膏型人多阳气，多阳气则身体发热，身体发热则能受寒气；肉型人多血气，多血气则充盛形体，充盛形体则气不寒不热而平和；脂型人，血清淡，气滑利而少，所以身形不大。这都是有别于一般人的情况的。

三种人的治疗

治疗时，必须首先辨别这三种类型，掌握其血的多少，气的清浊，而后按照虚实来调理，治疗时要根据常规。所以，膏型人，肤皮纵缓，脂肥下垂；肉型人，上下形体宽大；脂型人，虽然脂多但形体却不大。

《内经》名言

原文： 大积大聚，其可犯也，衰其太半而止，过者死。

释文： 大积大聚的疾病，是能用有剧毒的药来治疗的，但当疾病治好一大半时就要停药，一旦用药太过就会导致死亡。

第十二章 体质养生

人胖瘦的三种类型

《黄帝内经》依据人的胖瘦，将人分为三种类型：脂形的人多脂、膏形的人多膏、肉形的人多肉。当然，这只是三种极端的状态，一般的人身材匀称，体形适中，没有脂、膏、肉偏多的情况。

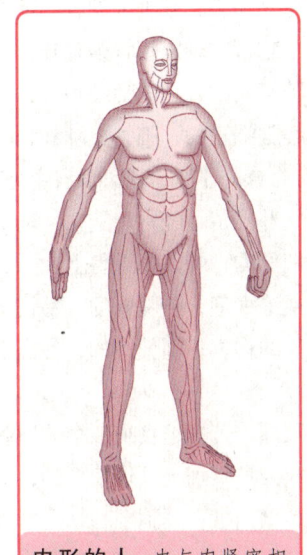

肉形的人 皮与肉紧密相连，身体宽大，血气充盛。

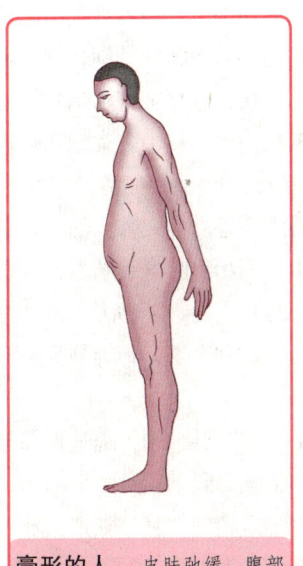

膏形的人 皮肤弛缓，腹部肥大而下垂，体内阳气较多。

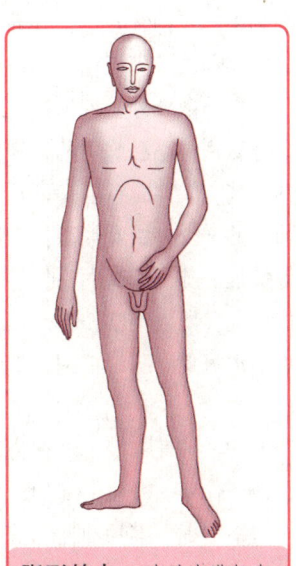

脂形的人 皮肤丰满但身形瘦小，血气运行滑利。

人体胖瘦对针刺深浅的要求

人体胖瘦不同，肌肤的厚薄也不一样，经气运行的滑涩也有异，对针刺时的要求也有别。

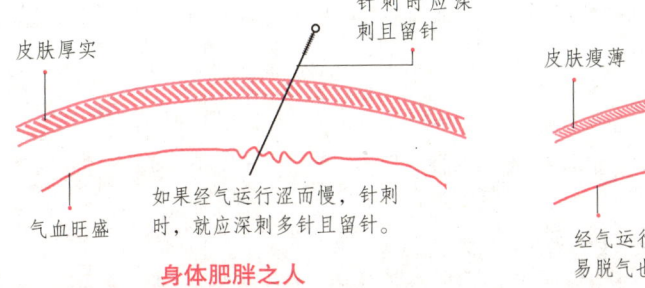

身体肥胖之人

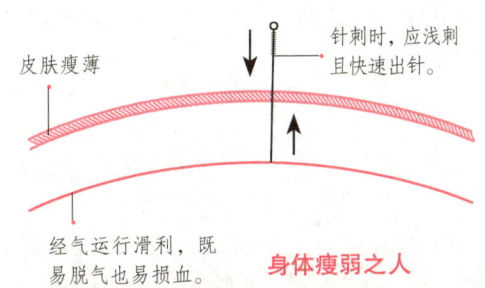

身体瘦弱之人

脏腑大小对人的影响

> 五脏有大小、高下、坚脆、端正、偏斜的区别；六腑也有大小、长短、厚薄、结直、缓急的不同。这二十五种情况，有的善、有的恶，有的吉、有的凶。

心脏小的，神气安定，外邪不能伤害它，但容易受情志变化的伤害；心脏大的，不能伤其忧患，却容易被外邪所伤。心位偏高，易使肺气壅满，郁闷易于忘事，难以用言语开导；心位偏低，脏气涣散于外，容易被寒邪所伤，容易被言语恐吓。心脏坚实的，功能活动正常，脏气安定固守致密；心脏脆弱的，经常患消渴、热中之类的病症。心脏端正的，脏气血脉和利，难以受到邪气的伤害；心脏偏倾不一的，功能活动失常，神志不定，操守不坚，遇事没有主见。

肺小的，少有饮邪停留，不易患喘息病症；肺大的，多有饮邪停留，经常患胸痹、喉痹和气逆等病症。肺位偏高的，气易上逆而抬肩喘息、咳嗽；肺位偏低的，肺体靠近胃上口，致肺的气血不通，所以经常胁下作痛。肺坚实的，不易患咳嗽、气逆等病症；肺脆弱的，易伤于热邪而患消渴病症。肺端正的，则肺气和利宣通，不容易受到邪气的伤害；肺偏倾的，易出现一侧胸痛。

肝小的，脏气安定，没有胁下病痛；肝大的，逼迫胃部与咽部，若压迫食道便会造成胸膈苦闷、胁下作痛。肝位偏高的，向上支撑膈部，且胁部闷胀，成为息贲病；肝位偏低的，逼迫胃脘，胁下空虚，容易遭受邪气。肝坚实的，脏气安定，邪气难以伤害；肝脆弱的，经常受伤而易患消渴疾病。肝端正的，脏气调和通利，难受邪气的伤害；肝偏倾的，常胁下疼痛。

脾小的，脏气安定，不容易被邪气损伤；脾大的，胁下空软处经常充塞而疼痛，不能快步行走。脾位偏高的，胁下空软处牵连季胁疼痛；脾位偏低的，向下加临于大肠，经常容易遭受邪气。脾坚实的，脏气安定，难以受到伤害；脾脆弱的，经常受伤而患消渴疾病。脾端正的，脏气调和通利，不容易受到邪气的伤害；脾偏倾的，易发生胀满病症。

肾小的，脏气安定，不易被邪气所伤；肾大的，经常患腰痛病，不可以前俯后仰，容易被邪气所伤。肾偏高的，经常脊背疼痛，不可以前俯后仰；肾偏低的，腰部尻部疼痛，同样不可以前俯后仰，且易形成狐疝疾病。肾坚实的，不会发生腰背疼痛的疾患；肾脆弱的，经常容易受伤害而患消渴病。肾端正的，脏气调和通利，难以受到邪气的伤害；肾偏倾的，经常腰部尻部疼痛。

《内经》名言

原文：睛明五色者，气之华也。

释文：眼睛的神采和面部的五色，是五脏的精气在外部所表现出来的光华。

体质养生　第十二章

王清任《医林改错》之"亲见改正脏腑图"

王清任（1768—1831），清代医学家，字勋臣，河北玉田人。他认为"业医诊病，当先明脏腑"。为此，他冲破封建礼教的束缚与非难，亲至坟冢间观察小儿残尸，并至刑场检视尸体脏器结构。他所著的《医林改错》，纠正古代医书记载脏器结构及功能之错误。其医论和诊治重视气血，擅长活血化瘀。

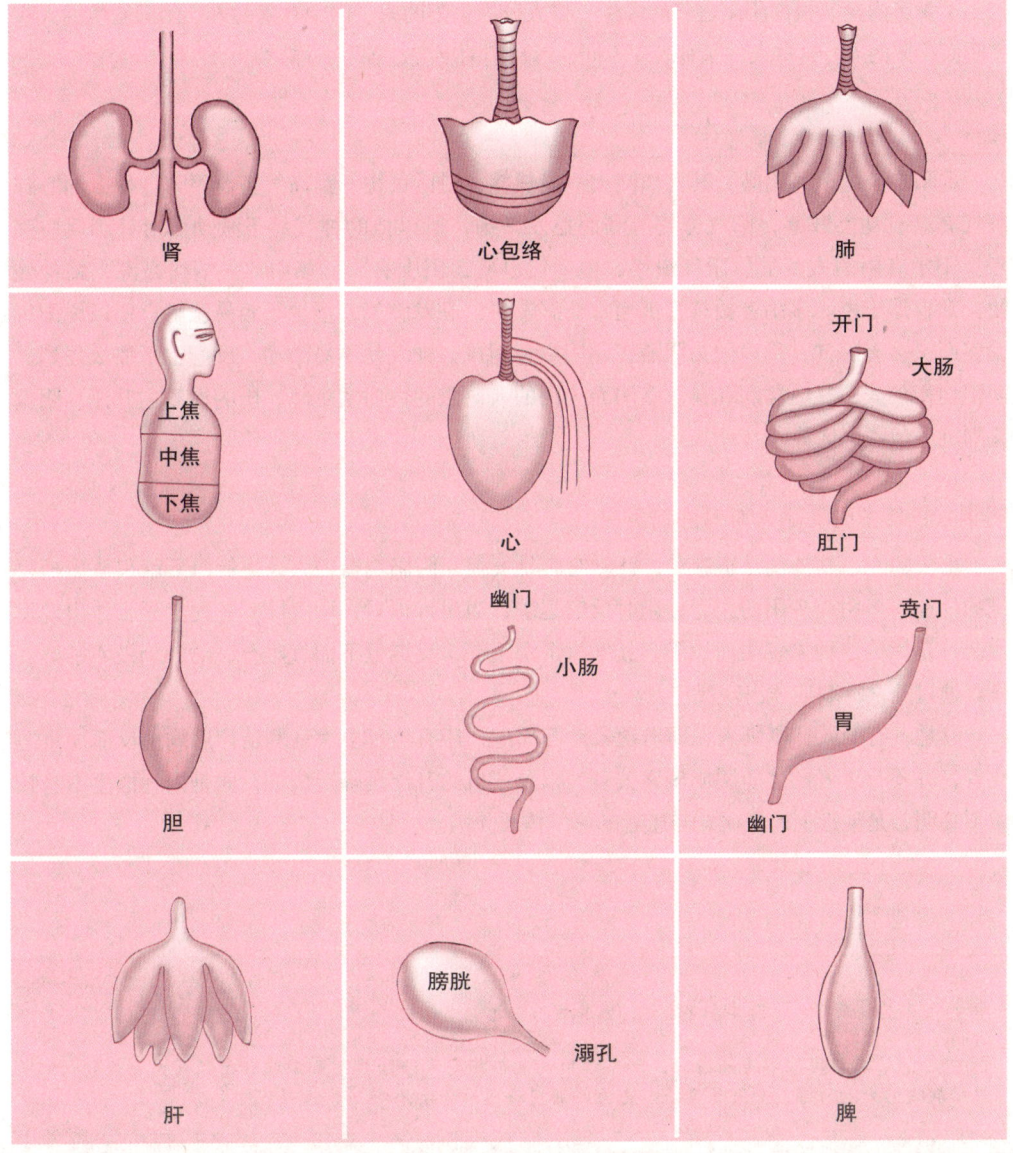

阴阳之气的多少对人的影响

人与人之间阴阳之气的多少有别，导致了人们对针刺的反应也不同，有的人针刺入即得气，有的要等出针后才得气，有的针刺几次后才得气。

根据阴阳之气对人的分类

《黄帝内经》根据阴阳之气的多少，将人分为重阳的人、阳中有阴的人、阴阳均衡的人、多阴而少阳的人。这些人的精神表现不同，对针刺的反应也各不一样。

四种人的区别

重阳之人，阳气偏盛，其气如同火一般炽盛，说话很快，趾高气扬。因为这种人的心肺脏气有余，功能旺盛，阳气充盛滑利而益发激扬，所以他的神气易于激动而对针刺反应强烈。阳中有阴的人，虽然阳气炽盛，但阴气也盛，阳中有阴。多阳的人情绪高涨，精神愉快，常喜形于色。多阴者精神抑郁而常恼怒不快，好发脾气，但也很容易缓解。所以说阳气偏盛而又多有阴气，所以阳为阴滞，阴阳离合困难，神气就不易激动，反应也不那么强烈。阴阳均衡的人，气血濡润和畅。多阴而少阳的人，阴的性质主沉降，阳的性质主升浮，阴偏盛则沉潜敛藏占优势。

阴阳之气的多少影响人对针刺的反应

重阳的人，其神气易于激动，针刺时容易气至。阴阳均衡的人，进针以后就很快出现得气的反应。多阴而少阳的人，针刺时反应迟缓，当出针以后，阳气随其针而上浮，才出现反应。这是因为这种人多阴而少阳，其气机沉潜至深，反应低下而气难至，对针刺极不敏感，所以通过几次针刺后才出现反应。

但是，有的人针刚刺入，即出现晕针等反应，还有经过多次针刺治疗后病情反而加重恶化者，并不是患者的体质阴阳偏盛偏衰，以及气机的升浮沉降造成的，而是因为医生本身技术不高明，是治疗上的失误，与患者的形气体质无关。

《内经》名言

原文：因其轻而扬之，因其重而减之，因其衰而彰之。

释文：如果病邪的性质是轻清的，则可以用发散轻扬的方法治疗；如果病邪的性质为重浊的，可以用削减的方法治疗；如果是气血不足的，则用补益的方法治疗。

体质养生 | 第十二章

气机在五脏的逆乱

人体之气与自然之气的运行一样，应上升之气不上升，应下降之气不下降，就会导致机体运行失常。

阳气不能布散大地

如果清气、浊气不按正常规律运行，营气顺脉而行，卫气则逆脉而行，就会导致清浊之气相互干扰，从而使人体五脏发病。

人体十二经脉对应一年中的十二个月，月份不同，气候也有异。一般情况下，营卫之气随着气候的变化而内外相随。

自然万物因得不到阴阳之气的滋润而受损。

地气不能上升

勇敢的人和怯懦的人

勇敢的人和怯懦的人,是《黄帝内经》对人体质的另一种划分方式。决定人勇敢和怯懦的是肝气和胆气的变化。而且,两者在某些情况下是可以转化的。

勇敢和怯懦的形成

勇敢的人,目光深邃、坚定,眉毛宽大、长直,皮肤肌腠的纹理是横的,心脏端正;肝脏坚厚,胆汁盛满;发怒时,气壮盛,胸廓张大,肝气上举,胆气横溢;眼睛瞪大,目光逼射,毛发竖起,面色铁青,决定勇士性格的基本因素就是这些。怯懦的人,目虽大但不深固,神气散乱,气血不协调,皮肤肌腠的纹理是纵不是横,肌肉松弛;胸骨剑突短而小,肝系松缓,胆汁也不充满,胆囊松弛,肠胃纵缓,胁下空虚,肝气不能充满;虽然大怒,怒气也不能充满胸中,肝肺虽因怒而上举,但坚持不久,气衰即复下落,所以不能长时期发怒,决定怯懦性格的因素就是这些。

勇敢的人和怯懦的人在疼痛面前

勇敢而不能忍受疼痛的人,遇到危难时可以勇往直前,而当遇到疼痛时,则退缩不前;怯懦而能忍受疼痛的人,遇到危难时会恐慌不安;但是遇到疼痛,却能忍耐而不动摇。勇敢而又能忍受疼痛的人,遇到危难不恐惧,遇到疼痛也能忍耐;怯懦而又不能耐受疼痛的人,见到危难、疼痛,就会吓得头晕眼花,颜面变色,两眼不敢正视,话也不敢说,心惊气乱,死去活来。可见,人是否能忍受疼痛,不能以性格的勇敢和怯懦来区分。

怯懦的人酒后会变勇敢

怯懦的人喝了酒以后,发怒时也和勇士差不多。这是因为,酒是水谷的精华,是谷类酿造而成的液汁,其气迅猛,当酒液进入胃中以后,胃部就会胀满,气机上逆,充满胸中,同时也影响到肝胆,致使肝气冲动,胆气横逆。醉酒的时候,他的言谈举止,就和勇士差不多,但是当酒气一过,就会怯态如故,而懊悔不已。醉酒后,悖逆冲动的言谈举止,如同勇士那样不知避忌的行为,就叫作酒悖。

《内经》名言

原文: 阳虚则外寒,阴虚则内热;阳盛则外热,阴盛则内寒。

释文: 阳气虚弱就产生外寒,阴气虚弱就产生内热;阳气充盛就产生外热,阴气充盛就产生内寒。

第十二章 体质养生

勇敢的人和怯懦的人

勇敢的人和怯懦的人心理特征不同，从而影响到了胆汁的变化，进而影响了肝气的变化。

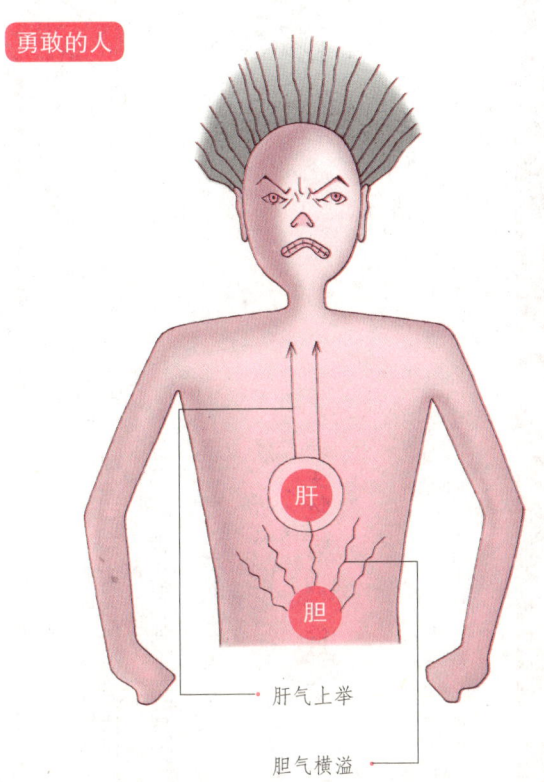

勇敢的人

肝气上举
胆气横溢

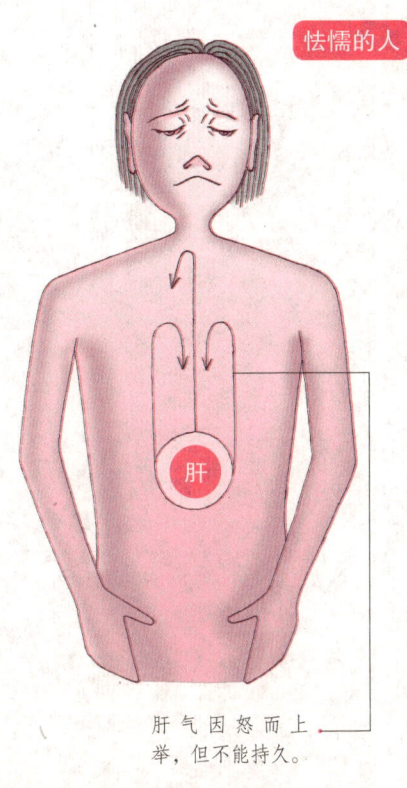

怯懦的人

肝气因怒而上举，但不能持久。

部位	勇敢的人	怯懦的人
目光	深邃、坚定。	目光无神。
皮肤	肌腠纹理是横的。	肌腠纹理是纵的。
五脏	心脏端正，肝脏坚厚，胆汁盛满。	胸骨剑突短而小，肝系松缓，胆汁不充，肠胃纵缓，胁下空虚。
发怒时	胸廓张大，肝气上举，胆气横溢，目光逼射，毛发竖起,怒气不能充满胸中。	肝肺虽因怒而上举，但不能持久。
代表人物	张飞	蒋干

第十三章

疾病的变化

虽然千方百计保养自己的身体,但自然界的贼风邪气等还是难免会侵袭人的身体,使人发病。病邪在进入体内后,有一定的传变规律,当传到一定程度后,人将必死无疑。所以,把握疾病的变化,了解各种病症的表现,对于养生保健有很好的帮助。

本章目录

216 / 病邪在体内的传变规律

218 / 病邪在五脏的表现与治疗

220 / 五脏病变在时间上的变化

222 / 疾病的预后

224 / 季节和时间变化对疾病的影响

226 / 从外表推测体内的病变

228 / 伤寒病的传变与治疗

230 / 五脏热病的变化与治疗

232 / 疟疾的变化与发作规律

234 / 五脏六腑的咳嗽

236 / 各种疼痛的产生与辨别

238 / 各经脉病变引起的腰痛

240 / 痹病的形成与种类

242 / 痿病的形成与治疗

244 / 痈疽的形成与生死日限

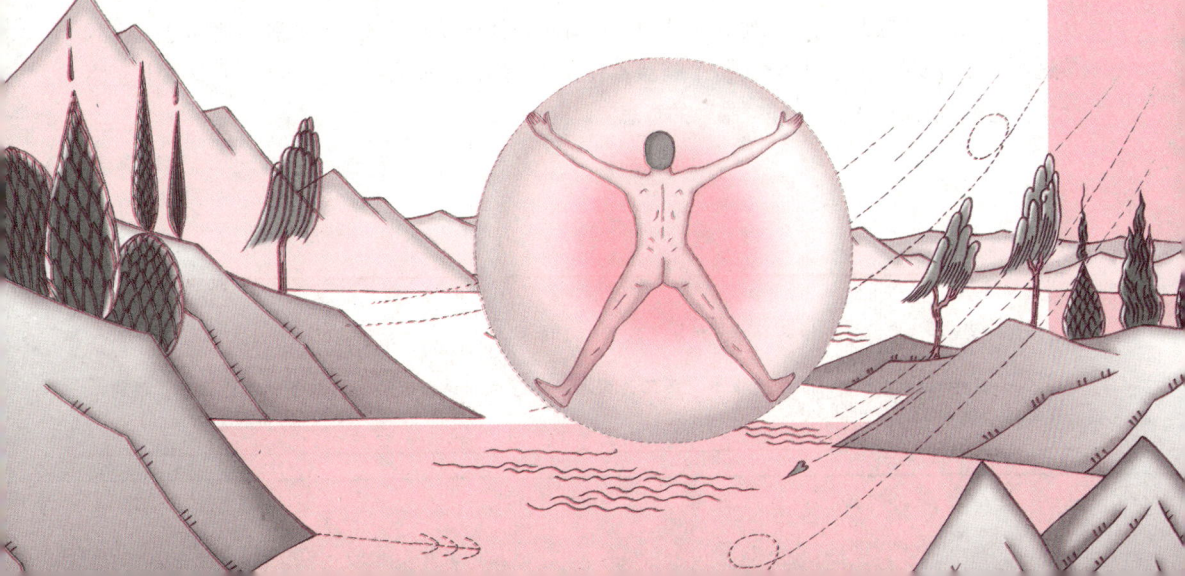

病邪在体内的传变规律

五脏中的每一脏器，都是从其所生处接受病气，后又传给其所克的脏器，并将病邪留在生己的脏器，死于克己的脏器。当病人到要死的时候，必须要等到邪气传到胜其的脏器，病人才会死亡。这就是所说的病邪逆传，从而引起死亡。

病邪在五脏的传播

肝脏从心脏处接受病气，又将病气传于脾脏，停留在肾脏，当邪气传到肺脏时，病人就要死亡了。心脏从脾脏处接受病气，又将邪气传于肺脏，停留在肝脏，当邪气传到肾脏时，病人就要死亡了。脾脏从肺脏处接受病气，又将病气传到肾脏，停留在心脏，当邪气传到肝脏时，病人就要死亡了。肺脏从肾脏处接受病气，又将病气传到肝脏，停留在脾脏，当邪气传到心脏时，病人就要死亡了。肾脏从肝脏处接受病气，又将病气传到心脏，停留在肺脏，当邪气传到脾脏时，病人就要死亡了。

人体内的五脏之气是相互贯通的，五脏病气的传变也有一定规律，五脏病气的传变是按照五脏相克的规律进行传变的。如果不及时治疗，时间长的话或三个月内，或六个月内，短的话或三天内，或六天内，当传遍五脏时，病人就会死亡，这是病在五脏内顺传的次序。所以说，能辨别疾病在表，就能判断疾病是从哪里来的；能辨别疾病在里，就能推测出病人死亡的大概时间，也就是说，到了不胜的日子时就要死了。

疾病的乘传

有些疾病的传变也不是完全依照这种次序传变的。如：由忧、恐、悲、喜、怒五种情志因素引起的疾病。由于过喜伤心，心气虚，导致肾气乘心；大怒伤肝，导致肺气乘肝；过思伤脾，导致肝气乘脾；大恐伤肾，导致脾气乘肾；过忧伤肺，导致心气乘肺，这都是疾病不按这种规律传变的例子。因此，每个脏器各有五种疾病，进而疾病的传变会有五五二十五种变化。这就是所谓"传"，即"乘"的意思。

《内经》名言

原文： 病为本，工为标。标本不得，邪气不服，此之谓也。

释文： 在治病的过程中，疾病为根本，医治为帮助。如果两者结合不得当，病气就不能祛除，讲的就是这个道理。

病邪在五脏中的传播

病邪的发生并不会马上导致人的死亡，而是先按照一定的路径传播，当传到相应的脏器时，这人也就要死了，具体传播路径如下。

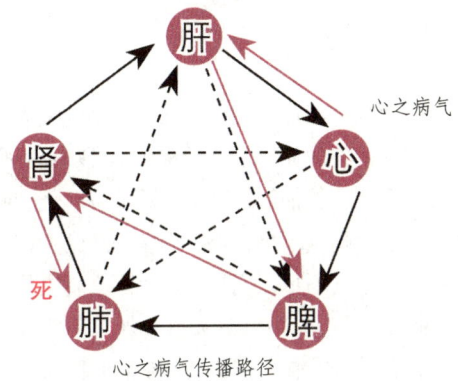

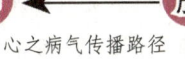

心之病气传播路径

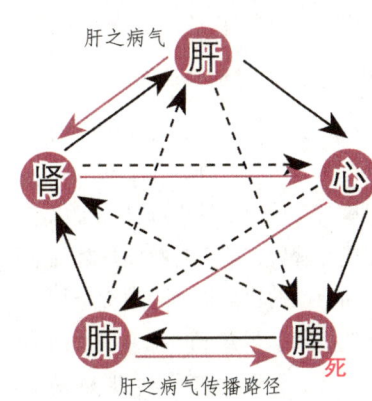

肝之病气传播路径

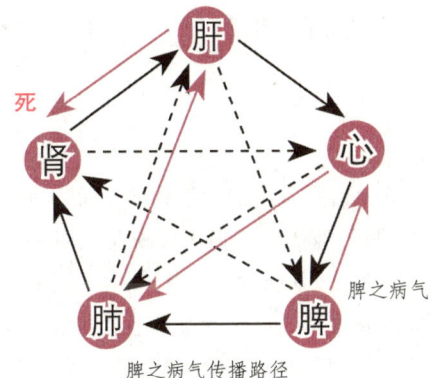

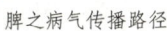

脾之病气传播路径

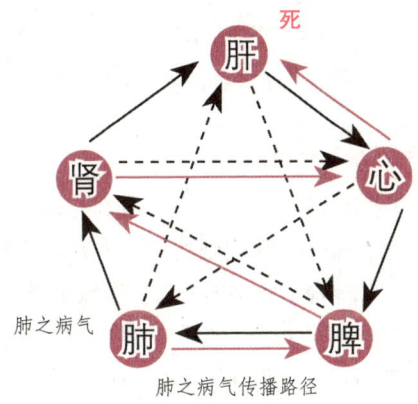

肺之病气传播路径

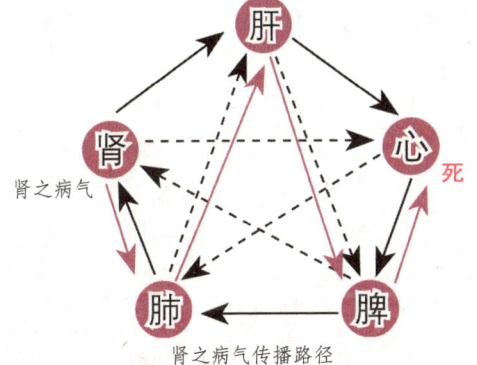

肾之病气传播路径

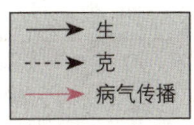

所以，身体有病时必须及时治疗，否则，等病气传遍五脏时，人也就没救了。

病邪在五脏的表现与治疗

邪气侵入五脏时，会使人发病，但是病状表现却各不相同，所以相应的治疗方法也不一样。

病邪在五脏时的表现

病邪在肺，就会有皮肤疼痛、恶寒发热、气逆而喘、出汗的症状，并因剧烈咳嗽而引起肩背疼痛。病邪在肝，就会有两胁疼痛，中焦脾胃寒气偏盛的症状，且肝藏血，肝病会有瘀血停留积滞在体内，使得肝气不足以养筋，行走时就会出现小腿抽筋的现象，关节有时也会肿痛。邪气在脾胃，就会有肌肉疼痛的症状。如果阳气有余，阴气不足，那么胃腑阳热的邪盛会使人感到胃中灼热，从而导致消化加快，容易饥饿；如果阳气不足，阴气有余，那么就会使人感到脾气虚寒，导致肠鸣腹痛；如果阴气和阳气都有余，就会导致邪气偏盛；如果阴气阳气都不足，就会导致正气不足，从而病发寒热。邪气在肾，就会有骨痛、阴痹的症状。阴痹，就是身体疼痛的地方不固定，即使用手按压也不能确定疼痛的具体部位，会腹胀、腰痛、大便困难，肩、背、颈、项都出现屈伸不利的疼痛，而且经常感到眩晕。邪气在心，就会心痛，情绪悲伤，时常有眩晕甚至昏倒的症状。

病邪在五脏时的治疗

病邪在肺时，治疗时应取胸部中部和外侧的腧穴，以及背部的第三胸椎旁的肺俞穴，针刺之前先用手快速地按压，患者有了舒适感以后再将针刺入，然后再取缺盆正中间的天突穴，用来驱散肺中的邪气。病邪在肝时，治疗时应取足厥阴肝经的荥穴行间穴，用来引导郁结之气向下运行，便可缓解胁痛；补足三里穴用来温胃暖中，同时针刺本经的脉络以散除其中的瘀血，再刺双耳后的青络，以缓解牵引痛。病邪在脾胃时，不论是寒是热，都可以用针刺足阳明经的足三里穴的方法来进行调治。病邪在肾时，治疗时应取涌泉、昆仑两穴，如果伴有瘀血的现象就用针刺使其出血。病邪在心时，治疗时应根据其阴阳气血的有余和不足，来确定如何取本经的腧穴，用补虚泻实的方法进行调治。

《内经》名言

原文： 治之要极，无失色脉，用之不惑，治之大则。逆从倒行，标本不得，亡神失国。去故就新，乃得真人。

释文： 诊断中最主要的是，不可忽视色诊和脉诊。用它诊断可以认准寒热虚实，据以治疗可得补泻温清的原则。如果逆从反施，医病不符，可致丧失神志，形体日损。改换错误的施治，接受正确的疗法，方显医生高明，使病者得救。

第十三章 疾病的变化

疾病的乘传

五脏中的任何一脏感受了邪气都可能会传给其他脏，根据传播的距离长短可以表现出五种疾病。除此之外，忧、恐、悲、喜、怒五种情志因素也会引起五脏气虚，其中一个脏器因为情志影响而气虚，相克的脏气会乘其虚。所以疾病的转变一共有五五二十五种变化。

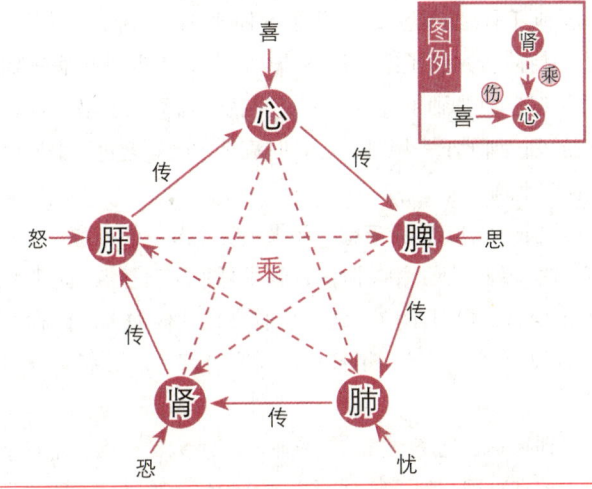

邪气在肝对人体的影响

肝主藏血，滋养全身，如果邪气停留在肝脏，其所滋养的部位就会直接表现出疼痛等症状。

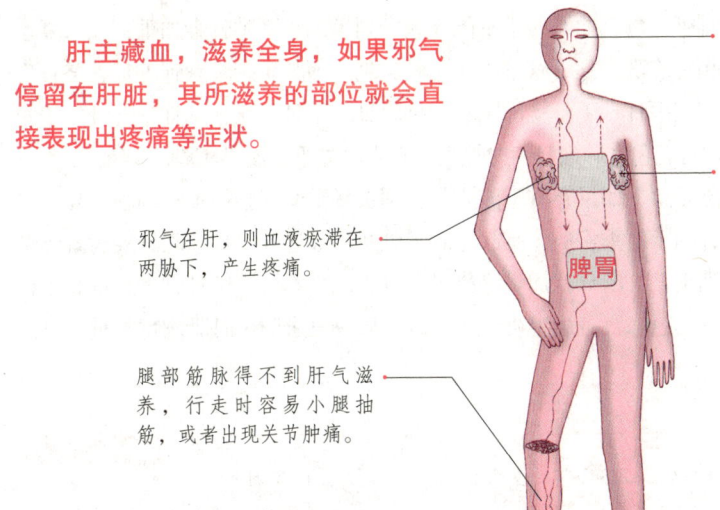

五脏病变在时间上的变化

五脏疾病的变化时轻时重,这种变化与五行的旺衰有关。所以,养生和治病时必须以此为依据。

肝脏的病变,一般到夏季就能痊愈,如果夏季不能痊愈,到了秋季就会加重;如果秋季不死,冬季疾病会处于相持阶段,到了第二年春季才有起色。肝脏疾病遇到丙日、丁日就可痊愈,如果丙日、丁日没有痊愈,到了庚日、辛日时就会加重;如果庚日、辛日没有死亡,壬日、癸日时处于相持阶段;到了下一甲日、乙日时病情才会有起色。肝脏病变一般在早晨时轻爽,日西时加重,夜半时平静。

心脏的病变,一般到长夏季节就能痊愈,如果长夏季节不能痊愈,到冬季就会加重;如果冬季不死,第二年春季时疾病会处于相持阶段,到了夏季才有起色。心脏疾病一般遇到戊日、己日时就能痊愈,如果戊日、己日不愈,到壬日、癸日就会加重;倘若壬日、癸日不死,甲日、乙日就处于相持阶段,到了丙日、丁日疾病就会有起色。心病一般在中午轻爽,夜半加重,早晨平静。

脾脏的病变,一般到秋季就能痊愈,如果秋季不能痊愈,到第二年春季就会加重;如果春季不死,到夏季便处于相持阶段,到了长夏季节才有起色。脾脏病一般遇到庚日、辛日就能痊愈,如果庚日、辛日不能痊愈,到甲日、乙日就会加重;如果甲日、乙日不死,丙日、丁日会处于相持阶段,到了戊日、己日疾病就有起色。脾脏病下午轻爽,日出时加重,日西时平静。

肺脏病变,一般到冬季就可痊愈,如果冬季不能痊愈,到第二年夏季就会加重;如果夏季不死,长夏季节疾病会处于相持阶段,到了秋季疾病才有起色。肺脏病一般遇到壬日、癸日疾病可痊愈,壬日、癸日不愈,到丙日、丁日就加重;如果丙日、丁日不死,戊日、己日处于相持阶段,到了庚日、辛日疾病有起色。肺病日西时轻爽,日中时加重,夜半平静。

肾脏病变,一般到春季能痊愈,如果春季不能痊愈,到长夏季节就会加重;倘若长夏季节不死,秋季就处于相持阶段,到了冬季疾病才有起色。肾脏病一般遇到甲日、乙日疾病就能痊愈,如果甲日、乙日不愈,到戊日、己日就加重;如果戊日、己日不死,庚日、辛日就处于相持阶段,到壬日、癸日疾病有起色。肾脏病半夜轻,一日中辰戌丑未四个时辰病情加重,日西时平静。

《内经》名言

原文: 五藏者,故得六腑互为表里,经络支节,各生虚实,其病所居,随而调之。

释文: 所说的五脏,自然包括与其相表里的六腑,还有经络所联系的支节,受邪后各有虚实。其病所在的部位,随具体情况而调治。

第十三章 疾病的变化

王叔和六甲旺脉图

王叔和，魏晋年间著名医学家，精研医学，对脉诊尤为重视。从这幅图可以看出，人体每个月都有一旺脉，所以脉象的表现在每个时段也不一样，我们可以此作为诊断和治疗疾病的依据。

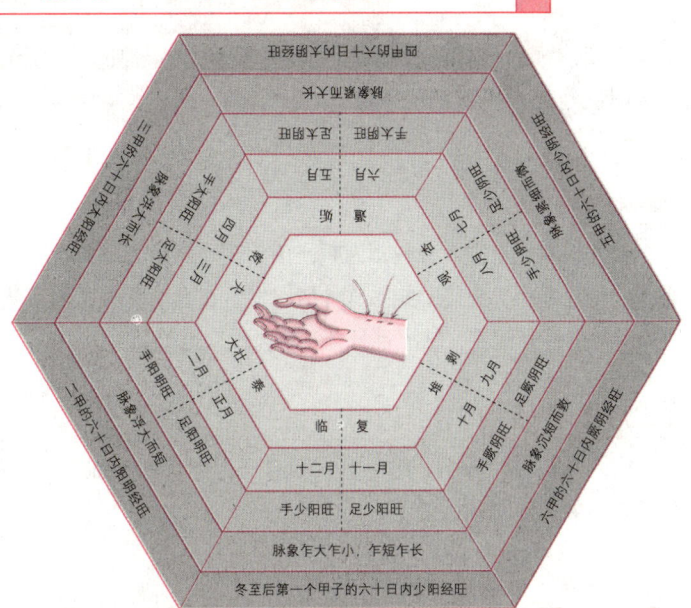

五脏病变在时间上的变化

五脏病变随时间的变化而变化，疾病痊愈或加重都有一定的规律，如下图所示。

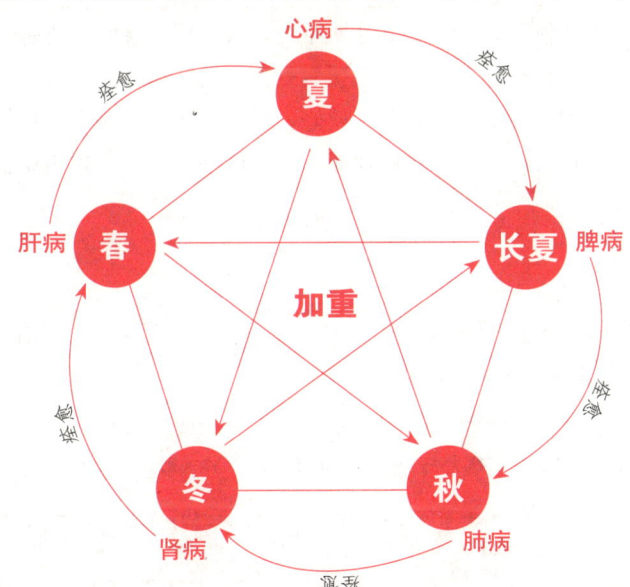

疾病的预后

疾病预后好坏的原则是："顺者生，逆者死。"所谓顺则生，是指手足温暖；所谓逆则死，是指手足寒凉。

阴寒邪气突然上逆

脉气盛满、充实、滑利，为顺，预后较好；脉气虚弱、滞涩，为逆，预后较差。脉气充实盛满，手足寒冷，头热，如果这种情况发生在春、秋季，预后就好；如果发生在冬、夏季，预后就差。脉浮且涩滞，脉涩且身又发热，预后也差。

病人形体虚浮胀满

病人形体虚浮胀满，脉急、大而且坚，但尺肤枯涩与脉象不相应。如果这种情况出现，顺则预后好，逆则预后差。

产妇患热病，脉悬而小

如果手脚温暖预后就好，手脚寒凉预后就差。产妇患中风病，症见发热，喘息有声，张口抬肩呼吸，脉搏充实而大，兼缓者预后较好，兼急者预后较差。

肠澼病，大便出血

如果身体发热，那么预后就差；如果身体凉爽，那么预后就好。肠澼病，便中有白色泡沫时，脉如果沉，那么预后就好；脉浮，预后就差。肠澼病，大便中有脓血时，脉如果悬而欲绝，那么预后就差；脉滑而大，预后就好。患肠澼之类的疾病，身体发热，脉不悬绝时，脉如果滑而大，预后就好，脉悬而涩滞，预后就差。只要遇到相克胜的时日，就是死亡的日期。

患癫疾

脉搏如果大而滑利，经过一段时间自然会痊愈，脉搏小而紧急，为不治之症。癫疾的脉象虚实情况是，脉象如果虚缓就可以治愈，如果坚实则会死。

《内经》名言

原文：有所坠堕，恶血留内，若有所大怒，气上而不下，积于胁下则伤肝。

释文：从高处坠落跌伤，就会使瘀血留滞于内。若此时又有大怒的情绪刺激，就会导致气上逆而不下，血亦随之上行，郁结于胸胁之下，而使肝脏受伤。

第十三章 疾病的变化

寒、热的产生

虚和实都可以引起寒或热。寒有阴盛引起的外寒、阳虚引起的内寒；热有阳盛引起的外热、阴虚引起的内热。

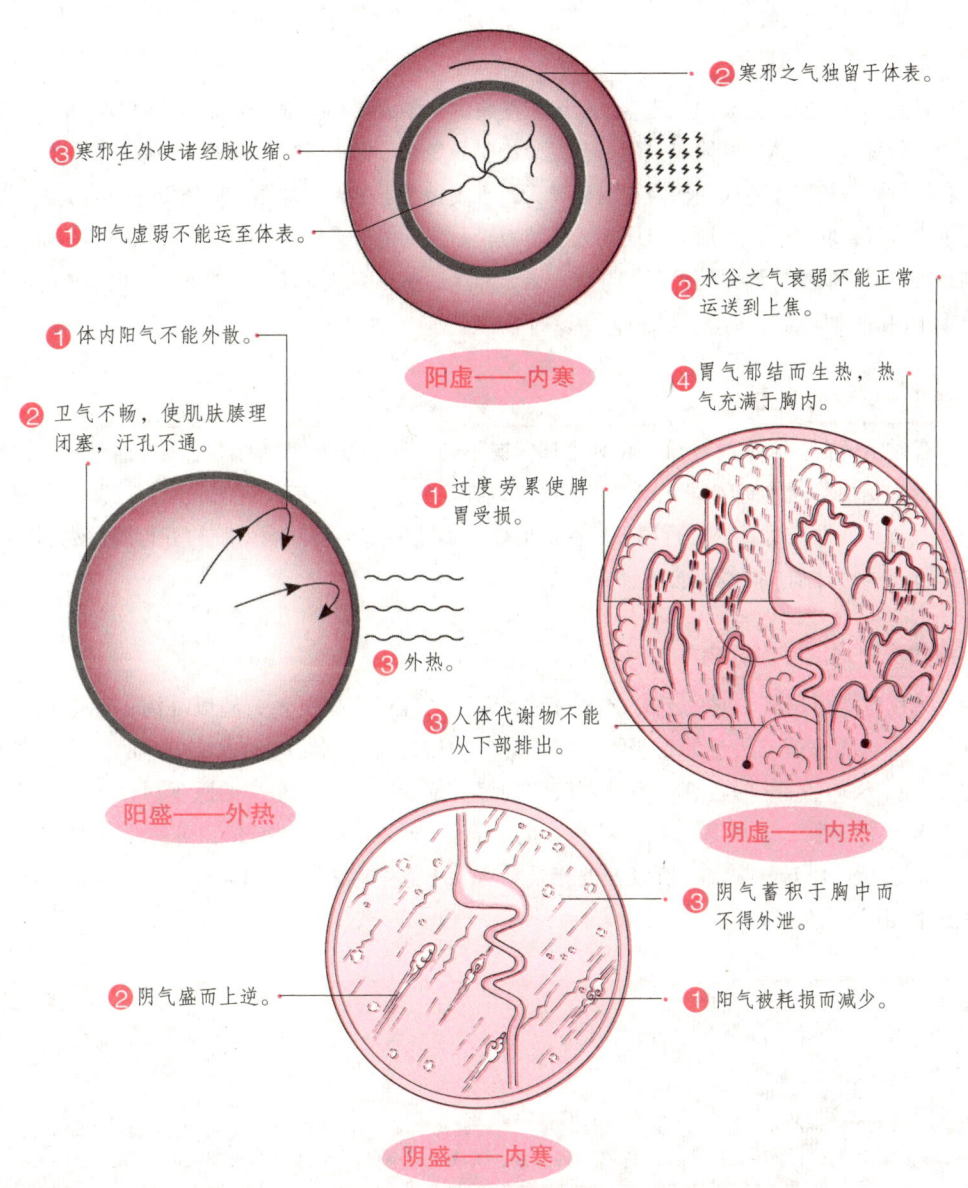

季节和时间变化对疾病的影响

邪气侵入人体而有各种病形表现，许多疾病在发生以后，多半是有时病情减轻病人精神清爽，有时病情加重，这是由于时间变化使人体中的阳气发生了相应的盛衰变化而造成的。

四季变化对疾病的影响

春天阳气生发，夏天阳气隆盛，秋天阳气收敛，冬天阳气闭藏，这是四季中自然界阳气变化的一般规律。人体中的阳气也随季节发生相应的变化。把一昼夜划分为"四季"，早晨相当于春天，中午相当于夏天，傍晚相当于秋天，半夜相当于冬天。这样，早晨阳气刚刚生成，能够抵御邪气，邪气衰减，所以早晨病人病情减轻而感觉精神清爽；中午阳气逐渐隆盛，能够抵制邪气，所以病情安静；傍晚阳气开始衰退，邪气逐渐亢盛，所以病情加重；半夜人体的阳气潜藏于内脏，邪气独自居留于人身，所以病情最重。

疾病在一天中的变化

有时疾病在一天中的轻重变化和上述情况不同，这是因为病情的变化不与四时的变化相对应，而是由脏腑本身的盛衰单独支配的。这类疾病也和时间有一定的关系，当某一内脏发病，其五行属性被时日的五行属性所克的时候，病情最重；当发病内脏的五行属性克制时日的五行属性的时候，病情就会减轻。

疾病的变化对治疗的影响

治疗时能根据日、时的五行配属与受病内脏的五行配属关系，施以补泻，以避免时日克脏，那么疾病就有治愈的希望了。顺应时气的盛衰且根据脏腑的虚实治疗的，就是高明的医生；不顺应时气的盛衰，不根据脏腑的虚实治疗的，就是粗率的医生。体有肝、心、脾、肺、肾五脏，五脏各有相应的色、时、日、音、味的五种变化，五种变化都有井、荥、输、经、合五种腧穴，所以五五相乘共有二十五个腧穴，分别与春、夏、长夏、秋、冬五季相应。

《内经》名言

原文： 五藏有疾，当取之十二原。十二原者，五藏之所以禀妇三百六十五节气味也。五藏有疾也，应出十二原。

释文： 五脏有病就应当取十二个原穴来治疗。因为这十二个原穴是全身三百六十五节禀受五脏的气化与营养而精气注于体表的部位。所以五脏有病，其变化往往会反映到十二个原穴的部位上。

第十三章 疾病的变化

自然阴阳之气的变化对疾病的影响

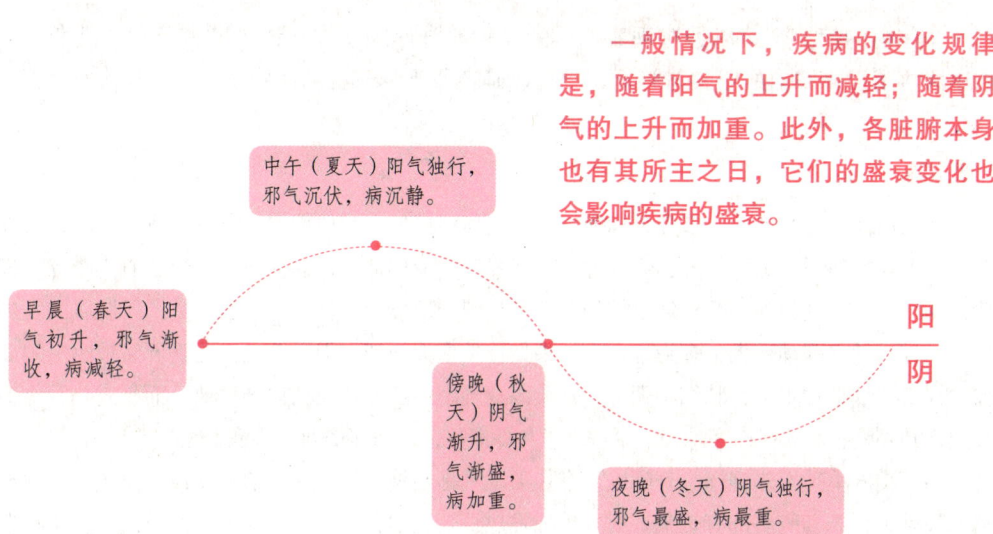

五脏的五种变化在针刺上的应用

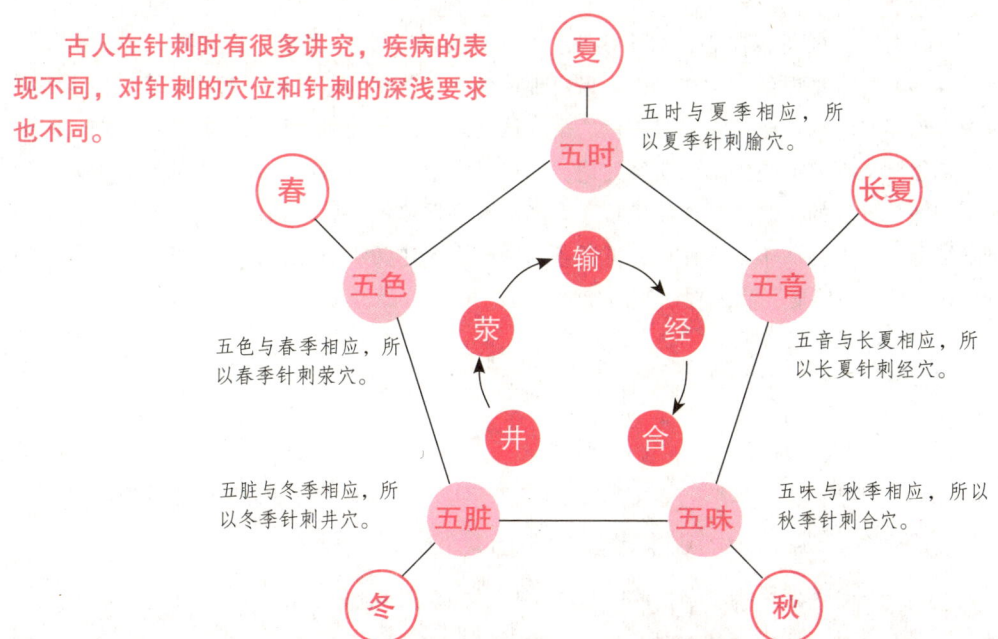

从外表推测体内的病变

体内的病变，可以通过观察病人的面色和脉诊来获知，详细审察尺肤的缓急、小大、滑涩，肌肉的坚实与脆弱，就可以确定属于哪一类的病症了。

尺肤诊断法

尺肤肌肉润滑光泽的，多为风病。尺肤肌肉瘦弱松软，身体倦怠，嗜睡，卧床不起，肌肉消瘦的，是寒热虚劳之病，不容易治愈。尺肤肌肉润滑如油膏，多为风病。尺肤肌肉滞涩，多为风痹。尺部肌肤粗糙不润，像干枯的鱼鳞，是脾土虚衰、水饮不化的溢饮病。尺肤肌肉发热很甚，而且脉象躁动盛大，多为温病；如果见脉象盛大而滑利但不躁动，是病邪将被驱出的征象。尺部肌肤寒冷不温，脉细小无力，是泄泻或气虚的病症。尺肤肌肉高热，而且先热后冷，多属寒热疾病；尺肤肌肉寒凉，如果按之过久即发热，也是多属寒热疾病。

肘部皮肤单独发热，标志着腰以上有热象。只是手腕皮肤发热，表明腰以下发热。肘关节前面发热，标志着胸膺部有热象。肘后单独发热，表明肩背部发热。臂部中间发热，表明腰腹部发热。肘后缘以下三四寸的部位发热，表明病人肠中有虫。掌中发热，表明病人腹中发热。掌心寒冷，是腹中有寒象的表现。手鱼际白肉处显青紫脉络的，标志着胃中有寒邪。

眼睛诊断法

眼睛发红，说明病在心；眼中出现白色，病多在肺；见青色，病在肝；眼中出现黄色，病多在脾；见黑色，病在肾；如果出现黄色而且兼见其他各色，辨认不清，多为病在胸中。诊察眼睛的疾病，如果有赤色的络脉从上向下发展的，属于太阳经的病；如见眼中有赤色络脉从下向上的，属阳明经的病；如果见眼中有赤色络脉从外向内的，属少阳经的病。有寒热发作的瘰疬病时，如果目中有赤脉上下贯瞳仁，见一条络脉的，一年死；见一条半络脉，病人在一年半内死亡；见两条络脉，病人在两年内死亡；见两条半络脉的，两年半死；见三条络脉，病人在三年内死亡。

《内经》名言

原文： 形气有余，脉气不足，死；脉气有余，形气不足，生。

释文： 形气都过盛但脉气不足的会死亡，如果脉气过盛但形气不足的会生存。

第十三章 疾病的变化

尺肤诊断法

尺肤与全身脏腑经气相通，通过诊察尺肤的情况，作为了解全身病情的一种依据，称为尺肤诊法。尺肤指的是由肘至腕（手掌横纹到肘部内侧横纹）的一段皮肤。

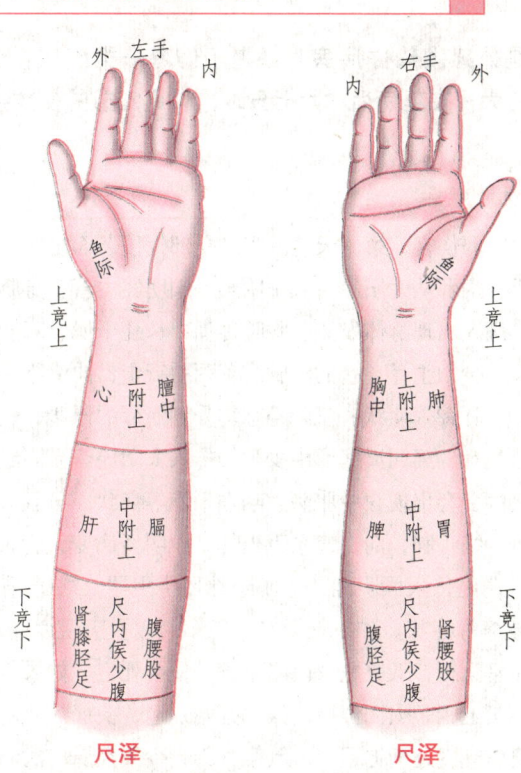

五脏开窍

五脏虽然深居体内，但它们都在面部开有官窍。通过观察五脏官窍的变化，可以推测身体的健康状况。

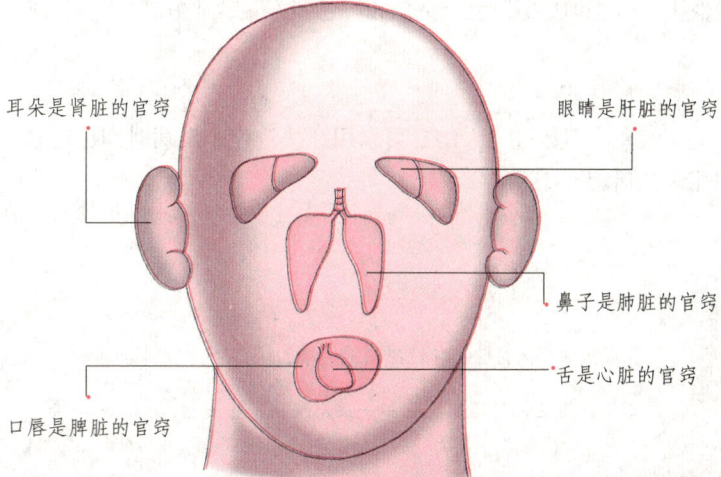

伤寒病的传变与治疗

凡是外感发热性疾病，都属于伤寒一类疾病，但是有的可以痊愈，有的却死亡，死亡大都在起病后的六七日之内，而痊愈的多数都要到起病的十天以后。

伤寒在六经的传变

人体被寒邪伤害，第一天是太阳经受邪气侵袭而发病，症状为头颈部疼痛，腰背僵硬不舒服。第二天，病邪从太阳经传入阳明经，阳明经主管全身肌肉，它的经脉挟鼻，络于目。阳明经气不利，病人出现身体发热、眼睛疼痛、鼻孔干燥、不能安睡等症状。第三天病邪由阳明经传入少阳经，少阳主骨，它的经脉沿着两胁行走，向上络于耳。邪气沿着经脉向上侵袭就会出现胸胁疼痛、耳聋等症状。三阳经脉均受到病邪的侵袭，但邪气还没有内传至脏腑时，可以用发汗的方法治疗。第四天病邪由少阳经传入太阴经，太阴经脉分布在胃中，向上与咽喉部位相连。太阴经病变会出现腹中胀满、咽喉干燥等症状。第五天，病邪由太阴经传入少阴经，少阴经贯通肾脏，络于肺，向上连系舌根部。少阴经病变，病人会有口舌干燥、口渴等症状。第六天病邪由少阴经传入厥阴经，厥阴经脉环绕阴器，络于肝。厥阴经病变，病人会出现烦闷不安、阴囊收缩等症状。如果三阴经、三阳经以及五脏六腑均受到邪气的侵袭，致使全身营卫气血不能正常运行，五脏精气闭阻不通，便会死亡。如果不是表里两条经脉同时感受寒邪而发病，那么到第七天，太阳经脉的病邪开始衰退，头痛症状就会稍微减轻。到第八天阳明经的病邪减退，身体热度逐渐退下来。到第九天，少阳经脉的病邪开始衰退，听力渐渐恢复。到第十天，太阴经脉的病邪开始衰退，腹部胀满症状逐渐减轻，食欲好转。到第十一天，少阴经的病邪开始衰退，口不渴了，舌不干了，还打着喷嚏。到第十二天，厥阴经脉的病邪开始衰退，阴囊舒缓，小腹也微微松弛。邪气消退，疾病便一天天好转。

伤寒病的治疗

一般发病不超过三天的，可以用汗法治疗；发病时间已超过三天的，病邪已入里，可以用泻法治疗。

《内经》名言

原文：脉从阴阳，病易已；脉逆阴阳，病难已。

释文：如果脉搏变化与阴阳变化相一致，疾病容易治愈；如果脉搏变化与阴阳变化相反，疾病就难以治愈。

第十三章 疾病的变化

伤寒病的发展与治疗

寒邪在体内的传播有一定顺序和规律，如右图所示。需要注意的是，如果疾病刚有好转就开始进食难消化的食物，就会在体内郁积生热，两热相交，造成余热不退的现象。

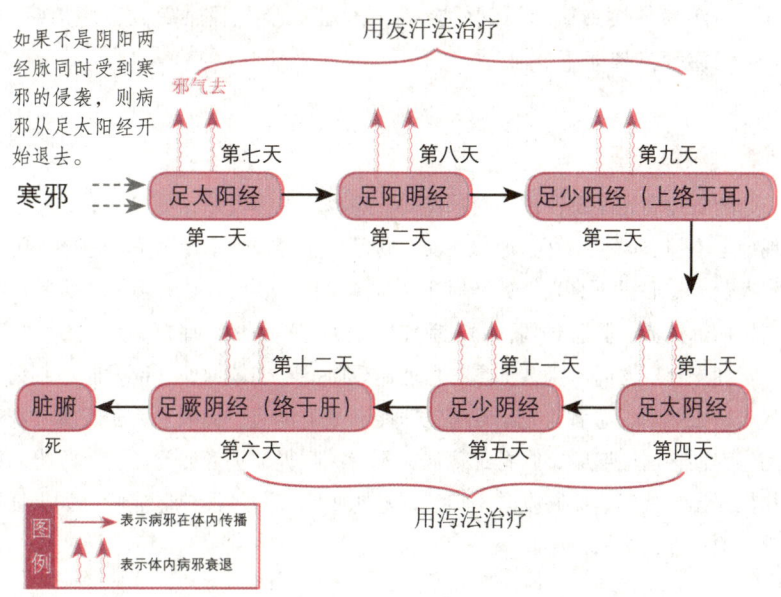

中风时的针灸穴位

风邪侵入人体，会使人下气上逆，即所谓中风，表现为身体发热、出汗、烦闷。中风时，可以针灸图中所示穴位。

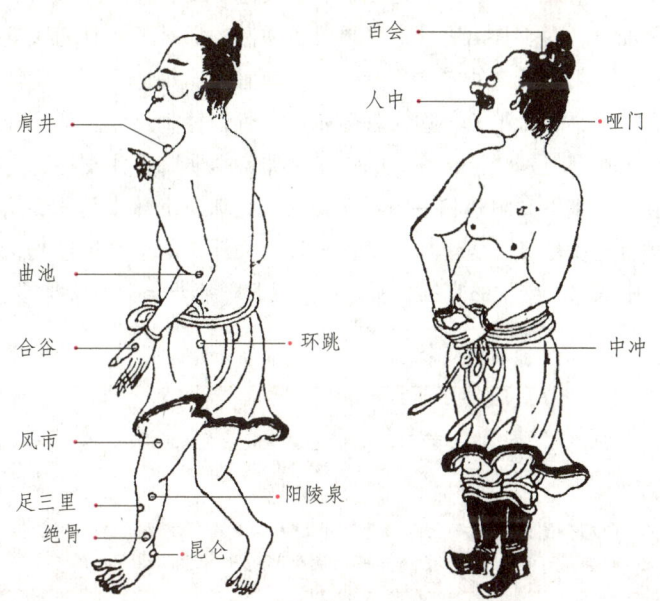

五脏热病的变化与治疗

热病是指由热邪引起的疾病,五脏都会出现热病,出现热病时的症状、病情变化与治疗方法如下。

五脏热病的表现

肝脏热病先是小便黄、腹部疼痛、想睡、身体发热;如果热邪亢盛,病情加重,就可能出现神志不清、语言错乱、惊恐不安、胁部发胀疼痛、手足躁动、不能安卧等症状。心脏热病,病人首先是心里不高兴,数日后才会身体发热,热邪亢盛,且心中突然疼痛,烦闷,呕吐,头痛,面部红赤。脾脏热病,病人首先感觉头重,面颊疼痛,心烦,颜面色青,想呕吐,身体发热。如果热邪亢盛,病情加重,可能出现腰痛不能俯仰、腹部发胀、腹泻、下颌两侧疼痛等症状。肺脏热病,患者首先出现感觉寒冷、毫毛竖起、怕风、舌苔发黄、身体发热等症状。热邪亢盛,便会气喘咳嗽,胸背部疼痛,不能深呼吸,头痛非常厉害,汗出而冷。肾脏热病,患者往往先出现腰痛、小腿发酸、口渴、总想喝水、身体发热等症状。如果气机逆乱,那么便会感觉后项疼痛,头晕心慌。

五脏热病的变化与治疗

肝脏热病每逢庚辛日,病情加重,甲乙日便出大汗,如果气机逆乱,那么庚辛日病人就要死亡。治疗时应当针刺足厥阴肝经及足少阳胆经的穴位。心脏热病在壬癸日(属水)病情会加重。丙丁日出大汗,如果气机逆乱,那么壬癸日病人就要死亡。可以针刺手少阴心经和手太阳小肠经的穴位进行治疗。脾脏热病每逢甲乙日病情加重,戊己日出大汗,如果气机逆乱,那么甲乙日病人就会死亡。可以针刺足太阴脾经和足阳明胃经的穴位进行治疗。肺脏病邪特别严重,病人的正气又非常虚弱,不能支持,那么在丙丁日就会死亡。治疗时应当针刺手太阴肺和手阳明大肠两条经脉,络脉胀起的部位出血,热势立即可退。肾脏热病每逢戊己日,病情加重,壬癸日出大汗,如果气机逆乱,戊己日病人就要死亡。肾在五行中属水,受土的克制,所以在戊己日(属土)病情会加重。

《内经》名言

原文: 怒则气上逆,胸中蓄积,血气逆留,髋皮充肌,血脉不行,转而为热,热则消肌肤,故为消瘅。

释文: 发怒会使体内之气上逆而蓄积于胸中,气血运行失常而留滞,从而使皮肤、肌肉充胀,血脉运行不畅,郁积而生热,热又耗津液而使肌肤消瘦,所以形成消渴病。

第十三章 疾病的变化

五脏腧穴

针刺五脏的腧穴,可以清泻五脏热病。脏腑腧穴的取穴方法可以采用数胸椎的方法,如下所示。

肺俞:位于第三脊椎下方,可以泻肺热
心俞:位于第五脊椎下方,可以泻心热
肝俞:位于第九脊椎下方,可以泻肝热
脾俞:位于第十脊椎下方,可以泻脾热
肾俞:位于第十四脊椎下方,可以泻肾热

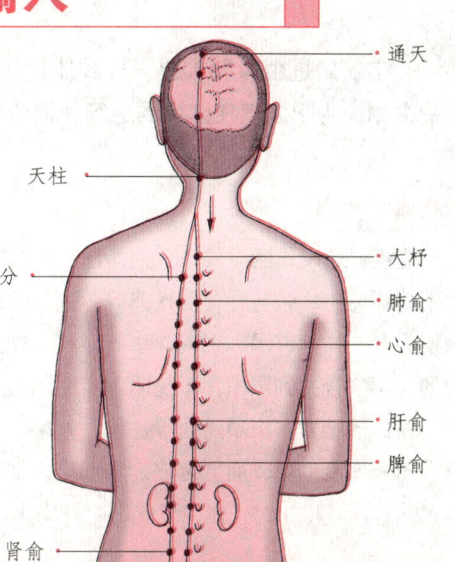

脏腑	背俞	所在椎数	脏腑	背俞	所在椎数
肺	肺俞	胸3	胃	胃俞	胸12
心包	厥阴俞	胸4	三焦	三焦俞	腰1
心	心俞	胸5	肾	肾俞	腰2
肝	肝俞	胸9	大肠	大肠俞	腰4
胆	胆俞	胸10	小肠	小肠俞	骶1
脾	脾俞	胸11	膀胱	膀胱俞	骶2

厥病的发生

厥病有寒厥和热厥之分,寒厥病总是起于脚趾,热厥病总是起于脚心,这与阴阳之气在脚部的运行和交汇有关。

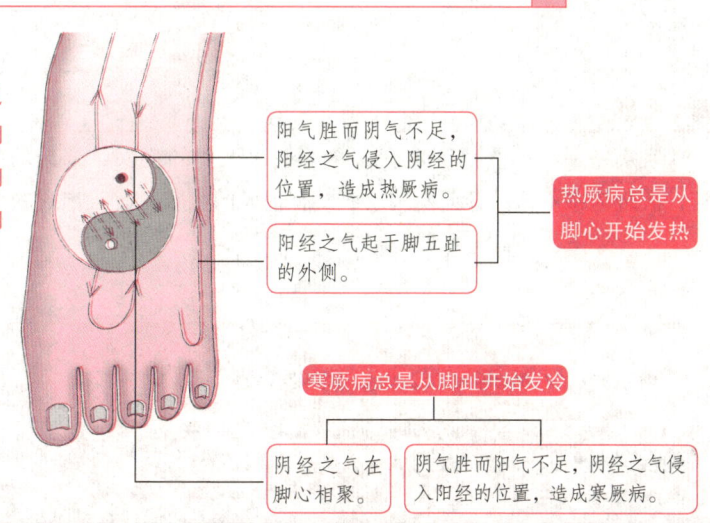

阳气胜而阴气不足,阳经之气侵入阴经的位置,造成热厥病。

热厥病总是从脚心开始发热

阳经之气起于脚五趾的外侧。

寒厥病总是从脚趾开始发冷

阴经之气在脚心相聚。

阴气胜而阳气不足,阴经之气侵入阳经的位置,造成寒厥病。

疟疾的变化与发作规律

疟疾病是由风邪入侵，导致体内阴阳之气失调所致。虐疾病呈周期性发作，这是由体内阴阳之气在体内的运行规律所决定的。

疟疾病的成因

疟疾开始发作的时候，首先是汗毛竖起、四肢伸展、频频打呵欠、恶寒战栗、两颔鼓动、上下牙相撞击、腰与脊背都疼痛等。这些怕冷的症状过去后，身体又开始发热，并出现头痛，像要裂开一样、口渴、想喝冷水等症状。这是阴阳之气上下相争，互相转移合并，虚实交替造成的。阳气合并到阴中，于是阴偏实而阳偏虚；阳明气虚，便出现鼓颔、寒战等症状；太阳气虚，便出现腰背、头项疼痛等症状；如果三条阳经经气都虚，则阴气就过于亢盛；阴气过于亢盛会感到寒冷彻骨，而且疼痛。寒邪从内部产生，所以病人里外都感觉寒冷。阳气偏盛时，体表发热；阴气虚少时，体内发热。内外均热，便呼吸急促、口渴、总想喝冷水等。

寒疟、温疟和瘅疟

夏天感受了严重的暑热，出汗多，汗孔张开，如果此时洗浴或乘凉，寒气就乘机侵入藏伏在汗孔皮肤里，到秋天再受到风邪的侵袭，就会形成疟疾。由于是先受了寒邪，后受了风邪，所以发作时先恶寒而后发热。这种病的发作有固定时间，病名叫"寒疟"。疟疾的发作，先发热而后恶寒，这是因为，这种病人先被风邪侵袭，而后才被寒邪侵袭，所以表现出先热后寒的症状，这种病叫"温疟"。如果只出现发热而不见恶寒的，是因为阴气先败绝，阳气独旺，病人还表现出气不足、烦闷、手脚发热、总想呕吐的症状，病名叫"瘅疟"。

四季疟邪

疟疾在一年四季都可发病，通常在秋天发的疟疾，寒冷的症状较严重；冬天生的疟疾，表现为寒不重；春天发的疟疾，有怕风的症状；夏天出现的疟疾，表现为汗多。

《内经》名言

原文： 诸寒之而热者取之阴，热之而寒者取之阳。

释文： 只要是用苦寒药物治疗发热的疾病而热加重的，就应甘寒滋阴；只要是用辛热药物治疗寒冷疾病而寒加重的，就应甘温补阳。

第十三章 疾病的变化

邪气的运行影响疟疾发作时间

正常情况下，体内卫气白天在三阳经运行，晚上在三阴经运行。风邪和水气随卫气行于阳则外出，行于阴则进于内，这样内外相迫，以致疟疾每日发作。但是有时候疟疾的发作规律也会改变。如右图所示。

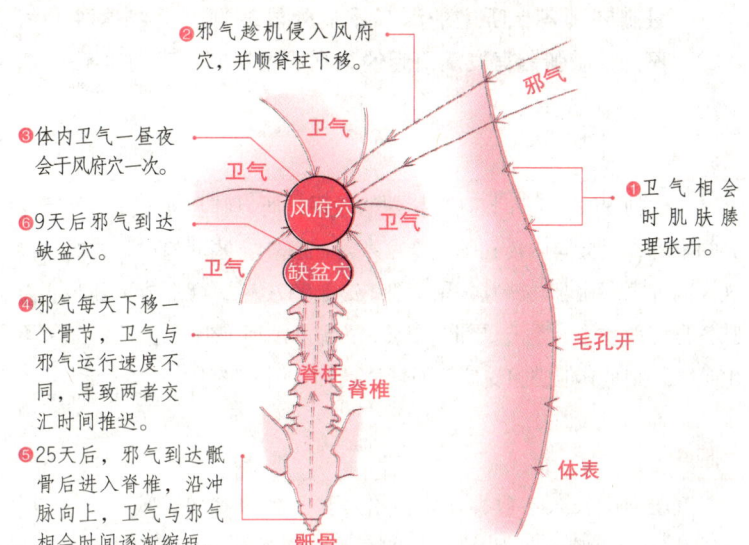

❶ 卫气相会时肌肤腠理张开。
❷ 邪气趁机侵入风府穴，并顺脊柱下移。
❸ 体内卫气一昼夜会于风府穴一次。
❹ 邪气每天下移一个骨节，卫气与邪气运行速度不同，导致两者交汇时间推迟。
❺ 25天后，邪气到达骶骨后进入脊椎，沿冲脉向上，卫气与邪气相会时间逐渐缩短。
❻ 9天后邪气到达缺盆穴。

常见疟疾与治疗

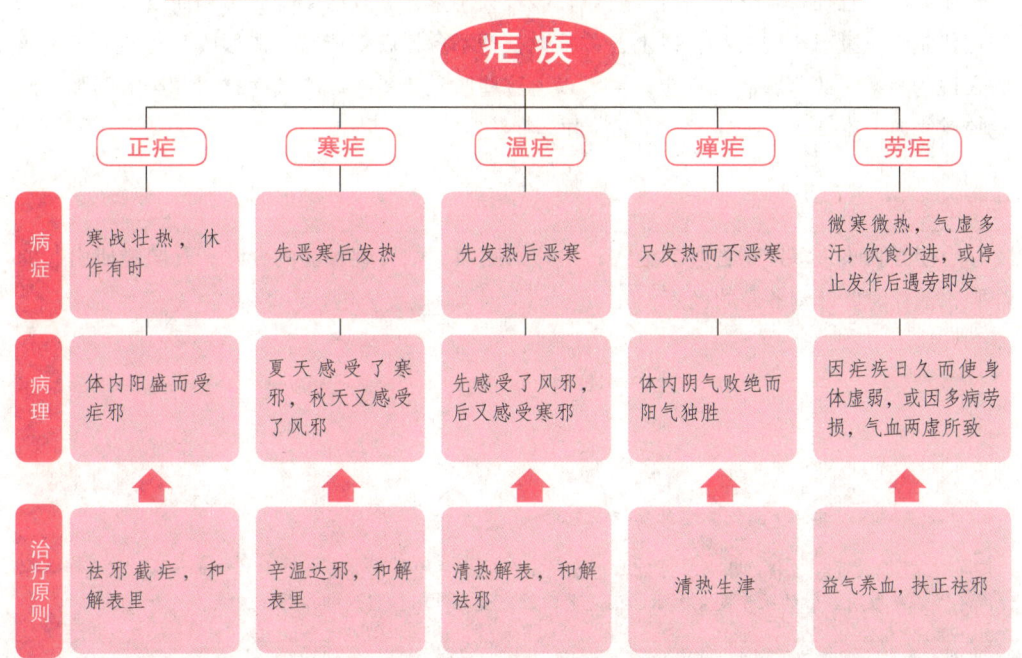

五脏六腑的咳嗽

脏腑在其各自所主的时令感受外界寒邪，又将这种邪气传给肺，引起人的咳嗽。不同的脏腑器官发病引起的咳嗽原理不同，表现也不一样。

五脏咳

人体的皮肤毫毛和肺脏有特殊的联系，所以肺与皮毛是内外互相配合的。如果皮毛受了外界的寒邪，便会向内传到肺。吃了寒冷的食物，寒邪通过肺的经脉向上侵袭到肺，形成肺寒。这样内外寒邪相合，寒邪停留于肺脏，肺气上逆，就形成了肺咳。至于五脏的咳嗽，是由于五脏各自在所主管的季节受邪气侵袭，发病而产生咳嗽。因此，如果不是在肺脏所主管的秋季发生咳嗽，则是其他脏腑受邪气而转移到肺，引起咳嗽。

六腑咳

五脏咳嗽长久不愈，就要传给六腑。如果脾咳长久不愈，胃就会受到影响而发病。胃咳的表现为，咳嗽时呕吐，严重时会吐出蛔虫。肝咳长期不愈，就要传给胆，形成胆咳，胆咳的表现为，咳嗽时呕吐胆汁。肺咳长期不愈，就要传给大肠形成大肠咳，大肠咳的表现为，咳嗽时大便失禁。心咳长久不愈，小肠就会受到影响而发病。小肠咳的症状是，咳嗽时多放屁，且往往是咳嗽同时放屁。肾咳长久不愈，膀胱就会受到影响而发病。膀胱咳的症状是，咳嗽时小便失禁。以上各种咳嗽长期不愈，就要传给三焦形成三焦咳，三焦咳的表现为咳嗽时腹部胀满，不想饮食。以上这些咳嗽，最终影响到脾胃，并影响到肺，出现咳嗽气逆、流鼻涕、痰液多、面部浮肿等症状。

咳嗽的治疗

治疗五脏咳，多针刺各脏的腧穴；治疗六腑咳，则针刺各腑的合穴；凡咳嗽所引起的浮肿，治疗时要针刺各经的经穴。

《内经》名言

原文： 五脏各以其时受病，非其时各传以与之。

释文： 至于五脏的咳嗽，是由于五脏各自在所主管的季节受邪气侵袭，发病而产生咳嗽。因此，如果不是在肺脏所主管的秋季发生咳嗽，则是其他脏腑受邪气而转移到肺，引起咳嗽。

寒邪在脏腑的传变引起的不同咳嗽

五脏六腑的病变都会引起咳嗽，所以对于貌似表现一致的咳嗽必须认真审察，区别对待，以免贻误病机，造成不必要的麻烦。

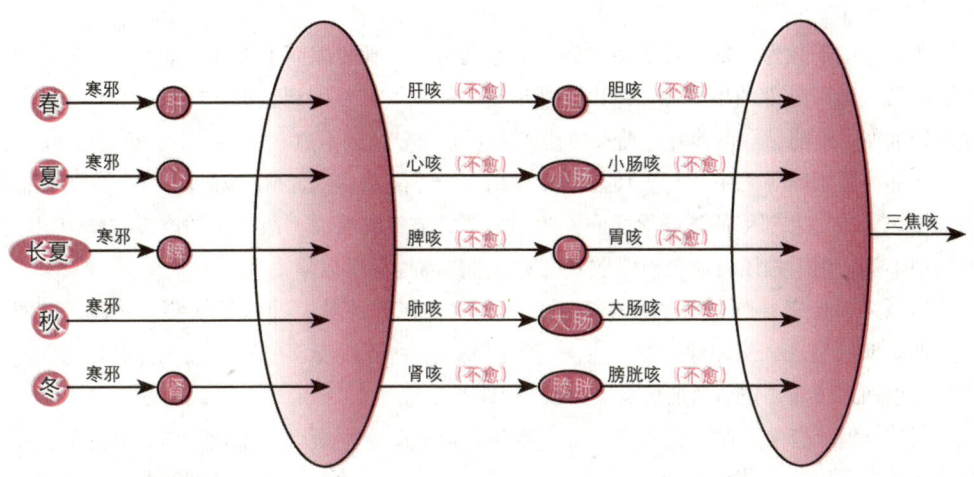

六腑合穴

六腑合穴又称"六腑下合穴"，针刺六腑的合穴，可以治疗六腑的咳。同样，针刺五脏的腧穴，可以治疗五脏的咳。

六 腑	所在经脉	下合穴
小肠	手太阳	下巨虚
三焦	手少阳	委阳
大肠	手阳明	上巨虚
膀胱	足太阳	委中
胆	足少阳	阳陵泉
胃	足阳明	足三里

各种疼痛的产生与辨别

疼痛有许多种，有疼痛突然停止的，有疼痛剧烈而持续的，有疼痛很厉害不能按摩的，有疼痛触按后就会停止的，有疼痛按摩没有作用的等。这些疼痛的症状表现和区分方法如下。

寒邪停留于脉外，则经脉受寒，经脉受寒则引起经脉收缩而不伸展，如此则经脉拘急，经脉拘急便牵引外部的小络脉，所以突然出现疼痛。但只要得到温暖，经脉就会舒张开，气血运行通畅，疼痛就立即停止。若反复受了寒邪，则会经久不愈。

寒邪停留于经脉之中，与人体热气相搏结，于是经脉盛满，脉中邪气充实，所以疼痛剧烈，不可触按。寒邪停留于肠胃之间，膜原之下，血气凝聚而不散，小的络脉拘急牵引，因而出现疼痛，用手按压时血气得以散开，所以按压时疼痛可以停止。

如果寒邪处于督脉，那就按压不到。如果寒邪侵入冲脉，冲脉是从关元穴起，随腹直上，如果寒邪侵入，使冲脉中的气血运行不能畅通，由于冲脉多气血，热气郁结日久向上逆行，所以病人腹痛，按压时能感觉到跳动应手。

寒邪停留于背腧经脉，血气凝塞而不畅流，血气凝塞则血虚，血虚于是感觉疼痛，背腧与心相连，所以心与背牵引而痛，用手按压时热气可以到达病所，热气到达病处，因而疼痛停止。

如果寒邪停留于小肠膜原之间，络脉之中的血液凝塞，不能注入大的经脉，血气停留而不能畅行，时间久了就会成为积聚。如果寒邪侵入五脏，逼迫五脏阳气上逆，使阴气阻绝不通，阴阳之气不能正常衔接，会出现突然疼痛、昏迷不醒的症状。如果阳气复返即可苏醒。

寒气停留于肠胃，胃气厥逆上行，所以疼痛而兼呕吐。寒邪停留于小肠，小肠功能失常，水谷不能久留，所以腹痛而兼腹泻。而热邪会耗损肠中的水液，使病人口干舌燥，大便坚硬难出，出现腹痛而且便秘的症状。

《内经》名言

原文： 寒气入经而稽迟，滞而不行，客于脉外则血少，客于脉中则气不通，故卒然而痛。

释文： 如果寒邪侵入经脉，经脉中血气运行迟缓，甚至凝滞不行，所以寒邪停留于经脉外时，运行于经脉中的血就减少；如果寒邪侵入到经脉中，由于寒性凝滞，会使气血阻滞不通，这两种情况都可能导致身体疼痛。

第十三章 疾病的变化

艾灸疗法

疼痛多是由于身体受到了寒邪的侵袭，而用艾灸可以很好地对抗寒邪。艾灸是用艾绒做成大小不同的艾炷，或用纸卷成艾条，在穴位上或疼痛处烧灼熏蒸的一种治疗方法。下面是几种常用的灸法。

隔姜灸

用大片生姜，上放艾炷烧灼，一般可灸3~5壮。除隔姜灸外，还有隔蒜片灸、隔盐灸、隔附子片灸等。

艾条灸

用艾绒卷成直径1.5~2厘米的艾条，一端点燃后熏灸患处，但不碰到皮肤。一般可灸10~15分钟。

温针灸

在针刺之后，用针尾裹上艾绒点燃加温，可烧1~5次。

各经脉病变引起的腰痛

《黄帝内经》讲究对症治病，治病之前先探求发病原因。腰痛的发生就可能有多种原因。六经病变、奇经八脉病变等都可能导致腰痛。其发病时的表现与治疗方法如下：

六经病变引起的腰痛

足太阳膀胱经脉发生病变后所产生的腰痛牵拉后项、脊背、尾椎等处，如同背负重物。治疗应针刺足太阳经的委中穴，使之出血。如果在春季，就不要刺出血。足少阳胆经发生病变后所产生的腰痛，就像用针扎皮肤一样疼痛，并逐渐加重，身体不能俯仰，也不能转头看东西。治疗应针刺足少阳经的阳陵泉穴，使之出血。如果在夏季，就不要刺出血。足阳明胃经发生病变后所产生的腰痛，疼痛时不能转头看东西。治疗应针刺阳明经的足三里穴三次，要刺出血，使上下气血协调平和。如果是在秋季，就不要刺出血。

足少阴经的病变所引起的腰痛，疼痛牵连着脊柱。治疗可针刺足少阴经的复溜穴两次，如果是在春季，就不要针刺出血，如果出血太多，血气就不容易恢复。足厥阴经的病变所引起的腰痛，疼痛时病人身体痉挛拘急，像弓弦张开一样。治疗可以针刺厥阴经脉，在小腿肚与足跟之间鱼腹外侧，以手触摸有如串珠的地方针刺。这种病常使人沉默少语，精神不振，要针刺三次。

各脉病变引起的腰痛

解脉发生病变所产生的腰痛，疼痛时牵拉肩部，眼睛视物不清，经常遗尿。治疗应针刺解脉在膝后筋肉分间处。同阴脉发生病变所产生的腰痛，疼痛时像有一把小锤子在腰里一样胀闷疼痛。治疗时应针刺同阴脉在足踝上端绝骨尽处的阳辅穴。衡络脉发生病变所产生的腰痛，疼痛时身体不能俯仰。治疗时可针刺离臀下横纹数寸的委阳、殷门二穴。飞阳脉病变所引起的腰痛，疼痛处经脉发生肿胀，疼痛剧烈时病人感到悲伤和恐惧。治疗时可以针刺飞阳脉，部位在内踝上五寸。昌阳脉病变所引起的腰痛，疼痛时牵连到胸部，两眼视物模糊不清，不能说话。治疗时可以针刺筋内侧的复溜穴二次。

《内经》名言

原文： 清气在下，则生飧泄；浊气在上，则生䐜胀。

释文： 若清气不升而滞于下，就会产生完谷不化的泄泻；若胃中的浊阴之气堵塞在上而不降，就会产生胃脘胀满等疾病。

第十三章 疾病的变化

正气是否充足决定人的健康

自然界的风、寒、暑、湿、燥、热等是客观存在的，但是有的人容易生病，有的人却很健康，这是由人的正气是否充足决定的。

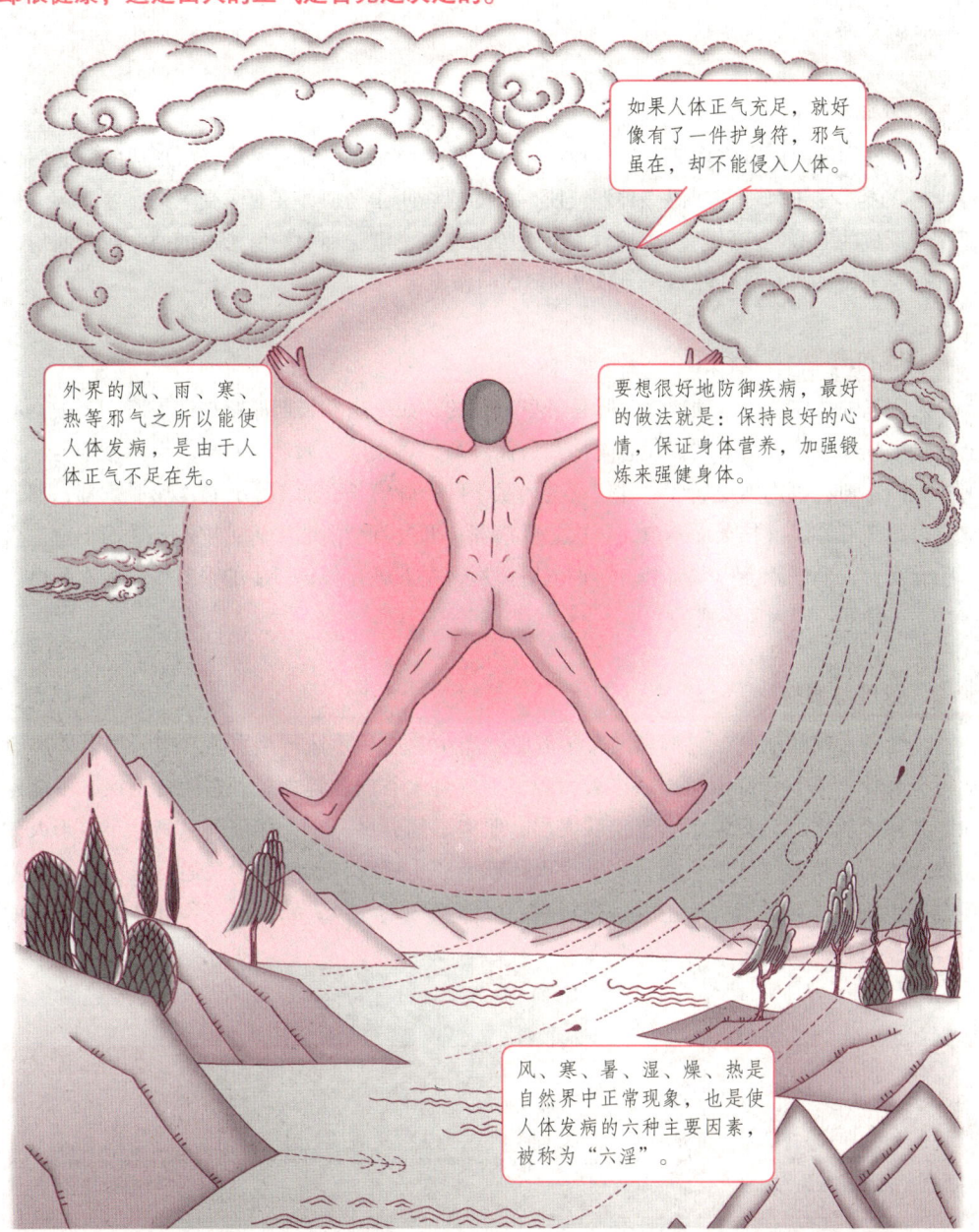

如果人体正气充足，就好像有了一件护身符，邪气虽在，却不能侵入人体。

外界的风、雨、寒、热等邪气之所以能使人体发病，是由于人体正气不足在先。

要想很好地防御疾病，最好的做法就是：保持良好的心情，保证身体营养，加强锻炼来强健身体。

风、寒、暑、湿、燥、热是自然界中正常现象，也是使人体发病的六种主要因素，被称为"六淫"。

痹病的形成与种类

风邪、寒邪、湿邪三种邪气错杂在一起同时侵袭人体就会形成痹病。这当中，风邪占主导地位的就形成行痹，寒邪占主导地位的就形成痛痹，湿邪占主导地位的就形成著痹。

痹病的分类

根据发病原因可以将痹病分为五种：在冬季受了风、寒、湿三种邪气所形成的痹病叫作骨痹，在春季受了风、寒、湿三种邪气所形成的痹病叫作筋痹，在夏季受了风、寒、湿三种邪气所形成的痹病叫作脉痹，在长夏季节受了风、寒、湿三种邪气所形成的痹病叫作肌痹，在秋季受了风、寒、湿三种邪气所形成的痹病叫作皮痹。

五脏六腑的痹病

人体五脏与皮、肉、筋、骨、脉是表里相合的，如果病邪长期滞留在体表而不离去，就会内传侵入相应的脏腑。所以说患骨痹长久而不愈，再次感受病邪，邪气就会内藏于肾；筋痹长久而不愈，再次感受病邪，邪气就会内藏于肝；脉痹长久而不愈，再次感受病邪，邪气就会内藏于心；肌痹长久而不愈，再次感受病邪，邪气就会内藏于脾；皮痹长久而不愈，再次感受病邪，邪气就会内藏于肺。所谓五脏痹病，是五脏在各自所主的季节里，再次受风、寒、湿三种邪气侵入所形成的。

营气、卫气与痹病

营气是水谷的精气，它调和散布于五脏六腑中，然后才运行至血脉之中，再沿着经脉运行至身体上下，贯穿五脏，联络着六腑。卫气是水谷的剽悍之气，它运行迅疾，不能进入到人体经脉之中，只能运行于皮肤表层，肌肉之间，熏蒸于人体筋膜之间，布散于人体胸腹之内。如果营气和卫气运行失常，人体就会产生疾病，营气和卫气运行正常，人体就不会产生疾病。如果营气和卫气运行正常，人体经气不与风、寒、湿三种邪气相搏结，就不会形成痹病。

《内经》名言

原文： 五藏皆有合，病久而不去者，内舍于其合也。

释文： 人体五脏与皮、肉、筋、骨、脉是表里相合的，如果病邪长期滞留在体表而不离去，就会内传侵入相应的脏腑。

第十三章 疾病的变化

四时痹病的发生

痹病是由于外邪入侵所致，它们在不同季节侵入人体的皮毛、血脉、肉、筋、骨等不同部位，引起不同部位发生痹证。

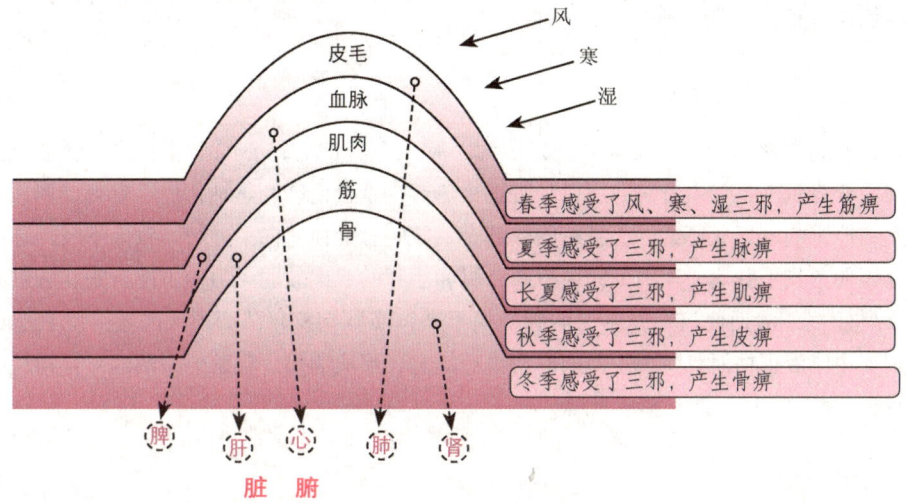

疾病的发展与治疗

痹病的发展都是由体表向体内扩展，发现越早越容易治疗。如果等到疾病发展到骨髓再求医，即使神仙也无能为力了。

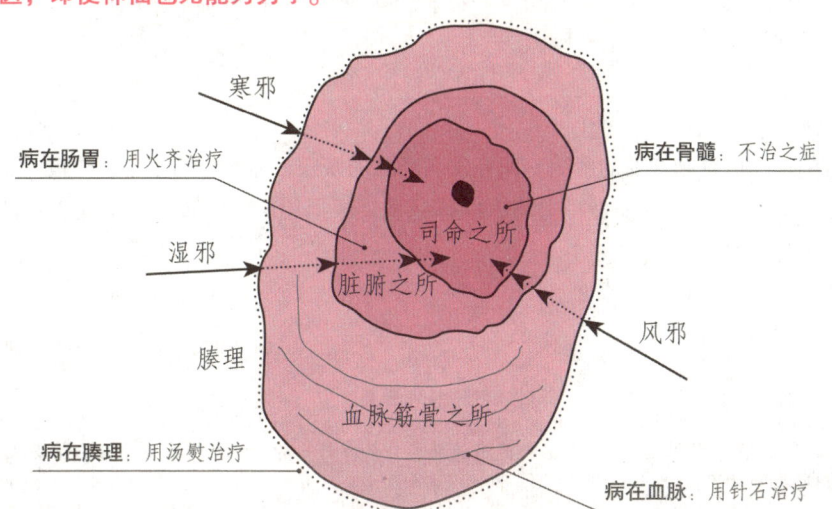

痿病的形成与治疗

痿病的形成是由于五脏感受了热邪，使体内精血受损，肌肉筋脉失养而导致的肢体弛缓、软弱无力，甚至瘫痪的一种病症。五脏的病变都能使人得痿病，形成脉痿、筋痿、肉痿、骨痿等。

五脏与痿病

五脏的病变都能使人得痿病，这是因为，肺主全身皮毛，心主全身血脉，肝主全身筋膜，脾主全身肌肉，肾主骨髓。所以肺脏感染热邪，就会使肺叶焦枯，皮毛变得虚弱、干枯而不润，严重的就形成痿躄。心脏感染热邪，下肢经脉的血气向上逆行，致使下肢经脉的血气空虚，便形成了脉痿，关节如同被折断，脚和小腿的肌肉软弱无力而不能行走。肝脏感染热邪，则胆气外泄而使口中发苦，筋脉受损干燥，筋脉拘急，从而形成筋痿。脾脏感染热邪，则胃中津液干枯而且口渴，肌肉麻痹没有知觉，形成肉痿。肾脏感染热邪，肾精耗竭，骨髓减少，腰脊不能屈伸，形成骨痿。

痿病的形成与辨别

肺脏在五脏之中的作用最重要，位置在心脏之上，是各脏之长。若精神空虚，欲望又得不到满足，就会使肺脏之中的气血运行不畅而演化成其他疾病，进而产生肺热使肺叶焦枯，所以说，五脏均是由于肺脏感染热邪，肺叶焦枯而产生痿躄的，就是这个道理。

肺脏感染热邪，则面色发白，皮毛焦枯；心脏感染热邪，则面色发红，络脉充血；肝脏感染热邪，则面色发青，指（趾）甲枯槁；脾脏感染热邪，则面色发黄，肌肉软弱；肾脏感染热邪，则面色发黑，牙齿枯槁松动。

痿病的治疗

痿病的治疗应针刺病变的经脉，调补发病经脉的荥穴，通各经的腧穴，调整虚实以及病情的逆顺。无论是筋、脉、骨、肉病中的哪一种，根据相应的脏腑之气偏旺的月份进行针刺，病就容易治愈。

《内经》名言

原文：膝者，筋之府，屈伸不能，行则偻附，筋将惫矣。

释文：膝部是筋会聚的地方，一旦膝关节不能屈伸自如，行走时又躬腰俯身，还要拄着拐杖行走，则表明筋将要衰败了。

第十三章 疾病的变化

肺对脏腑的影响

肺在人体中具有重要作用，全身气血都由它来分配，所以，如果肺感受邪气，不仅自身会发生病变，其所主的皮毛也会发生病变，还会将这种邪气传到身体其他脏腑。

肺主一身之气，全身的气血都由肺来分配。

肺（主皮毛）
心（主血脉）
肝（主筋膜）
脾（主肌肉）
肾（主骨髓）

热邪

如果肺感受热邪，不仅自身会出现痿病，还会将热邪传到其他脏腑，导致脉痿、筋痿、肉痿、骨痿等。

五脏与五体

中医将皮毛、血脉、肌肉、筋、骨称为五体，并认为五脏与五体有着一一对应的关系，五体的表现能反映五脏的病变。

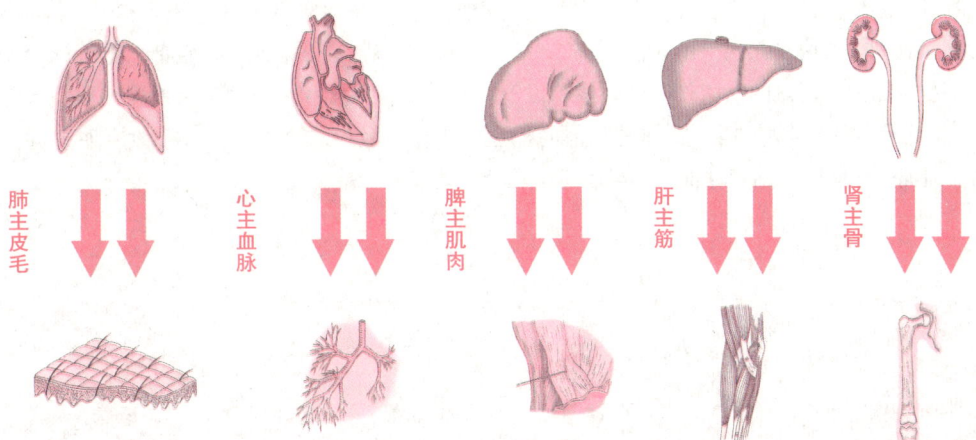

肺主皮毛　心主血脉　脾主肌肉　肝主筋　肾主骨

痈疽的形成与生死日限

痈和疽都是由于身体感染毒邪而生的疮，但它们之间又有区别：多而广的叫痈，深的叫疽。现代医学解释为皮肤的毛囊和皮脂腺成群受细菌感染所致的化脓性炎，病原菌为葡萄球菌。

痈和疽的辨别

营气滞留在经脉之中，使血液凝涩而不循行，那么卫气就随之受阻而不畅通，并阻塞于内，这时就会发热。如果大热不止，热盛则使肌肉腐烂化脓。但其不能内陷，不会使骨髓焦枯，五脏也不会受到伤害，所以叫作痈。

热气充盛，脓毒深陷于肌肤的内部，使筋膜溃烂，骨髓焦枯，同时还影响五脏，血气枯竭，以致痈肿部分的肌肉筋骨全都溃烂无余，所以叫作疽。

疽的特征是：皮色黑暗而不润泽，质地坚硬如牛颈之皮；痈的特征是：皮薄而光亮，触之较软。这就是痈和疽的区别。

痈疽的种类、形状和死亡日限

痈疽的种类有很多，如：痈疽发生在喉结中的，叫作猛疽。这种病如果不及时治疗，就会化脓；已经化脓的，要先刺破以排出脓液，再口含凉的猪油，三天病即可痊愈。痈疽发生在颈部的，叫作夭疽。这种痈形状较大，颜色呈赤黑色，如果不迅速治疗，热毒就会向内熏及肝肺，大约十来天人就会死亡。病发于肩臂部的痈肿，叫作疵痈。局部呈赤黑色，应当迅速治疗，在它发生四五天的时候，用艾灸治疗，也会很快治愈的。

痈肿发生在腋下，色赤而坚硬的，叫作米疽。治疗时应当用细长的石针稀疏地砭刺患处，再涂上猪油膏，不必包扎，大约六天就能痊愈。发生在胸部的痈肿，叫作井疽。它的形状像大豆一样，病发三四天的时候如果不及时治疗，毒邪就会下陷而深入腹部，七天就会死亡。发生在胸部两侧的，叫作甘疽。皮色发青，形状好像谷实和瓜蒌，时常发冷发热，应急速治疗祛其寒热。发生在大腿和足胫部的痈疽，叫作股胫疽。这种病的外部没有明显的变化，但痈肿化脓已紧贴着骨部，如果不迅速治疗，约三十天就会死亡。

《内经》名言

原文： 形与气相任则寿，不相任则夭。

释文： 形体与血气相称，内外平衡的则多长寿，反之则多夭折。

第十三章 疾病的变化

痈和疽的区别

痈和疽都是感染毒邪而生的疮，发生于体表，但是它们之间又有区别。

区别\病名	痈	疽
属性	阳证	阴证
初病	急暴	缓慢
深浅	皮肉之间	筋骨之间
颜色	焮红，表皮发红	白色，皮色不变
肿状	高肿根束	漫肿或无根
疼痛	剧烈	不痛或微痛
热度	灼热	不热或微热
脓液	稠黏	稀薄
轻重	易消易溃易敛	难消难溃难敛
预后	良好	较差

患痈疽难以治愈的部位

《黄帝内经》认为，人患痈疽必死有五个重要部位：伏兔、腓、背、五脏腧。后世医家对此又有补充，认为脑、须、鬓、颐，亦为痈疽必死之处。

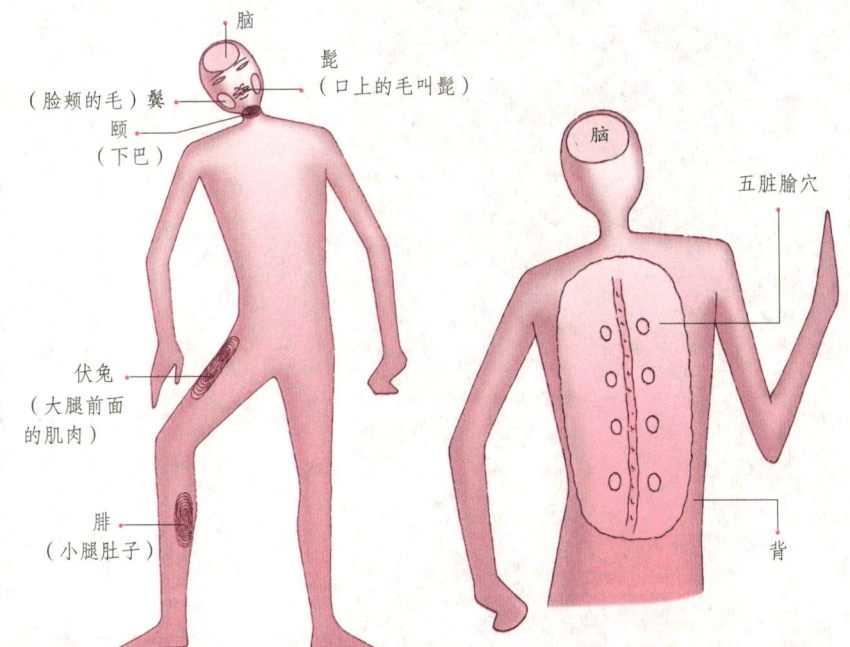

第十四章

六气变化与疾病

风、寒、暑、湿、燥、火构成了自然界的六气，六气分别对应人体的脏器，各有特性，六气的变化影响着自然界万物的生化。六气正常到来，交替主时，则万物生化正常；六气到来太早或太迟，都会影响到万物的生化，表现在人身上，就是发病。

本章目录

248 / 六气的变化与万物生成

250 / 风：百病之首

252 / 寒：使万物坚凝之气

254 / 暑：使万物繁茂之气

256 / 湿：化生万物之气

258 / 燥：清净收敛之气

260 / 火：使万物躁动之气

六气的变化与万物生成

风、寒、暑、湿、燥、火（热）构成了自然界的六气，六气依次交替主时，各有先期而至之气。疾病的发生就是身体虚弱外加这些邪气侵袭共同造成的。

东方产生风气，风能使草木欣欣向荣。风木之气性质温暖，它的德性属于平和，它的功能特点为主动，它的颜色为苍青，它的变化结果是使万物繁荣。和风木之气相对应的动物为毛虫，它的作用是升散，它所主的时令气候特点是宣发。它的异常变动会摧折自然界万物，它所产生的灾害，可以使草木折损败坏。

南方阳气旺盛而产生热气，它在天为六气中的热气，在地为五行中的火气，在人体为脉，火热之气可使万物生长繁茂，在脏腑为中心。它的性质为暑热，它的德性属于光华显明，它的功能特点为躁动，它的颜色为红色，它的变化结果是使自然界万物繁茂。和火热之气对应的动物为羽虫，它的作用是光明普照，它所主的时令气候特点为蒸腾。它的变动属炎热，它所产生的灾害是大火焚烧。

中央气候多雨而产生湿气，它在天为六气中的湿气，在地为五行中的土气，在人体为肌肉，湿气可使自然界万物充实。它的属性为沉静、兼容，它的品德为濡润，它的功能特点为化生万物，它的颜色为黄色，它的变化结果是使万物盈满。和湿土之气相对应的动物为裸虫，它的作用是安静，它所主的时令气候特点是布云施雨，它的异常变动为久雨不停，它所产生的灾害为暴雨、土崩、洪水泛滥。

西方产生燥气，它在天为六气中的燥气，在地为五行中的金气，在人体为皮毛。燥金之气可使自然界万物收成。它的属性为凉爽，它的品德为清静，它的功能特点为坚固，它的颜色为白色，它的生化为收敛。和它相对应的虫为介虫，它的作用为刚强迅疾，它所主的时令多雾露，它的变化结果是使自然界万物收敛，它所产生的灾害为草木苍老凋零。

北方阴气旺盛而产生寒气，它在天为六气中的寒气，在地为五行中的水气，在人体为骨骼，寒水之气可使自然界万物坚凝。它的属性为凛寒，它的品德为寒凉，它的功能特点为闭藏，它的颜色为黑色，它的变化结果是使自然界万物肃静。和寒水之气相对应的动物为鳞虫，它的作用是清冷，它所主的时令气候特点为寒凝，寒水之气的异常变动是寒甚冰冻，它所产生的灾害为冰雹逆时而降。

《内经》名言

原文：气之不得无行也，如水之流，如日月之行，不休。

释文：脏气的运行是不停息的，就如同水的流动、日月的运行一样，永无休止。

第十四章 六气变化与疾病

六气的阴阳

六气指的是风、寒、暑、湿、燥、热，它们又被称为自然界的六淫。这六气因其所产生的位置不同，又有阴阳之别。

火行于天，本于天气而生。

暑行于天，本于天气而生。

湿行于天，本于天气而生。

风行于地，本于地气而生。

寒行于地，本于地气而生。

燥行于地，本于地气而生。

风：百病之首

自然界的气候有八风的异常，风邪伤及经脉，内传而形成五脏风病。也就是说，自然界八方的风邪伤及经脉，再通过经脉进一步深入而触犯五脏，于是发生疾病。

四季风邪对人体的伤害

东风发生于春季，疾病多发生在肝，肝的经气输注于颈项部位；南风发生于夏季，疾病多发生在心，心的经气输注于胸胁部位；西风常发生在秋季，疾病多发生在肺，肺的经气输注于肩背部；北风发生于冬季，疾病多发生在肾，肾的经气输注于腰及大腿根部位；中央属土，长夏季节疾病多发生在脾，脾的经气输注于脊背部。所以，春季得病，病多在头部；夏季邪气伤人，病多在心脏；秋季得病，病多在肩背部；冬季得病，病多在四肢。

四季疾病相胜

因而春季容易流鼻血，夏季多有胸胁疾病发生，长夏容易发生脾脏虚寒的腹泻病，秋季容易发生风疟病，冬季多出现寒痹、寒厥等病。所以，在冬季不做过分的活动，做到藏阴潜阳，春季便不会出现流鼻血及颈项疾病，夏季不会发生胸胁部的疾病，长夏不会出现顽固不化的泻泄及中焦寒冷性疾病，秋季不会发生风疟病，冬季不会发生痹病、厥病、顽固不化的腹泻以及汗出过多等疾病。

风木司天对人体的影响

厥阴风木司天，风气君临于地，人体中的脾气上从于司天之气，土被木气所使用，土湿之气敦厚而兴起，土盛制水，于是水气受灾害。木气旺盛，土气受到制约，脾土的功能发生变化，人们多肢体沉重，肌肉萎缩，食欲减退，口淡无味。风木之气在天空中流行，云物摇动，于是人体多出现目眩、耳鸣等症状。厥阴风木司天，少阳相火在泉，火气暴行，地气灼热，人体多患赤色血痢，虫不蛰藏而出来活动，流水不能结冰。风邪所引发的病变急速。

《内经》名言

原文： 伤于风者，上先受之；伤于湿者，下先上受之。

释文： 感受风邪之气，首先伤及人体上部；感受湿邪之气，首先伤及人体下部。

第十四章 六气变化与疾病

风是百病之始

　　风、寒、暑、湿、燥、火是自然界中六种致病因素，被称为"六淫"。而六淫中，风是百病之始。寒、暑、湿、燥、火诸邪常常依附于风侵犯人体，所以说，"风是百病之始"。

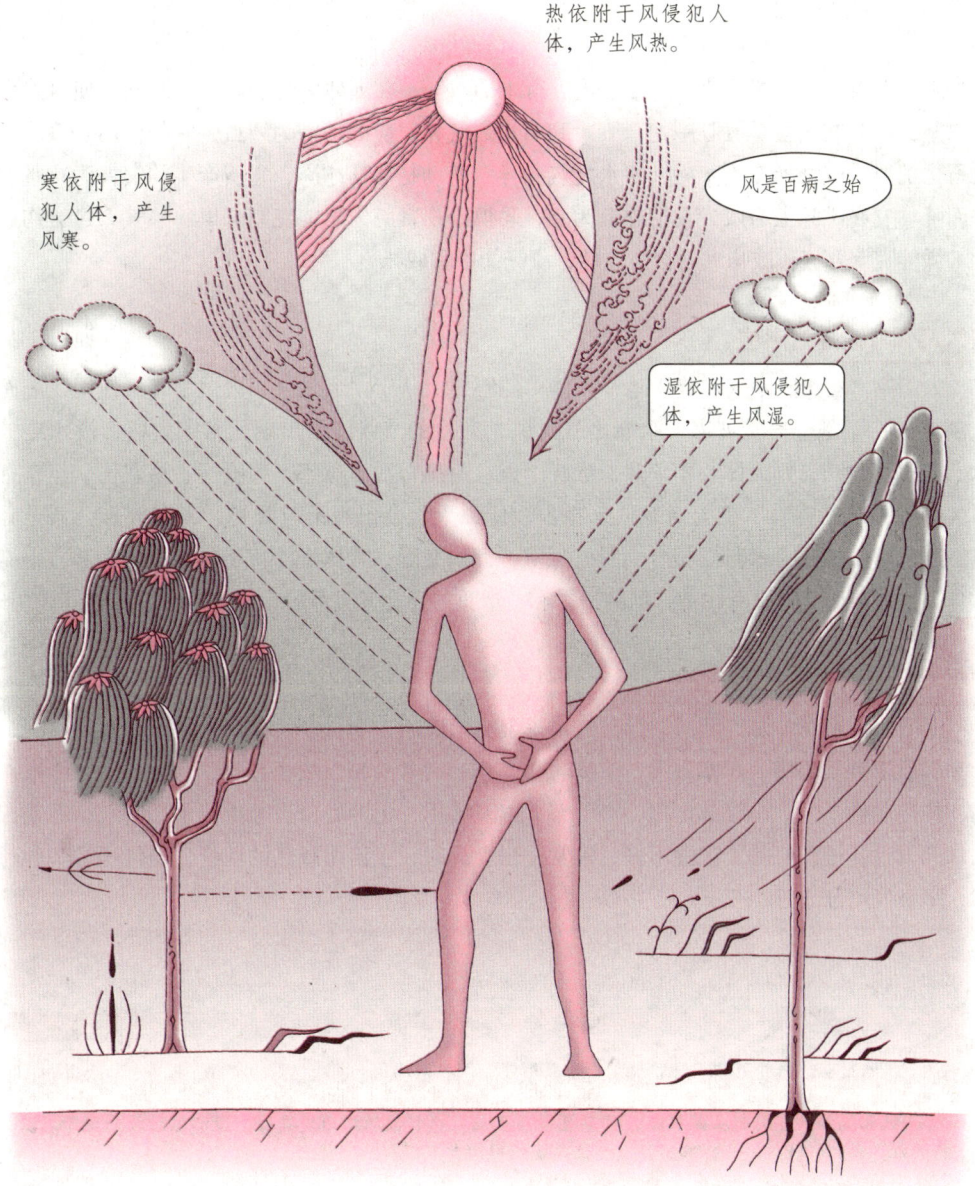

热依附于风侵犯人体，产生风热。

寒依附于风侵犯人体，产生风寒。

风是百病之始

湿依附于风侵犯人体，产生风湿。

寒：使万物坚凝之气

北方阴气旺盛而产生寒气，寒气能助长水，水能生咸味，咸味能滋养肾脏，肾脏生骨髓，骨髓滋养肝脏。

寒气的特性

阴气在天为六气中的寒气，在地为五行中的水气，在人体为骨骼。寒水之气可使自然界万物坚凝，其在内脏是五脏中的肾脏。和寒水之气相对应的动物为鳞虫，它的作用是清冷，它所主的时令气候特点为寒凝，寒水之气的异常变动是寒甚冰冻，它所产生的灾害为冰雹逆时而降。它在滋味上为咸，在情志上为恐，恐惧会伤肾脏，思能克制恐惧。寒气太过会伤血脉，燥能克制寒气。咸味太过会伤血脉，甜味能中和咸味。

寒气司天对人体的影响

太阳寒水司天，寒气君临于地，人体中的心气上从于司天之气，火被水气所使用，进而克制金气，于是金气受灾害。水寒之气过盛，寒冷的气候经常出现，水寒太盛，流水结成冰。若火气过旺，则人体心中烦热、喉咙干燥、时感口渴、鼻塞、打喷嚏、易悲伤、经常打呵欠。如果热气妄行，就会有寒气来报复，所以天气会出现不时降霜，人多健忘，甚至心痛。寒水客气加临，水与湿相合，阴气深重，万物变湿，人体水停蓄于内，腹中胀满，不能饮食，皮肤肌肉麻痹没有知觉，筋脉不柔和，严重的还会发生浮肿，身体后转时困难。

寒气来复引发的疾病及治疗

太阳寒水来复，寒气厥逆上行，气水凝聚为雨成冰，羽虫多死亡。人多心和胃口寒冷、胸和膈肌不利、心痛、痞塞胀满、头痛、易悲伤、时常头晕目眩、扑倒、饮食减少、腰椎疼痛、腰部屈伸不便。小腹部疼痛、牵引睾丸以及腰椎、上冲心口、吐出清水、嗳气、呃逆，如果邪气过甚进入心脏，记性不好，常常悲伤。此时，主治用咸热的药物，辅佐用甘辛的药物，坚肾气用苦味药。

《内经》名言

原文：风胜则动，热胜则肿，燥胜则干，寒胜则浮，湿胜则濡泻。

释文：风邪偏胜就会引起头晕目眩、肢动痉挛、晃动，热邪偏胜就出现痈肿，燥邪偏胜就出现干枯少津的病症，寒邪偏胜可以导致浮肿，湿邪偏胜就出现泄泻。

第十四章 六气变化与疾病

太阳寒水司天之年的养生

自然界的变化是客观的，但是人的养生原则却可以顺应环境的变化而加以调整，下图所示为太阳寒水司天之年自然界的现象和人的养生要点。

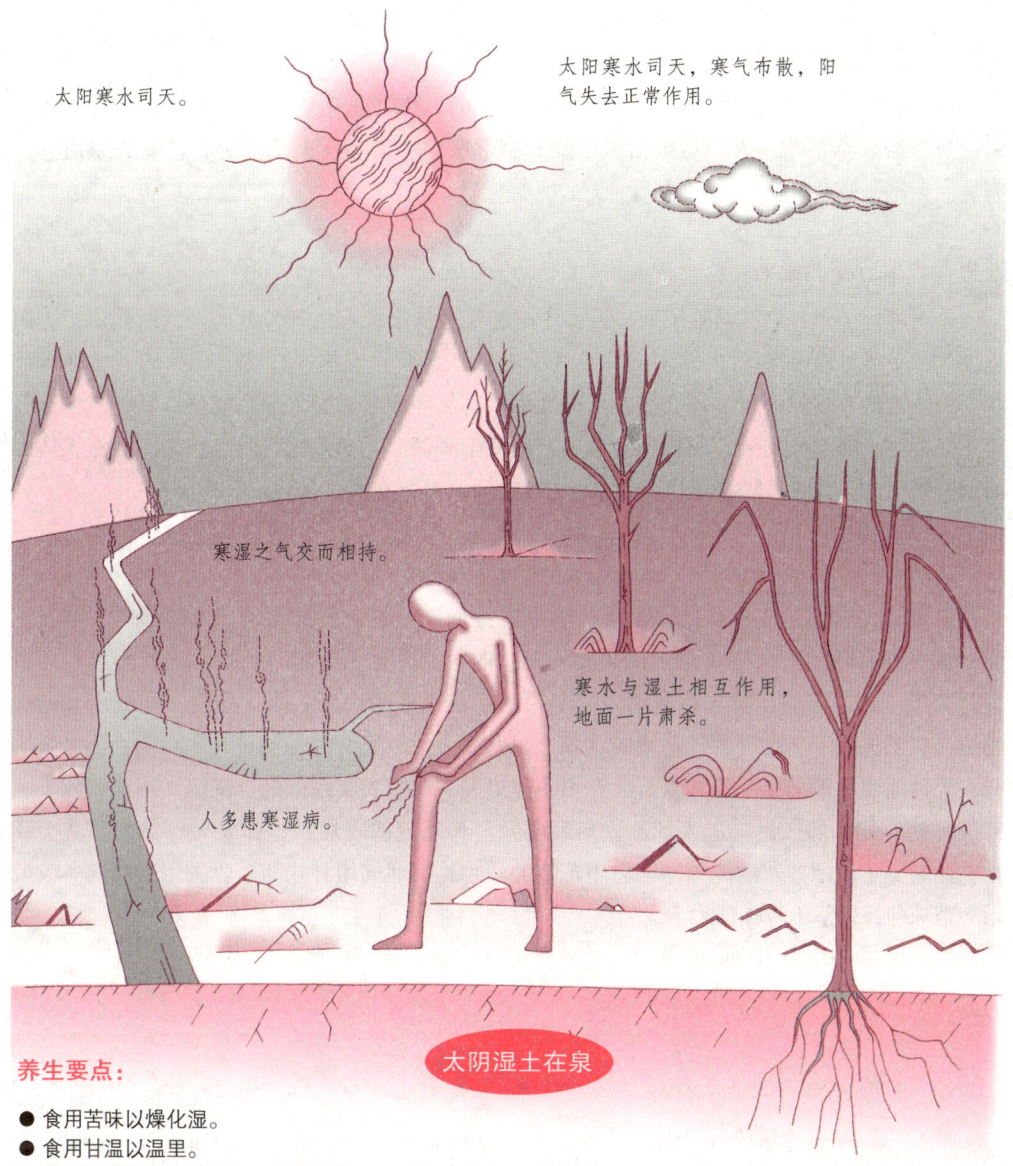

太阳寒水司天。

太阳寒水司天，寒气布散，阳气失去正常作用。

寒湿之气交而相持。

寒水与湿土相互作用，地面一片肃杀。

人多患寒湿病。

太阴湿土在泉

养生要点：
- 食用苦味以燥化湿。
- 食用甘温以温里。
- 食用与岁气相合的青色、黄色谷类。
- 所用药物的药性要避开相应之气所主令之时。

暑：使万物繁茂之气

炎热不当令，禾苗杂草都不茂盛，酷暑推迟到秋天，肃杀之气晚至，不能按时降霜露。人容易出现疟疾、骨热、心悸、惊骇，甚至溢血。

暑气过盛致人与自然失常

暑气过盛，会导致心下烦热、善饥、脐下跳动、热气在三焦弥漫。炎暑来临时，树木的汁液外溢，草枯萎。人们易患呕逆烦躁、腹部胀满、疼痛、大便稀薄、转变成尿血、血痢等。

暑气司天对五脏的影响

少阴君火司天，热气君临于地，人体中的肺气上从于司天之气，金被火气所使用，进而克制木气，草木受灾害。人体多出现喘气、呕吐、恶寒、发热、打喷嚏、鼻衄、鼻塞等症状。暑热之气大规模流行，还会使人出现疮疡、高热等症状，炎暑酷热极盛，就像能使金石熔化一样。少阴君火司天，阳明燥金在泉，地气干燥清凉，寒凉之气时常到来，于是人体多出现胁肋疼痛、喜叹长气等症状。因肃杀之气主事，草木也发生变化。

暑气来复引发的疾病及治疗

少阴君火来复，体内烦热、烦躁、鼻中出血、打喷嚏、小腹绞痛、火热燔灼、咽喉干燥、大小便有时利下、有时停止，气发动于左侧而上逆行于右侧，咳嗽、皮肤疼痛、声音突然嘶哑、心口疼痛、神志昏昧不知人事，继而出现恶寒战栗、胡言乱语，寒战后又出现发热、口渴想喝水、少气、骨骼痿弱、肠道阻塞、大便不通、浮肿、嗳气。少阴火化之令后行，天地间流水不结冰、热气大行、介虫不能蛰藏。此时人容易患痛、疮疡、痈疽、痤疮、痔疮等病；如果邪气过甚进入肺脏，出现咳嗽、鼻塞流涕等症状；如果天府脉绝，就会死亡。此时，主治用咸寒的药物，辅佐用苦辛的药物，泻邪气用甘味药，收敛用酸味药，发散用辛苦味药，软坚用咸味药。

《内经》名言

原文： 百病之始生也，皆生于风雨寒暑，阴阳喜怒，饮食居处，大惊卒恐。

释文： 大部分疾病的发生，都是由于感染了风寒，阴阳不调，喜怒无常，饮食无规律，居住环境不佳，突受惊恐等导致气血紊乱、阴阳失衡，于是人体就进入失常状态。

第十四章 六气变化与疾病

少阳相火司天之年的养生

少阳相火司天之年，气候比较炎热，养生必须以此为出发点。需要注意的是，如果生病需要用药，所用药物的药性要避开所主时令之气，饮食也是如此。

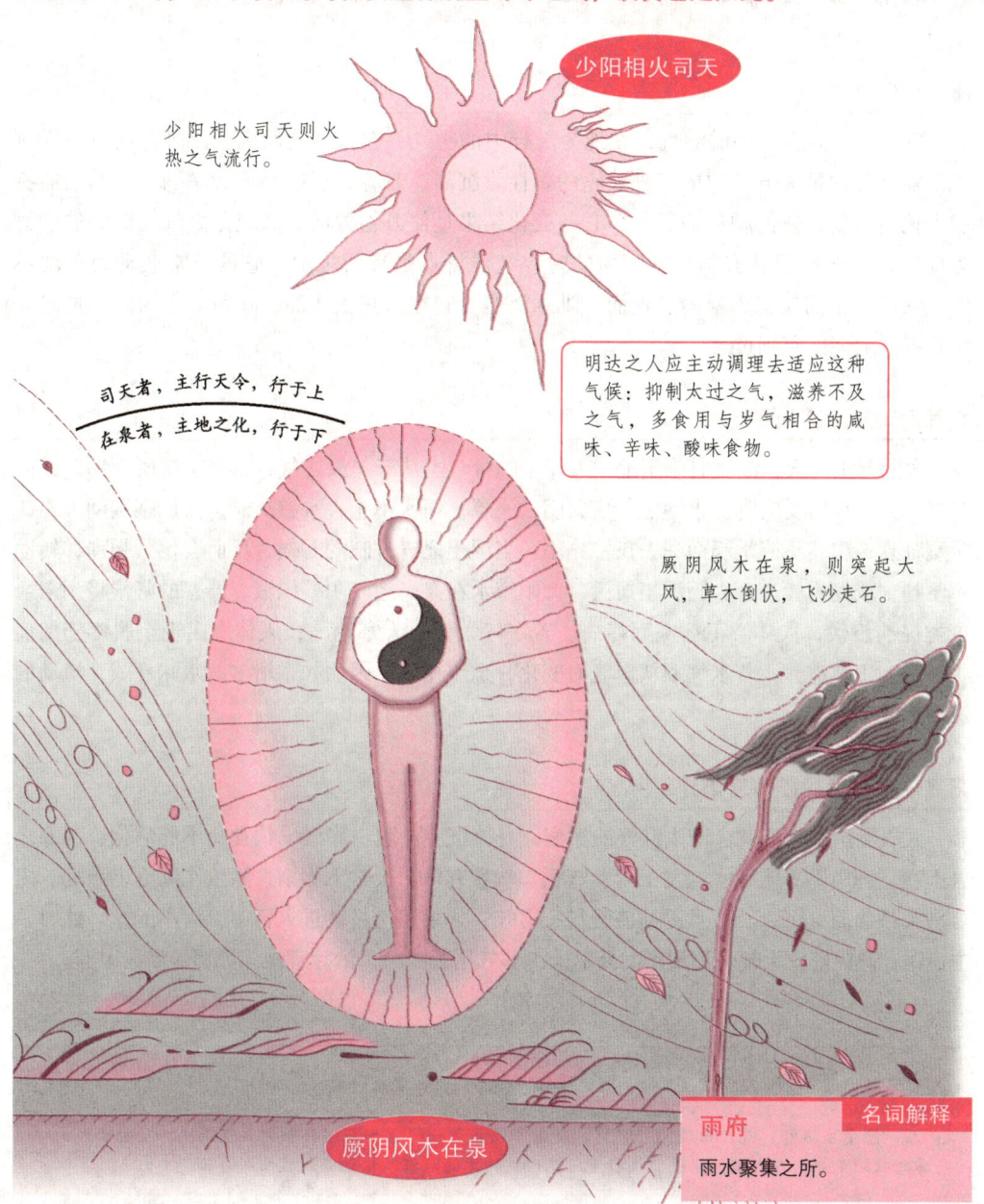

少阳相火司天则火热之气流行。

少阳相火司天

司天者，主行天令，行于上
在泉者，主地之化，行于下

明达之人应主动调理去适应这种气候；抑制太过之气，滋养不及之气，多食用与岁气相合的咸味、辛味、酸味食物。

厥阴风木在泉，则突起大风，草木倒伏，飞沙走石。

厥阴风木在泉

雨府

名词解释
雨水聚集之所。

湿：化生万物之气

中央气候多雨而产生湿气，湿气能助长滋养万物的土气，土气能生甜味，甜味可滋养脾脏，脾脏能使肌肉生长旺盛，肌肉可滋养肺脏。

湿气的属性

阴气在天为六气中的湿气，在地为五行中的土气，在人体为肌肉。湿气可使自然界万物充实，在内脏为五脏中的脾脏。它的属性为沉静、兼容，它的品德为濡润，它的功能特点为化生万物，它的颜色为黄色，它的变化结果是使万物盈满。和湿土之气相对应的动物为裸虫，它的作用是安静，它所主的时令气候特点是布云施雨，它的异常变动为久雨不停，它所产生的灾害为暴雨、土崩、洪水泛滥。它在滋味上为甜，在情志上为思，过思会伤脾脏，大怒能克制过思。

湿气司天对五脏的影响

太阴湿土司天，湿气君临于地，人体中的肾气上从于司天之气，水被土气所使用，进而克制心火，火气受灾害。水湿之气盛，阴云笼罩，雨水不止，水盛火衰，人们多胸闷不爽，阴痿肾衰，阴气不能举起而失去正常作用。当湿土之气过旺的时候，反而会使人腰痛，转动不便利，或发生厥逆。太阴湿土司天，太阳寒水在泉，地气阴凝闭藏，严寒的气候将到来，虫类提前蛰伏，人体心下痞满而疼痛。若寒气太盛，天寒地冻，人体多出现小腹疼痛的症状，影响正常进食。若水气顺从金气而变化，金水相生，因而井泉增多，水味变咸，流动的江河水减少。

湿气来复引发的疾病及治疗

太阴湿土来复，就会产生湿气的病变，身体沉重、腹中胀满、饮食物不能消化、阴寒之气上逆、胸中不舒畅、水饮发于内、咳嗽、喘息有声。天常下大雨，鳞虫在陆地上出现。人容易头颈痛而且沉重、严重的抽搐颤抖、呕吐，如果邪气过甚进入肾中，泻不能止。此时，主治用苦热的药物，辅佐用酸辛的药物，泻邪气用苦味药，治疗宜燥化湿邪，渗泄湿邪。

《内经》名言

原文： 因于湿，首如裹，湿热不攘，大筋续短，小筋弛长，续短为拘，弛长为痿。

释文： 感受了湿邪，就会出现头部沉重、肿胀如物蒙裹一样。如果湿邪长期未能清除，就会出现大小筋脉的收缩变短，或者松弛变长，收缩变短就形成拘挛的病证，松弛变长就形成痿证。

第十四章 | 六气变化与疾病

太阴湿土司天之年的养生

　　太阴湿土司天之年为气运不及之年，养生要以扶助阳气为原则，在饮食和治疗方法的选择上也要注意与岁气相合。

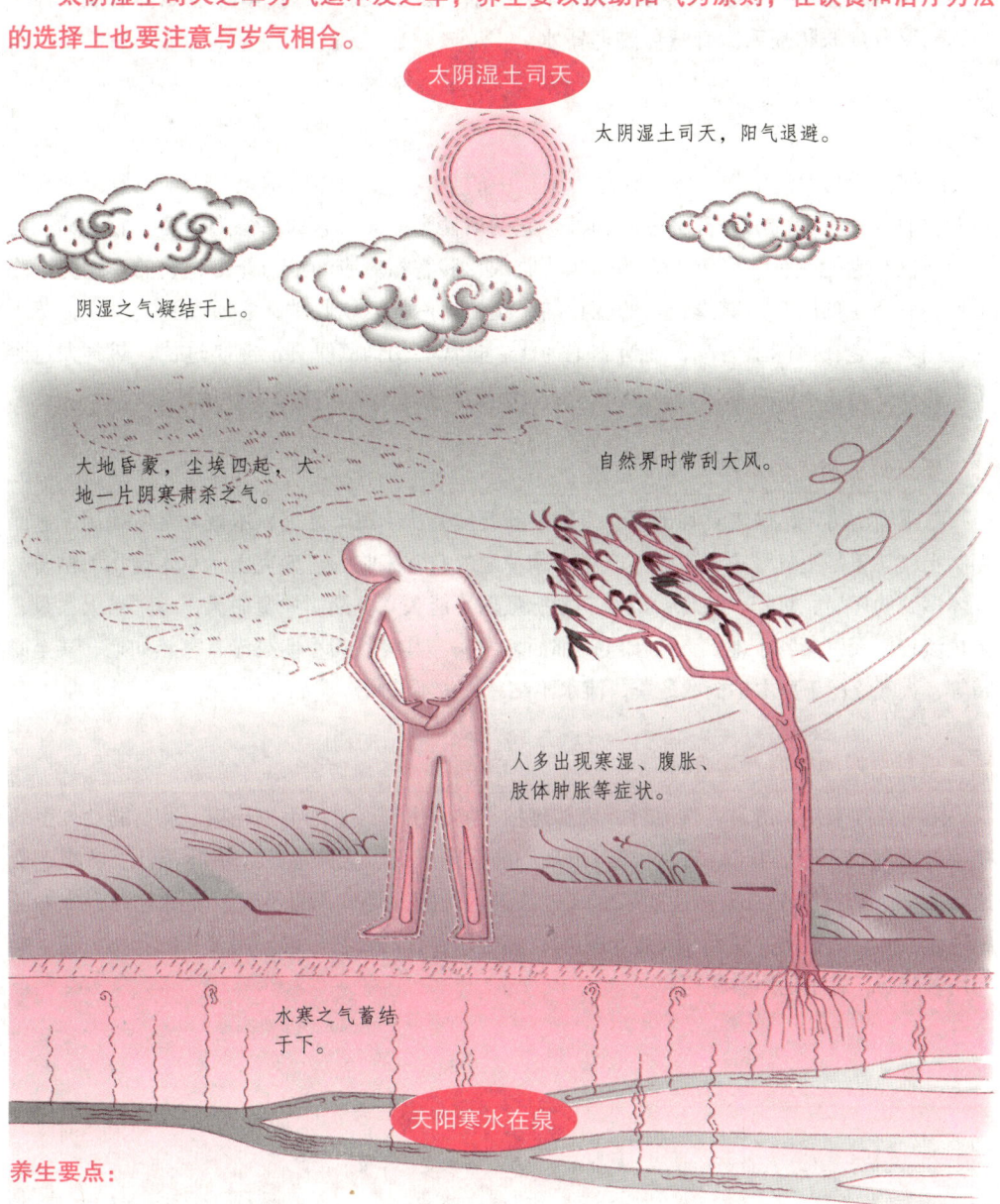

太阴湿土司天

太阴湿土司天，阳气退避。

阴湿之气凝结于上。

大地昏蒙，尘埃四起，大地一片阴寒肃杀之气。

自然界时常刮大风。

人多出现寒湿、腹胀、肢体肿胀等症状。

水寒之气蓄结于下。

天阳寒水在泉

养生要点：

- 原则：扶助阳气，以抵抗寒气。
- 食用与岁气相合的黄、黑色谷物来保全真气，食用与间气相合的谷物来保养精气。
- 治疗方法选择燥法、温法；病情重时，可用发汗法、渗泄法，用药多选择苦味药。

燥：清净收敛之气

西方产生燥气，燥气能助长清凉的金气，金气能生辛味，辛味能滋养肺脏，肺气能滋养皮肤和毫毛，肺气可滋养肾水。

燥气的属性

阴气在天为六气中的燥气，在地为五行中的金气，在人体为皮毛。燥金之气可使自然界万物收成，其在内脏为五脏中的肺脏。它的属性为凉爽，它的品德为清静，它的功能特点为坚固，它的颜色为白色，它的生化为收敛。和它相对应的虫为介虫，它的作用为刚强迅疾，它所主的时令多雾露，它的变化结果是使自然界万物收敛，它所产生的灾害为草木苍老凋零。它在滋味上为辛，在情志上为忧，过忧会伤肺脏，喜能克制过忧，热气太过会伤皮肤和毫毛，寒能克制过热。辛味太过会伤皮肤和毫毛，苦味能中和辛味。

燥气司天对五脏的影响

阳明燥金司天，燥气君临于地，人体中的肝气上从于司天之气，木被金气所使用，进而克制土气，于是土气受灾害，金气旺盛，寒凉之气常常来临，金盛克土，草木受伤而枯萎，人体多胁肋疼痛、目赤、眩晕、战栗、筋脉痿弱不能久立。阳明燥金司天，少阴君火在泉，暴热流行于天，蒸腾于地。人体阳气内郁而多发病，其症状为小便黄赤、寒热如疟、甚至心痛等，火气流行于草木枯槁的冬季，流水不结冰，虫不蛰藏。

燥气来复引发的疾病及治疗

阳明燥气来复，清肃之气流行，森林焦枯干燥，出现严重的毛虫耗损。胸膺胁肋发生病变、左侧气机不舒、喜叹长气、甚至出现心痛痞阻胀满、腹胀泄泻、呕吐苦汁、咳嗽、呃逆、心烦，病在膈中，头痛，如果邪气过甚进入肝脏，导致惊恐不安、筋脉拘急，太冲脉绝，就会死亡。此时，主治用辛温的药物，辅佐用苦甘的药物，泻邪用苦味的药物，通下燥邪用苦味药，补不足用酸味药。

《内经》名言

原文： 气始而生化，气散而有形，气布而蕃育，气终而象变，其致一也。

释文： 气是万物的根本，气的开始阶段就有生化；气的流动造就了物体的形态；气的散布就有生命的繁殖发育；气终止了物体就会发生变更，这些情况对于各种生物体来说，都是一样的。

第十四章 六气变化与疾病

阳明燥金司天之年的养生

阳明燥金司天,少阴君火在泉,所主年份是卯年和酉年。其在该年的表现如下图所示。

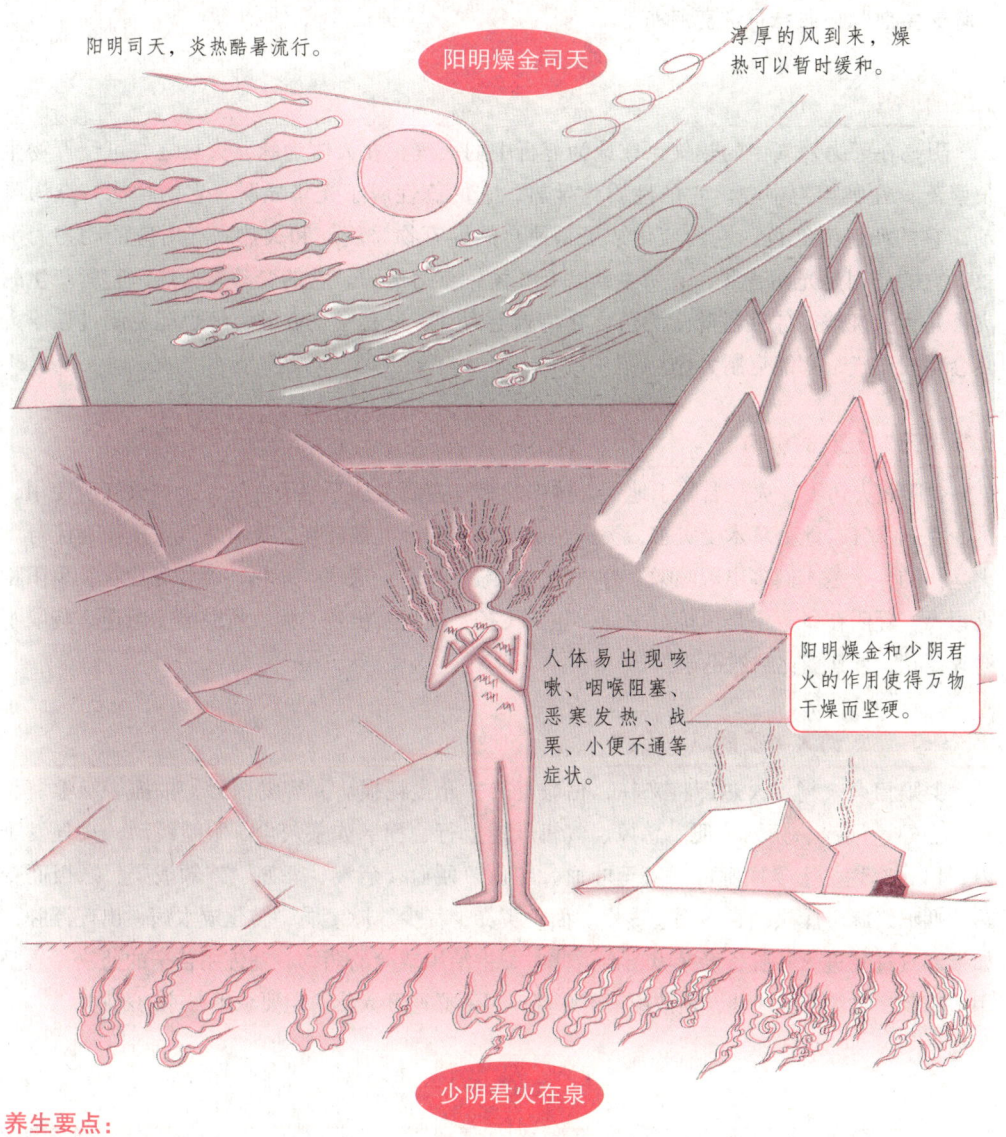

养生要点:
- 食用与岁气相合的白、红两色的谷物以安定人的正气。
- 吃与间气相应的谷物可以祛除邪气。
- 用药时应选咸味、苦味、辛味的药物。
- 在治法上用汗法、清法、散法保护运气,折损郁结之气,滋养生化之源。

火：使万物躁动之气

南方阳气旺盛而产生热气，热盛则生火，火气能生苦味，苦味可滋养心脏，心脏能生血脉，血脉可滋养脾脏。

火气的属性

阴气在天为六气中的热气，在地为五行中的火气，在人体为脉，火热之气可使万物生长繁茂，在脏腑为中心。它的性质为暑热，它的德性属于光华显明，它的功能特点为躁动，它的颜色为红色，它的变化结果是使自然界万物繁茂。和火热之气对应的动物为羽虫，它的作用是光明普照，它所主的时令气候特点为蒸腾。它的变动属炎热，它所产生的灾害是大火焚烧。它在滋味上为苦，在情志上为喜，过喜会伤心脏，惊恐能克制过喜。大热会耗损正气，寒能克制大热。

火气司天对五脏的影响

少阳相火司天，火气君临于地，人体中的肺气逆而上从于司天之气，金被火气所使用，进而克制木气，地上草木受灾害，炎火焚烧，清凉的金气被耗损，炎暑之气大规模地流行。火盛伤肺，于是人们多出现咳嗽、打喷嚏、鼻衄、鼻塞、疮疡、寒热、浮肿等症状。少阳相火司天，厥阴在泉，于是风掠过大地，尘土飞扬，人们多出现心痛、胃脘痛、厥逆、胸膈不通等症状，且其变化剧烈迅速。

火气来复造成的人体疾病以及治疗

少阳相火来复，火热即将来临，枯燥炎热，介虫耗损。人容易惊恐、抽搐、咳嗽、鼻衄、心热、烦躁、频频小便、恶风、气机厥逆上行、面部如蒙灰尘、眼睛跳动，火气发于内、口舌糜烂、上逆而呕吐、甚至吐血、衄血、便血、疟疾、恶寒、鼓颔战栗、寒极而变热、咽喉络脉干燥焦枯、口渴想喝水、面色黄赤、气少、脉痿弱，转化成水病，出现浮肿，如果邪气过甚进入肺脏，会咳嗽出血。此时，主治用咸冷的药物，辅佐用苦辛的药物，软坚用咸味药，收敛用酸味药，发散用辛苦味药，可不必避开天热，但要忌用温凉的药物。

《内经》名言

原文：标本之道，要而博，小而大，可以言一而知百病之害。

释文：标本的理论，简要而广博，从小可以见大，通过一点就能知道许多疾病的危害。

第十四章 六气变化与疾病

少阴君火司天之年的养生

少阴君火司天之年，为气运太过之年，人发病主要在中部。养生要以保全真气为原则，食用与岁气相合的食物，在药物的选择方面主要用泻药。

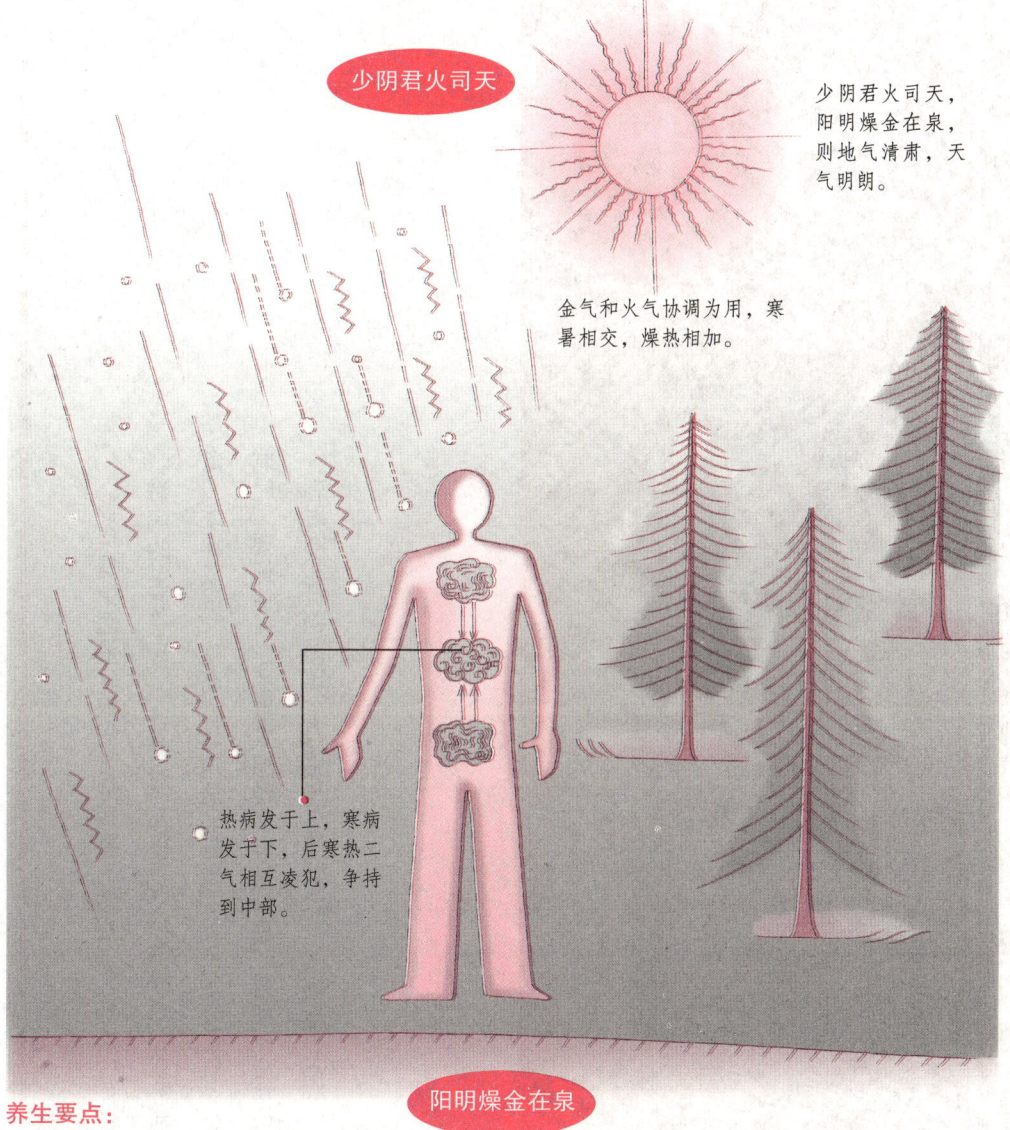

少阴君火司天

少阴君火司天，阳明燥金在泉，则地气清肃，天气明朗。

金气和火气协调为用，寒暑相交，燥热相加。

热病发于上，寒病发于下，后寒热二气相互凌犯，争持到中部。

阳明燥金在泉

养生要点：
- 食用与岁气相合的红、白色谷物保全真气。
- 食用与间气相合的谷类祛除邪气。
- 用药方面，为调其上用咸味药软坚，为发泄用苦味药；为安其下用酸味药收敛，为泻下用苦味药。

第十五章

神奇的针灸

针灸是中医治疗疾病时最重要的方法，九针是古代针刺治病的主要工具。针刺时，根据疾病的特点，或补或泻，或深或浅，从而将体内病邪赶走，补不足之正气。针刺时，要遵循一定的取穴原理和针刺禁忌，避免不应该的针刺时间和针刺部位，方能在治病的同时又不增加新病。

本章目录

- 264 / 针灸何以如此神奇
- 266 / 针刺的工具：九针
- 268 / 针刺的方法
- 270 / 人体有三百六十五个气穴
- 272 / 针灸的取穴原理
- 274 / 针刺的深度
- 276 / 针刺的补泻原则
- 278 / 针刺时的禁忌
- 280 / 四季针刺部位选择的依据
- 282 / 不同季节误刺后会产生什么后果
- 284 / 误刺不同部位的后果

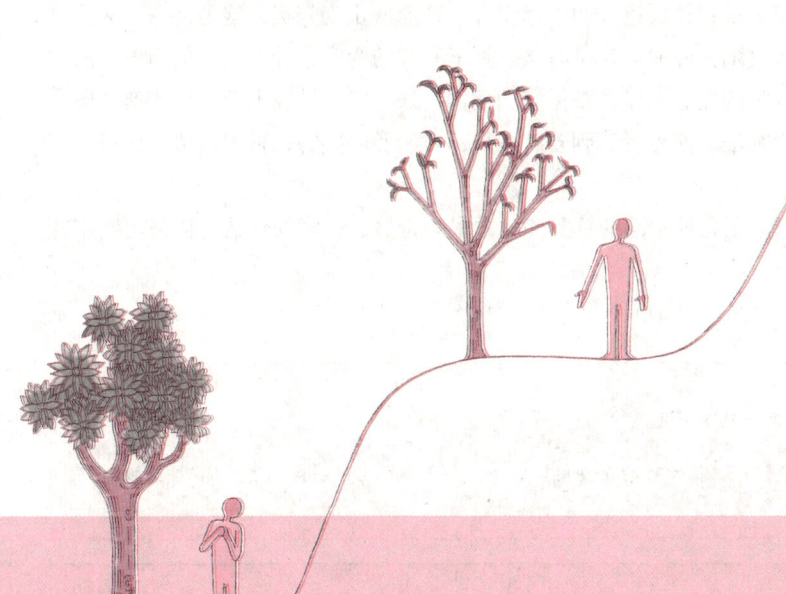

针灸何以如此神奇

针灸，是以调节阴阳之气使之平衡为目的的。所谓"补阴泻阳"，就是运用补泻法，补五脏不足的正气，泻去入侵的邪气，使人声音洪亮，耳聪目明。

针刺的疾徐手法

针刺的微妙关键在于疾徐手法的运用。粗劣的医生只知道死守与症状相对应的若干穴位来进行治疗，而高明的医生却注重观察病人经络中气机的变化，并以此为依据来选取相应的穴位进行治疗。经气的循行离不开穴位孔窍，这些穴位孔窍中气机的变化细小而微妙。当邪气正盛时，切不可迎而用补法；当邪气已去时，不宜追而用泻法。

经气的变化与针刺

经气的逆顺：气去的，脉虚而小为逆；气来的，脉平而和为顺。明白经气往来逆顺的变化，就可以大胆地施行针法。迎着经脉的循行方向进针，与其来势相逆，施用泻法，邪气就会由实转虚；随着经脉的循行方向进针，与其去势相顺，施用补法，正气就会由弱变强。因此，正确掌握迎随的补泻方法，用心体察气机虚实变化的奥妙，掌握了这个关键，针刺的道理也就大体完备了。

针法的运用原则

一般针法的运用原则是：虚证用补法，实证用泻法，气血瘀结的则用破血行气法，邪气盛的则用攻邪法。《大要》说：徐缓进针而疾速出针，则能使正气充实，这是补法；疾速进针而徐缓出针，则能使邪气随针外泄，这是泻法。针下有气的为实，针下无气的为虚。通过考察病情的缓急，决定补泻的先后顺序。根据气的虚实，来决定留针或出针。所谓实与虚，就是对于正气虚的，采用补法，使患者感到若有所得；对于邪气盛的，采用泻法，使患者感到若有所失。

虚实补泻的要点，以运用九种不同的针具和手法最为奇妙，补泻的合适时机都可利用针刺的手法来实现。

《内经》名言

原文：热则疾之，寒则留之，陷下则灸。

释文：属于热的就要用速针法，属于寒的就要用留针法；属于阳气内衰以致脉道虚陷不起的就要用灸法。

第十五章 神奇的针灸

针刺的工具——九针

　　九针是指具有九种不同形状的金属针具，各有不同的治疗用途。一般认为，九针是在青铜器时代开始萌芽，到铁器时代才制作成功的。是在承袭"砭石、针石、镵石"的基础上，不断改进，逐渐完善而成的。

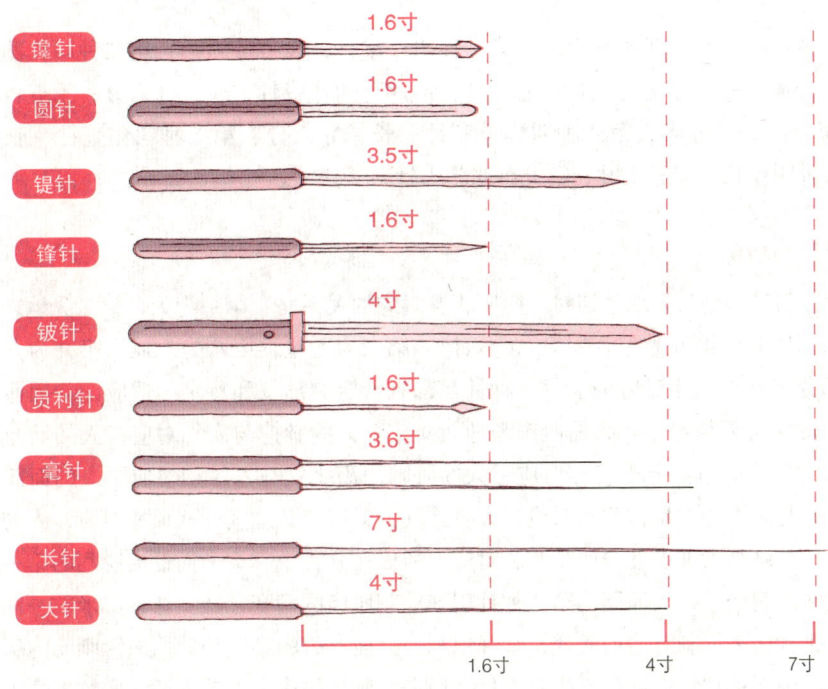

三刺法

三刺法是就针刺时的三种不同深度而命名的，针刺深度不同，所达到的效果也不一样。

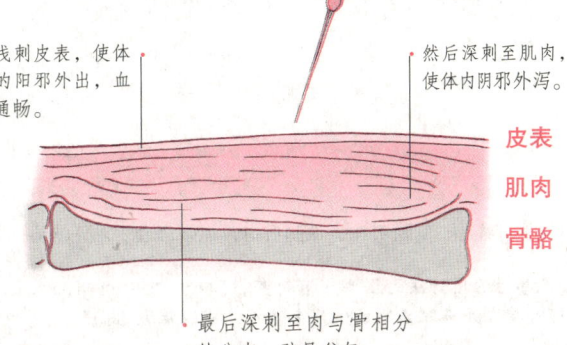

先浅刺皮表，使体表的阳邪外出，血气通畅。

然后深刺至肌肉，使体内阴邪外泻。

最后深刺至肉与骨相分的分肉，疏导谷气。

针刺的工具：九针

九针是针刺时常用的九种不同的针具，各自的形状、长度和用途不同，用途也不一样。具体如下：

九针的名称和长度

九针的名称和形状都各不相同：第一种叫作镵针，长一寸六分；第二种叫作圆针，长一寸六分；第三种叫作鍉针，长三寸五分；第四种叫作锋针，长一寸六分；第五种叫作铍针，长四寸，宽二分半；第六种叫作员利针，长一寸六分；第七种叫作毫针，长三寸六分；第八种叫作长针，长七寸；第九种叫作大针，长四寸。

九针的原理和功用

九针针刺时，是与天地、四时、阴阳相互对应的关系是：第一为天，第二为地，第三为人，第四为四时，第五为五音，第六为六律，第七为七星，第八为八风，第九为九野。人身体各部分都是与此相对应的，每一种针具都有特定的形状和特定的适应证，因而叫作九针。人的皮肤与天相对应，人的肌肉与地相对应；人的脉搏与人相对应；人的筋与四时相对应；人的发声与自然界五音相对应；人的脏腑阴阳之气与六律相对应；人的面部七窍和牙齿的分布与天上的七星排列相对应；人身之气的运行与天地间的八风相对应；人的九窍及三百六十五脉络与大地上九野的分布相对应。所以在九针中，头大而针尖锐利的第一种针用来针刺皮肤的病变，针头卵圆的第二种针用来针刺肌肉的病变，针尖像黍粟米粒一样圆而微尖的第三种针用来针刺脉络的病变，针锋锐利，三面有刃的第四种针用来针刺筋的病变，针尖如长毛，圆而锐利，中部稍粗的第五种针用来针刺骨的病变，针尖纤细像蚊虫的嘴，可以轻缓地刺入皮肤的第六种针用来针刺脏腑经脉阴阳失调的病变，第七种针用以补益精气，针尖锋利而针身细长的第八种针用以祛除风邪，身粗而巨，针尖略圆，针形如杖的第九种针用以疏通九窍，清除三百六十五个骨节之间的邪气。

《内经》名言

原文：善用针者，从阴引阳，从阳引阴，以右治左，以左治右。

释文：善于运用针法的医生，有时病在阳经，可针刺阴经来引导；有时病在阴经，可针刺阳经来引导；有时病在左而取右边的穴位来治疗；有时病在右而取左边的穴位来治疗。

九针的功用

九针指镵针、圆针、鍉针、锋针、铍针、员利针、毫针、长针、大针。它们与天地、阴阳、四时对应,分别用于治疗不同的疾病。

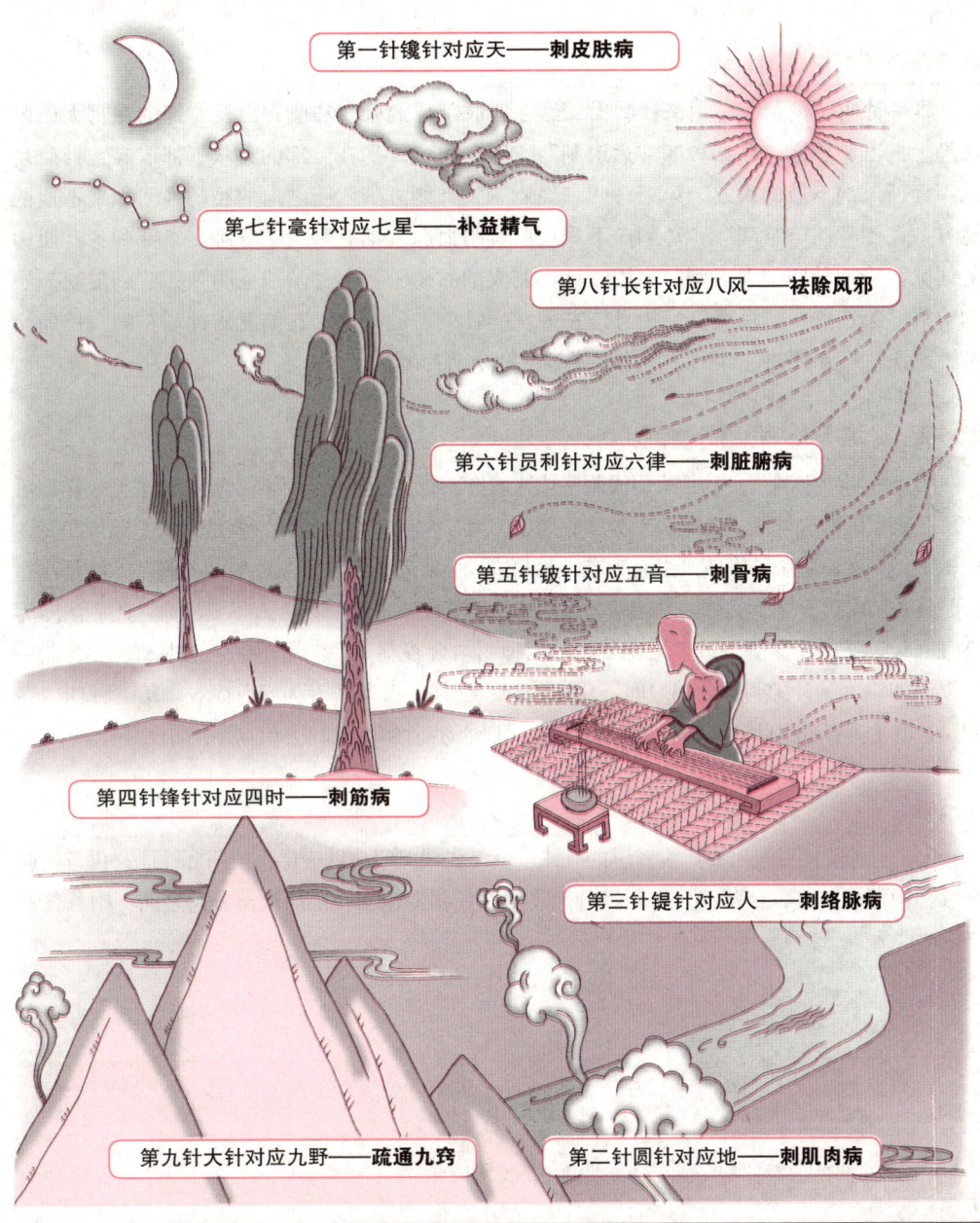

第一针镵针对应天——**刺皮肤病**

第七针毫针对应七星——**补益精气**

第八针长针对应八风——**祛除风邪**

第六针员利针对应六律——**刺脏腑病**

第五针铍针对应五音——**刺骨病**

第四针锋针对应四时——**刺筋病**

第三针鍉针对应人——**刺络脉病**

第九针大针对应九野——**疏通九窍**

第二针圆针对应地——**刺肌肉病**

针刺的方法

施用针刺治病时,如果不懂得五运六气、血气盛衰的演变规律、经络虚实的形成,就不能成为良医。

九种应对不同病症的针刺方法

第一种叫"输刺",用来针刺十二经在四肢部位的荥穴和腧穴以及背部的在足太阳膀胱经上的五脏腧穴。第二种叫"远道刺",顾名思义,病在上部的,从下部取穴,针刺足三阳经所属的下肢的腧穴。第三种叫"经刺",针刺五脏六腑之内的经与络间积聚不通的地方。第四种叫"络刺",针刺皮下浅表的小络血脉。第五种叫"分刺",针刺各经肌肉的间隙。第六种叫"大泻刺",用铍针针刺大的脓疡。第七种叫"毛刺",针刺皮肤表层的痹病。第八种叫"巨刺",指身体左侧发病针刺右侧穴位,右侧发病针刺左侧穴位的交叉针刺法。第九种叫"焠刺",用火烧过的针来治疗痹病。

五种专门针对五脏病变的针刺方法

第一种叫"半刺",就是采用浅刺法快速发针,针尖不要伤到肌肉,就如拔毫毛一样,可使皮肤表层的邪气外泄,此刺法专为肺脏而设。第二种叫"豹文刺",就是在病变部位四周针刺多针,深度以刺中脉络使其出血为准,此刺法专为心脏而设。第三种叫"关刺",就是在左右肢体关节附近直刺至筋脉的尽端处,可用来治疗筋痹病,针刺时千万不要出血,此刺法专为肝脏而设,又叫"渊刺"或"岂刺"。第四种叫"合谷刺",就是在患处正中及两侧各刺一针,形如鸡爪,针尖刺至分肉之间,用来治疗肌痹病,此刺法专为脾脏而设。第五种叫"输刺",就是垂直进出针,将针深刺至骨附近,用来治疗骨痹,此刺法专为肾脏而设。

刺三针

这是一种能使谷气出而产生针感的刺法,就是先浅刺于皮肤表层,使阳邪外泄;再较皮肤表层稍微深刺一些,至肌肉而未到达分肉之间,使阴邪泄出;最后刺至分肉之间,则谷气乃出,此即为"三刺"。

《内经》名言

原文: 凡刺之法,先必本于神。

释文: 施用针刺的一般法则,首先必须以神气为依据。

第十五章 神奇的针灸

刺手和压手

刺手即用来持针并刺皮肤的手，压手即用来按压皮肤的手。刺手与压手互相配合，协同进针是针刺时常用的一种手法。

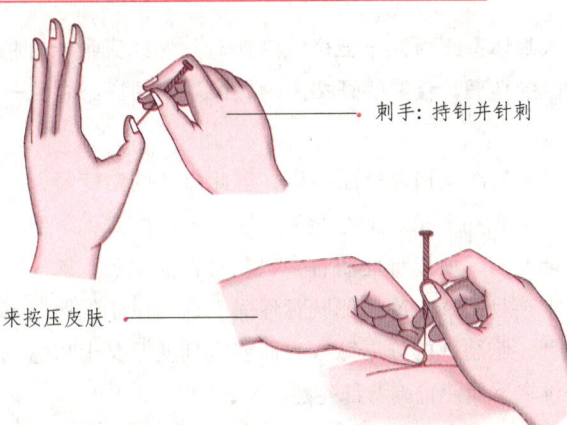

刺手：持针并针刺

压手：用来按压皮肤

针刺的方法

针刺的方法有许多种，下面以三棱针为例，介绍一下点刺法、散刺法、刺络法和挑刺法。

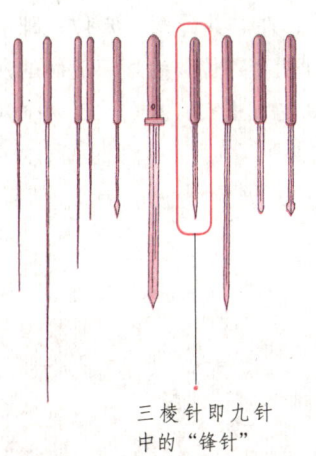

三棱针即九针中的"锋针"

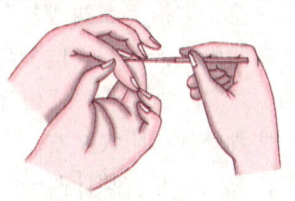

点刺法

推按被刺穴位，使血液积聚于针刺部位，用左手夹紧被刺部位，右手持针，对准穴位迅速刺入，随即将针退出，轻轻挤压针孔周围，使出血少许。多用于高热、昏迷、中暑等。

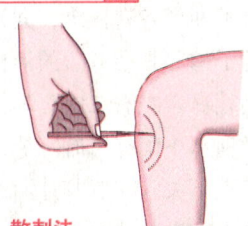

散刺法

是由病变外缘呈环形向中心点刺的一种方法。多用于局部瘀血、肿痛、顽癣等。

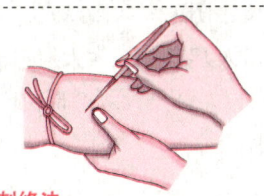

刺络法

先用带子结扎在针刺部位上端（近心端），左手拇指压在被针刺部位下端，右手持针对准针刺部位的脉络，刺入2～3毫米后立即将针退出，使其流出少量血液。多用于急性吐泻、中暑、发热等。

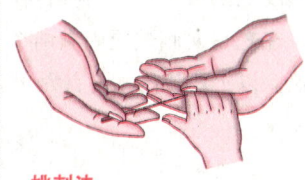

挑刺法

用左手按压针刺部位两侧，或捏起皮肤，使皮肤固定，右手持针迅速刺入皮肤，随即将针身倾斜挑破皮肤，使之出少量血液或少量黏液。常用于肩周炎、支气管哮喘、血管神经性头痛等。

人体有三百六十五个气穴

人身体有三百六十五个气穴，与一年的天数恰好相对应，如果懂得了三百六十五个穴位的数理，就能够开拓人的思维。下面详细介绍一下这些气穴的分布部位。

背部与胸部互相牵拉而疼痛，对此症针刺治疗时，应当取任脉的天突穴、督脉的中枢穴，以及上纪和下纪。上纪乃为胃脘部的中脘穴，下纪是指关元穴。由于胸背部的经脉斜系着阴阳左右，所以得此病者会出现胸背部涩痛，胸胁疼痛以致人无法正常呼吸，不能平躺，气上逆且短气，或一侧胸背疼痛。这是由于经脉内邪气盛满就斜溢于尾骶部，再侵入到胸胁部，胸胁部的分支脉入心而连贯到膈，又上出达到天突，向下斜行经过肩而交会于背部十椎之下而使得胸背部疼痛。

脏腧有五十个穴位；腑腧有七十二个穴位；治疗热病的穴位有五十九个；治疗水病的穴位有五十七个；头上有五行，每行各有五个穴位，共计五五二十五个穴位；五脏的背腧在脊椎两旁各有五个，共计十个穴位；大椎上面两旁各有一个，共计两个穴位；眼睛旁边的瞳子髎和耳朵旁边的浮白，左右两侧共计四个穴位；两侧髀厌中有环跳穴二穴；膝关节两侧犊鼻穴左右二穴；耳朵中的听宫穴左右二穴；眉根部的攒竹穴左右二穴，完骨左右二穴；项部中间有风府一个穴位；枕骨处的窍阴穴左右二穴；上关穴左右二穴；大迎穴左右二穴；下关穴左右共计两个穴位；天柱穴左右共计两个穴位；上巨虚左右共计两个穴位；下巨虚左右共计两个穴位；颊车左右共计两个穴位；天突一个穴位；天府左右共计两个穴位；天牖左右共计两个穴位；扶突左右共计两个穴位；天窗左右共计两个穴位；肩解左右共计两个穴位；关元一个穴位；委阳左右共计两个穴位；肩贞左右共计两个穴位；瘖门一个穴位；脐中央有神阙一个穴位；胸部有十二个穴位；背部的膈腧穴左右共计两个穴位；胸两旁的膺部有十二个穴位；足外踝上有分肉（即阳辅穴），左右共计两个穴位；踝上横纹处的解谿穴左右共计两个穴位；阴跻穴和阳跻穴左右共计四个穴位；治疗寒热病的穴位在左右两侧骸厌中有两个穴位；大禁二十五为天府下五寸处的五里穴，左右共计两个穴位。以上所说的共三百六十五个穴位，都是针刺的部位。

《内经》名言

原文： 刺之要，气至而有效。

释文： 针刺最重要的就是要得气，才能取得应有的疗效。

第十五章 神奇的针灸

人体肩背腰尻部经穴与病理

右图中标示的是颈部至腰部的人体穴位，一些疾病的出现与这些穴位有关系，所以治疗时应该以这些穴位为依据进行针刺。根据疾病的发病情况，或者直接针刺，或者采用左病右治或右病左治的方法。

督脉：发热、神志、肺病

督脉：脾、胃、神志、腰脊病

督脉：肾、经带、后阴、腰脊病

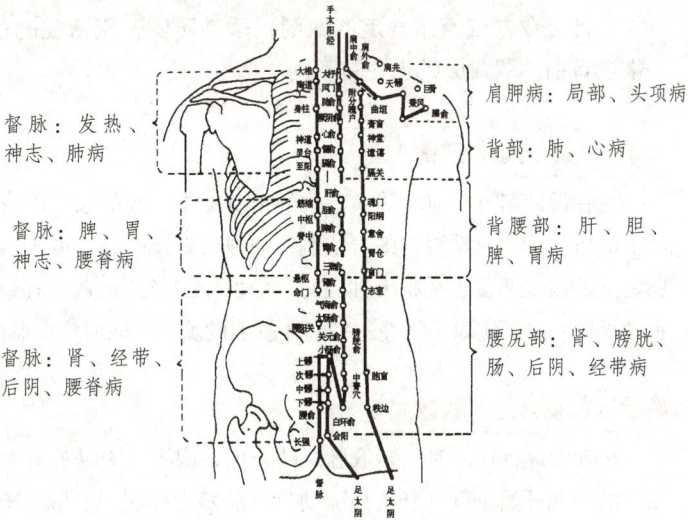

肩胛病：局部、头项病

背部：肺、心病

背腰部：肝、胆、脾、胃病

腰尻部：肾、膀胱、肠、后阴、经带病

针灸铜人

针灸铜人是刻有针灸穴名的人体铜像，形象、直观。在古代，铜人既可供针灸教学之用，又可作为考核医生水平的工具：以黄蜡封涂铜人外表的孔穴，其内注水。如取穴准确，针入而水流出；取穴不准，针不能刺入。在针灸文物中，针灸铜人与铜人图的文献价值和观赏价值极高，是研究古代腧穴定位的宝贵资料。

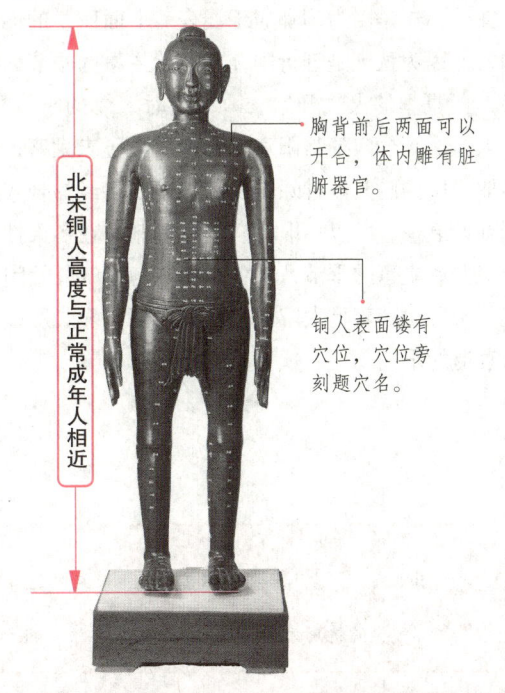

北宋铜人高度与正常成年人相近

胸背前后两面可以开合，体内雕有脏腑器官。

铜人表面镂有穴位，穴位旁刻题穴名。

针灸的取穴原理

针灸取穴应遵循一定的原则，季节不同，气所在的位置也不一样，人体气血变化也有别，取穴原则也各有不同。

四季针刺时的取穴原则

在春天针刺时，应取浅表部位的络脉、十二经的荥穴以及大筋与肌肉之间的部位，病情严重的可深刺，病情轻微的可浅刺；在夏天针刺时，应取十二经的腧穴、孙络以及肌肉、皮肤之上的浅表部位；在秋天针刺时，应取十二经的合穴，其余方面与春天的针刺方法一样；在冬天针刺时，应取十二经的井穴或脏腑的腧穴，同时应深刺并留针。

四季针刺取穴选择的依据

在春天进行针刺时，多取脉络的分肉，因为春天是五行中木气开始主事的季节，与春季相应的肝气开始生发，肝气性能劲急，肝发生的病变多形成于春季中的疾风，经脉处于人体内部较深处，但风邪侵犯人体常存在于肌肤表层，不能入里。在夏天进行针刺时，多取盛经肌腠，因为夏天是五行中火气开始主事的季节，与夏季相应的心气开始长养，虽然脉细气弱，但阳气充裕，热气熏蒸于人体肌腠，向内进入经脉之中。针刺只需破皮，邪气就可以泄于体外，这是因为病邪居于浅表。上面所说的盛经，即指阳脉。在秋天针刺时，多取经脉的腧穴，因为秋天是五行中金气开始主事的季节，与秋季相应的肺气开始收敛，秋季的金气充盛，而夏季的火气开始衰败，这时人体的阳气在经脉的合穴，秋季阴气开始升腾，湿邪侵入人体，到合穴处与阳气相合，阴气还未太盛，仍然不能够深入到机体内部。所以治疗时，多取经脉的腧穴以排除其阴邪，多取各经的合穴以排除与阳气相合的病邪，因为体表的阳气刚开始衰退，所以多取合穴进行针刺。在冬天针刺时，多取井穴和荥穴，因为冬天是五行中水气开始主事的季节，与冬季相应的肾气开始闭藏，阳气衰退，阴气盛，足太阳经气潜伏内沉，阳脉也随着足太阳经气的潜伏而不显。所以多取井穴来抑制上逆的阴气，多取荥穴以助长衰退的阳气。

《内经》名言

原文：盛则写之，虚则补之，不盛不虚，以经取之。

释文：邪气盛的就用泻法，正气虚的就用补法。对于不实不虚的，就在病变的经脉上取穴治疗。

第十五章 神奇的针灸

五脏六腑之经气所出

　　人体每条经脉都有井、荥、输、经、合五个腧穴，如同自然界之水流、江河、湖海。

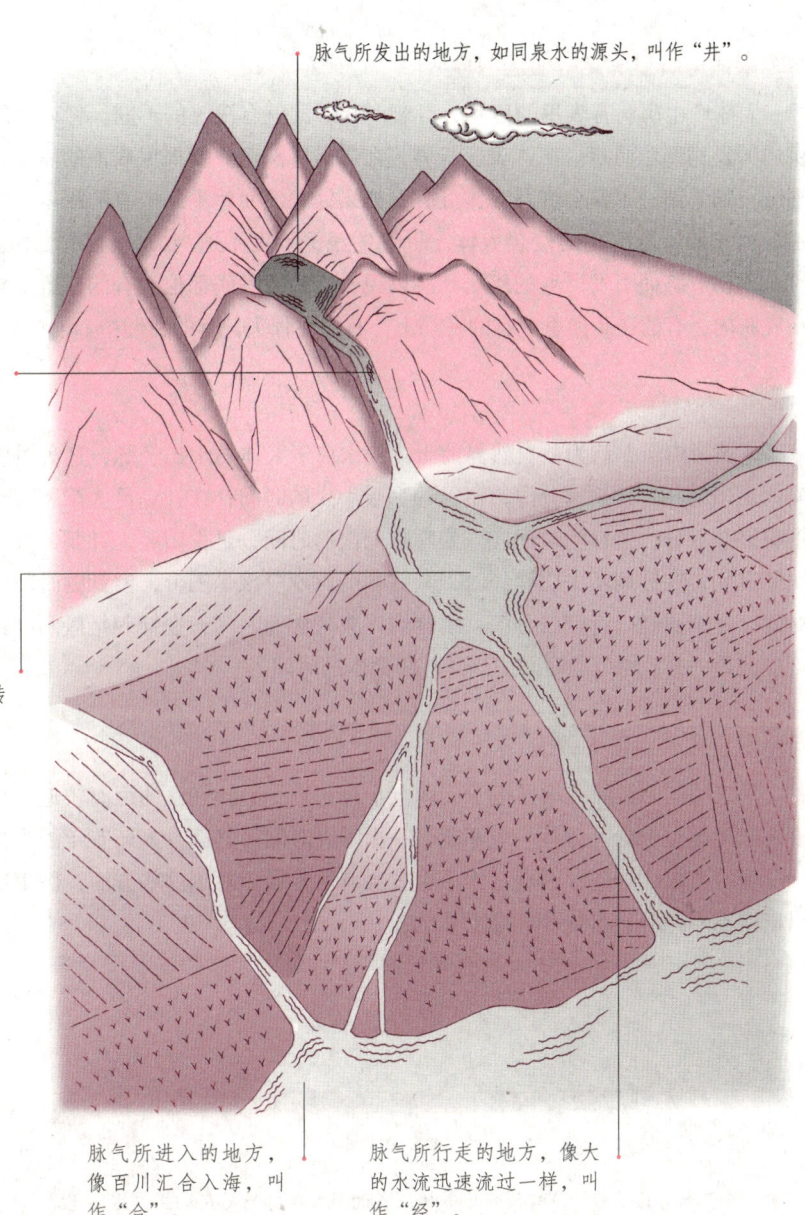

脉气所发出的地方，如同泉水的源头，叫作"井"。

脉气所流过的地方，像刚从泉眼流出的微小水流，叫作"荥"。

脉气所灌注的地方，像水流汇聚，而能转输运行，叫作"输"。

脉气所进入的地方，像百川汇合入海，叫作"合"。

脉气所行走的地方，像大的水流迅速流过一样，叫作"经"。

针刺的深度

要想达到针刺的效果，除了选穴要准确外，针刺的深度深浅适中，太过和不及都不能取得理想的效果。

根据疾病的表里确定针刺的深度

人体产生疾病有表里的区别，针刺时相应的就有浅深的不同。针刺时的浅深程度应当视疾病的发病部位而定。在体表应浅刺，在体内应深刺。要根据病情的需要，不要超过应刺的深度，如果超过了就会伤及人体五脏；如果针刺浅而达不到应有的深度，在体表的血气受到扰乱而壅滞，邪气随之侵袭人体。针刺的浅深程度不适当，就会对人体健康造成极大的危害，内伤五脏而引发严重的疾病。所以说，疾病的发病部位，有的在毫毛或腠理之间，有的在皮肤内，有的在肌肉里，有的在筋上，有的在骨头，有的在髓中。

不同经脉的针刺深度

《黄帝内经》认为，自然界的十二经水应于人体的十二经脉，这种对应可以用来指导针刺：足阳明经，针刺六分深，留针约呼吸十次的时间；在针刺足太阳膀胱经时，其针刺的深度应该是五分，留针的时间应该是呼吸七次的时间；足少阳经，针刺四分深，留针约呼吸五次的时间；在针刺足太阴脾经时，其针刺的深度应该是三分，留针的时间应该是呼吸四次的时间；足少阴经，针刺二分深，留针约呼吸三次的时间；在针刺足厥阴肝经时，其针刺的深度应该是一分，留针的时间应该是呼吸两次的时间。

针刺深度要考虑各人体质

手三阴三阳经脉，均循行于人体上半身，接受心肺气血的距离较近，气行迅速，针刺深度一般不超过二分，留针一般不超过一次呼吸时间。然而，人还有年龄少长、身材大小、体格胖瘦等方面的不同，因而其体质也就会有所差异。对于这些方面，医生都必须心中有数，以根据不同的情况选择不同的处理方法。

《内经》名言

原文： 谨候气之所在而刺之，是谓逢时。

释文： 在治疗疾病时，应当谨慎地等候卫气的所在进行针刺，这就称为"逢时"。

第十五章 神奇的针灸

深刺和浅刺

针刺的深度有深和浅之别，但这只是一个相对的概念。针刺的深度因针刺经脉的脉势强弱而不同，留针的时间也不同。此外，针刺的深度还要考虑病人的年龄、形体的高矮胖瘦等情况，做到辨证治疗。

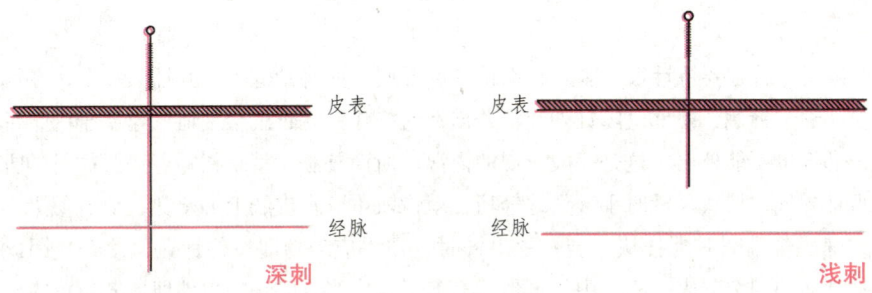

针刺的深度

针刺治疗疾病时，要把握好深度，太深或太浅都起不到预期的效果，甚至可能会造成意想不到的后果。

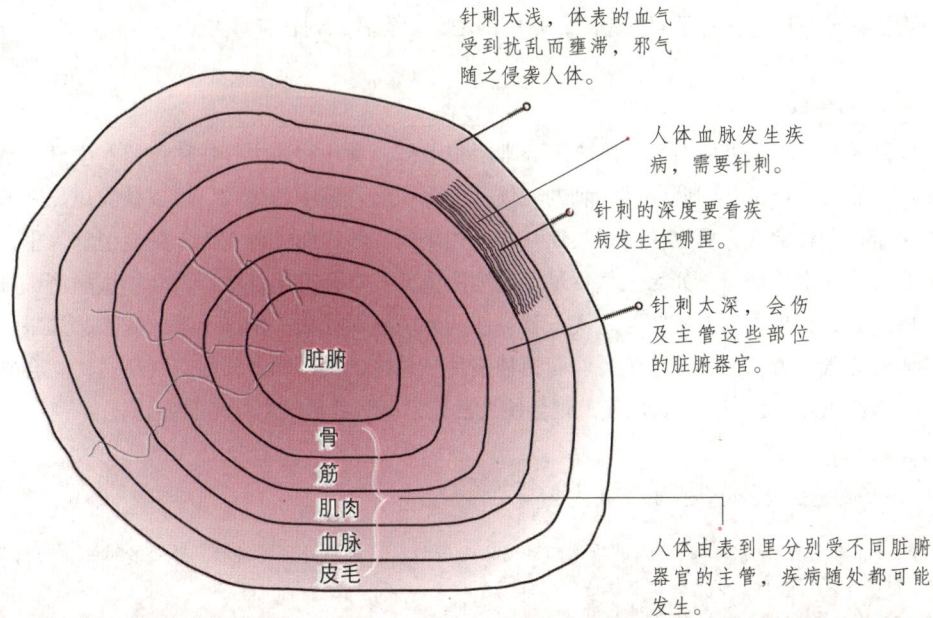

针刺的补泻原则

补法和泻法是针刺时常用的两种方法，在具体治病时，究竟该用补法还是泻法要审查疾病是虚还是实。

什么是补泻

所谓泻法，就是要持针很快刺入，而得气后要缓慢地将针退出，并摇大针孔，在属阳的体表部位，通过针刺，使邪气随针外泄。若出针时按住针孔，就会使血气蕴蓄于内，郁血不能泄散，邪气也不能外出，这是一般所说的内温。所谓补法，就是指顺着经脉循行的方向进针，在行针导气，按穴下针时手法熟练轻巧，就像蚊虫叮在皮肤上的感觉，似有似无。出针时，要迅速，像箭离弦那样快。当右手出针时，左手应当随即按住针孔，使经气因此而留止，像把外面的门关起来一样，中气自然就充实了。应当要防止瘀血停留，若有瘀血，应及时除去。

虚实补泻的原则

一般针法的运用原则是：虚证用补法，实证用泻法，气血瘀结的则用破血行气法，邪气盛的则用攻邪法。针下有气的为实，针下无气的为虚。通过考察病情的缓急，决定补泻的先后顺序。根据气的虚实，来决定留针或出针。所谓实与虚，就是对于正气虚的，采用补法，使患者感到若有所得；对于邪气盛的，采用泻法，使患者感到若有所失。

误用补泻的害处

大凡邪气侵入了人体经脉，风热阳邪常侵犯上部，食积秽浊之气往往停留在中部，清冷寒湿邪气常侵犯下部。因此，在针刺的时候，上部取筋骨陷中的腧穴，可以祛除风热之邪；针刺中部阳明经合穴，可以祛除胃肠浊气。但如果病在浅表而针刺太深，则会引邪入里，邪气随之深入而加重病情。如果正气不足反用泻法或邪气有余反用补法，就会加重病情。精气不足的病人，如果误泻五脏阴经之气，就会使病人阴虚而死亡；阳气不足的病人，如果误泻六腑阳经之气，就会使病人正气衰弱而精神错乱。总之，误泻阴经，使脏气耗竭，就会导致死亡；误泻阳经，耗伤了六腑阳气，则会使人发狂，这些都是误用补泻的害处。

《内经》名言

原文：泻者迎之，补者随之，知迎知随，气可令和。

释文：在采用泻法刺针时，要迎着脉气的流动方向进针；在采用补法刺针时，要顺着脉气流动的方向进针。掌握迎随补泻的方法，可使阴阳之气调和。

呼吸与针刺时的补泻

体内邪气太盛时，要泻；体内正气不足时，要补。针刺补泻最讲究时机，我们以呼吸为依据决定入针、捻针和出针的时间，如下图所示：

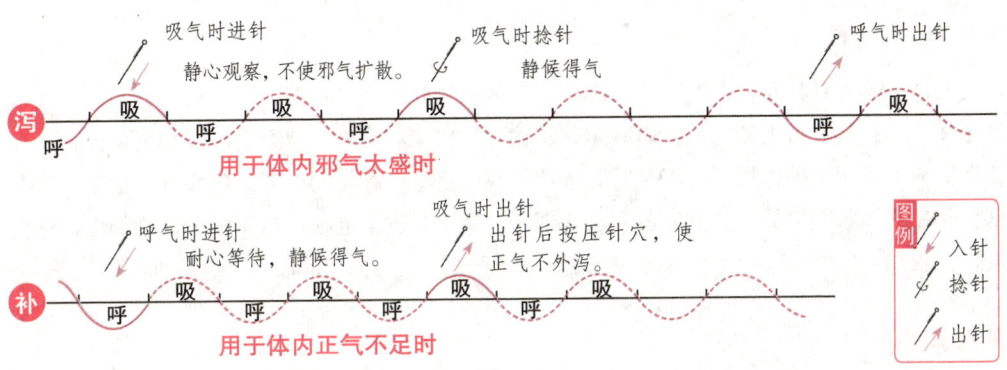

先天八卦与针刺补泻

针法有八纲，即：上卦为经络之阴阳、上下、左右。下卦为针法之随迎、徐疾、旋转。

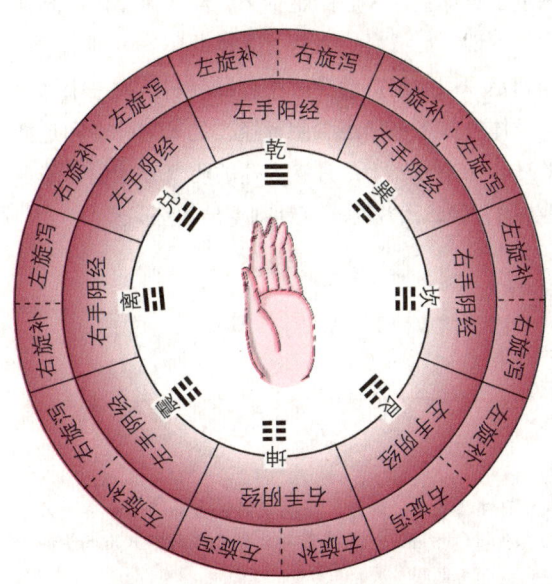

阳经手左部为乾，左旋随经徐进为补，反之为泻。
阴经手左部为兑，右旋随经徐进为补，反之为泻。
阳经足左部为离，左旋随经徐进为补，反之为泻。
阴经足左部为震，左旋随经徐进为补，反之为泻。
阳经手右部为巽，右旋随经徐进为补，反之为泻。
阴经手右部为坎，左旋随经徐进为补，反之为泻。
阳经足右部为艮，左旋随经徐进为补，反之为泻。
阴经足右部为坤，右旋随经徐进为补，反之为泻。

针刺时的禁忌

针灸是治疗疾病的一种重要方法，要想取得理想的效果，必须注意一些禁忌事项：有些部位不能针刺，有些人不能针刺，有些时间不能针刺。

人体的禁刺部位

人体五脏各有其要害之处，不可以不仔细观察。肝气生于左侧，肺气藏于右侧，心气布散于体表，肾气主持人体之里，脾脏运化转输水谷精华和津液，胃容纳水谷和消化饮食，有协助五脏气机通畅的作用。心脏和肺脏皆位居膈膜之上，在第七椎旁，里面有心胞络。这些部位都是人体禁刺之处，针刺时避开这些部位，就不会发生危险；若误刺了这些部位，就会发生祸殃。

不能针刺的人

不要针刺醉酒的病人，否则会使人气血紊乱；不要针刺大怒的病人，否则会使人出现气机逆乱的症状。不要针刺劳累过度的病人，不要针刺吃得过饱的病人，不要针刺腹中过饥的病人，不要针刺极度口渴的病人，不要针刺惊恐不安的病人。

十二月中针刺的规避

正月、二月、三月，人体的阳气分别偏重于身体左侧下肢的足少阳胆经、足太阳膀胱经和足阳明胃经，治疗时不宜针刺左足的三阳经；四月、五月、六月，人体的阳气分别偏重于身体右侧下肢的足阳明胃经、足太阳膀胱经和足少阳胆经，治疗时不宜针刺右足的三阳经；七月、八月、九月，人体的阴气分别偏重于身体右侧下肢的足少阴肾经、足太阴脾经和足厥阴肝经，治疗时不宜针刺右足的三阴经；十月、十一月、十二月，人体的阴气分别偏重于身体左侧下肢的足厥阴肝经、足太阴脾经和足少阴肾经，治疗时不宜针刺左足的三阴经。

《内经》名言

原文：粗守形，上守神。……粗守关，上守机。

释文：粗劣的医生只知道死守与症状相对应的若干穴位来进行治疗，而高明的医生却注重观察病人经络中气机的变化，并以此为依据来选取相应的穴位进行治疗。……劣医对此昏昧无知，只有高明的医生才能体察到其中的奥妙。

十二月中针刺的规避

古代医者在治疗疾病时很是讲究，尤其是在针刺时，古人根据阴阳变化规律以及阴阳与人体的对应选择和规避针刺的日期，从而大大提高了治疗疾病的效果。

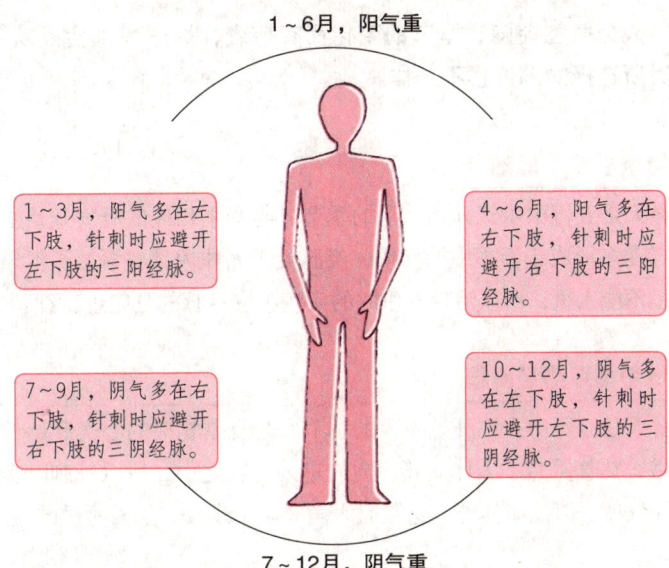

1~6月，阳气重

1~3月，阳气多在左下肢，针刺时应避开左下肢的三阳经脉。

4~6月，阳气多在右下肢，针刺时应避开右下肢的三阳经脉。

7~9月，阴气多在右下肢，针刺时应避开右下肢的三阴经脉。

10~12月，阴气多在左下肢，针刺时应避开左下肢的三阴经脉。

7~12月，阴气重

十二时辰人神禁忌

人神是古代针灸宜忌的说法。《黄帝虾蟆经》："神所藏行，不可犯伤。"即人神按时循行各部，其所在部位，忌用针灸。右图所标示的是十二时辰针刺时的禁忌。

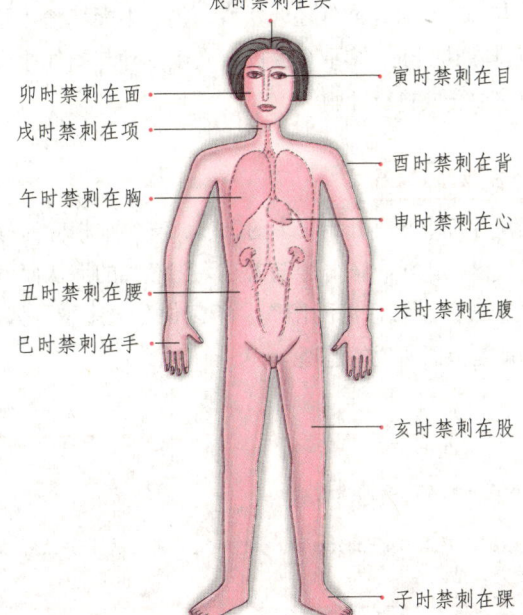

辰时禁刺在头
卯时禁刺在面
戌时禁刺在项
午时禁刺在胸
丑时禁刺在腰
巳时禁刺在手
寅时禁刺在目
酉时禁刺在背
申时禁刺在心
未时禁刺在腹
亥时禁刺在股
子时禁刺在踝

四季针刺部位选择的依据

人之气血会随着季节的变化而有盛衰,这一差别会反映到人的五脏上,所以针刺时所选择的部位也不一样。

春天针刺多取络脉的分肉

春天是五行中木气开始主事的季节,与春季相应的肝气开始生发。肝气性能劲急,肝发生的病变多形成于春季中的疾风,经脉处于人体内部较深处,但风邪侵犯人体常存在于肌肤表层,不能入里,所以治疗春季时的疾病多取络脉的分肉进行针刺。

夏天针刺多取盛经肌腠

夏天是五行中火气开始主事的季节,与夏季相应的心气开始长养。虽然脉细气弱,但阳气充裕,热气熏蒸于人体肌腠,向内进入经脉之中,所以针刺时多取盛经肌腠。针刺只需破皮,邪气就可以泄于体外,这是因为病邪居于浅表。上面所说的盛经,即指阳脉。

秋天针刺多取经脉的腧穴

秋天是五行中金气开始主事的季节,与秋季相应的肺气开始收敛。秋季的金气充盛,而夏季的火气开始衰败,这时人体的阳气在经脉的合穴,秋季阴气开始升腾,湿邪侵入人体,到合穴处与阳气相合,阴气还未太盛,仍然不能够深入到机体内部。所以治疗时,多取经脉的腧穴以排除其阴邪,多取各经的合穴以排除与阳气相合的病邪,因为体表的阳气刚开始衰退,所以多取合穴进行针刺。

冬天针刺多取井穴和荥穴

冬天是五行中水气开始主事的季节,与冬季相应的肾气开始闭藏,阳气衰退,阴气盛,足太阳经气潜伏内沉,阳脉也随着足太阳经气的潜伏而不显。所以多取井穴以抑制上逆的阴气,多取荥穴以助长衰退的阳气。所以说冬天多取井穴和荥穴进行针刺,春天就不会流鼻血,指的就是上面所说的道理。

《内经》名言

原文: 徐而疾则实,疾两徐则虚。

释文: 徐缓进针而疾速出针,则能使正气充实,这是补法;疾速进针而徐缓出针,则能使邪气随针外泄,这是泻法。

四季脏腑血气的分布

人体气血的分布与季节有关，气候温和时气血外溢；气候凉爽时，气血伏匿于内，如下图所示：

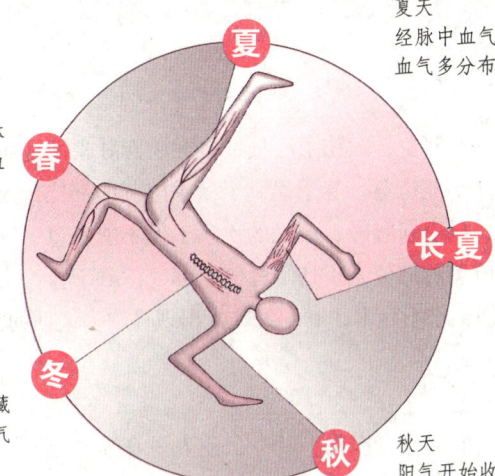

春天
阴消阳长，万物生发，人体经脉中的血气开始畅行，血气多分布在经脉。

夏天
经脉中血气充盈，满溢至孙络，血气多分布在孙脉。

长夏
经脉和孙脉血气都很充盛，血气充溢于肌肉，人的血气多分布在肌肉。

秋天
阳气开始收敛，人体肌腠也开始闭合，皮肤收缩，血气多分布在皮肤。

冬天
万物潜藏，人的血气也伏藏于体内，潜伏于骨髓，血气多分布在骨髓。

四季的针刺依据

人体气血会随季节的变化而变化，有时经脉沉潜在内，有时经脉浮现于表；有时阴气旺盛，有时阳气旺盛。所以，在不同的季节，针刺的部位也不一样。

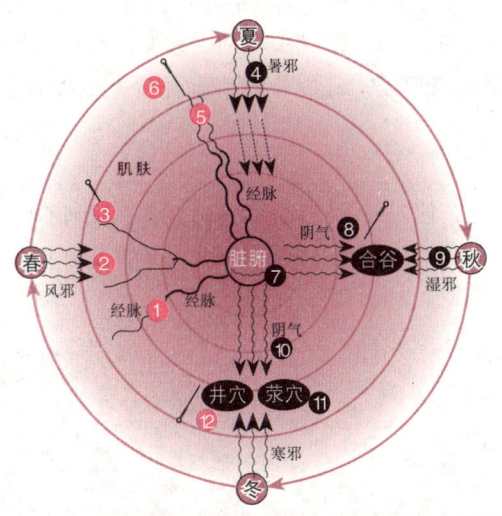

① 体表脉虽细小，但阳气充实。
② 针刺时多取盛经的肌腠。
③ 风邪侵犯人体常存在于肌表。
④ 针刺多取络脉的分肉。
⑤ 经脉处于人体内部较深处。
⑥ 刺井穴抑制上升的邪气。
⑦ 热气熏蒸于肌腠，并向内进入经脉。
⑧ 人体的阳气聚于合穴。
⑨ 针刺时应取各经的合穴。
⑩ 湿邪侵入合穴与阳气相聚。
⑪ 阳气潜藏。
⑫ 阴气旺盛。
⑬ 刺荥穴助长衰退的阳气。

不同季节误刺后会产生什么后果

在春夏秋冬各个季节，人体气血运行有所不同，针刺时要讲究相应的针刺方法和针刺部位。否则，就会引起一些问题。

春季误刺的后果

春季误刺了夏季应刺的部位，损伤了心气，就会引起脉象混乱而使心气微弱，邪气反而进一步深入骨髓，疾病便不能痊愈。春季误刺了秋季应刺的部位，损伤了肺气，便会出现筋脉挛急，气逆环周于肺，则引起咳嗽，原先的疾病不但不能痊愈，反而会出现惊骇、哭泣的症状。春季误刺了冬季应刺的部位，损伤了肾气，邪气深藏于肾，出现肿胀症状，疾病不但不能痊愈，还因肾脏受伤，水不涵木，肝木失养，出现喜欢多说话的症状。

夏季误刺的后果

夏季误刺了春季应刺的部位，损伤了肝气，使人全身倦怠无力。夏季误刺了秋季应刺的部位，损伤了肺气，原先的疾病没有治愈，反而使人肺气伤而不想说话，又因金不生水，肾脏得不到肺母的滋养，使人惊恐不安，总像是有人要抓他一样。夏季误刺了冬季应刺的部位，损伤了肾气，不但原先的疾病不能治愈，反而使人气少无力，又因水不滋木，肝木得不到滋养，使人常想发脾气。

秋季误刺的后果

秋季误刺了春季应刺的部位，损伤了肝气，使人惊悚不安，健忘。秋季误刺了夏季应刺的部位，损伤了心气，原先的疾病不但不能痊愈，反而使人嗜睡，并且多梦。秋季误刺了冬季应刺的部位，损伤了肾气，不仅原有的疾病不能痊愈，还因肾不闭藏而使人时时发冷。

冬季误刺的后果

冬季误刺了春季应刺的部位，损伤了肝气，使人困倦但又不得安睡。冬季误刺了夏季应刺的部位，损伤了心气，因正气外泄，邪气侵入经脉，而引发各种痹病。冬季误刺了秋季应刺的部位，损伤了肺气，会肺不能宣化津液而常常口渴。

《内经》名言

原文：精神不进，志意不治，故病不可愈。

释文：病人精神衰败，意志散乱，所以疾病难以治愈。

四季针刺有规律，不能误刺

人体气血会随着季节的变化或内或外，治疗疾病时必须清楚各季节气之所在。否则，误刺其他部位，不仅达不到治疗效果，反而会增加新病。

春
1. 误刺络脉：血气外溢，少气。
2. 误刺肌肉：血气紊乱，气喘。
3. 误刺筋骨：血气不畅，腹胀。

夏
4. 误刺经脉：气血衰竭，倦怠无力。
5. 误刺肌肉：血气阻闭，恐惧。
6. 误刺筋骨：血气逆上，易怒。

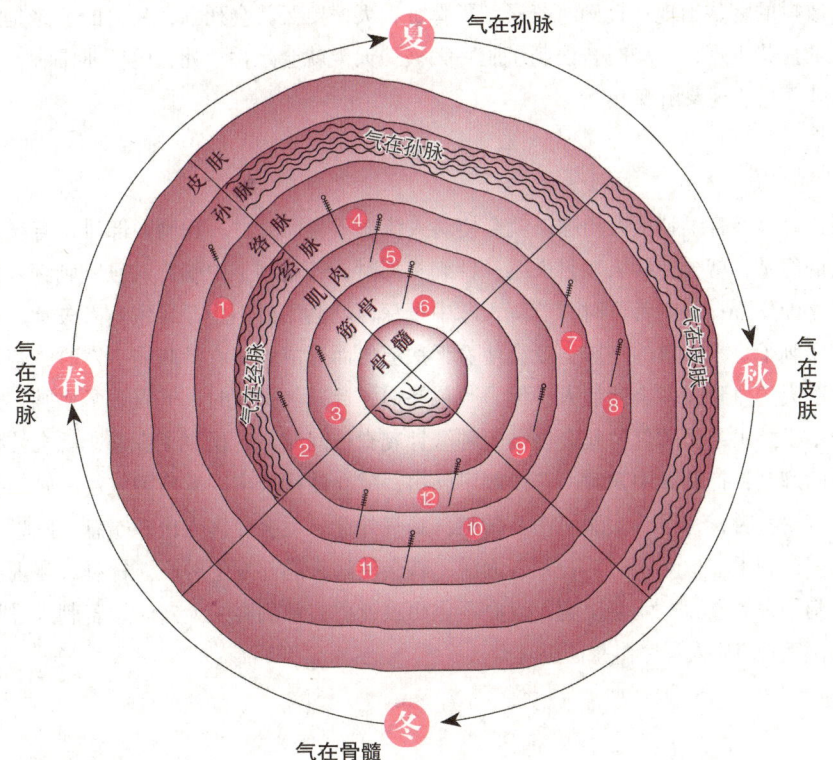

秋
7. 误刺经脉：血气逆上，健忘。
8. 误刺络脉：阳气受阻不能至体表，嗜睡。
9. 误刺筋骨：血气紊乱，恶寒战栗。

冬
10. 误刺经脉：血气虚弱不能上行，视物不清。
11. 误刺络脉：血气外泄，外邪入侵，严重痹病。
12. 误刺肌肉：阳气衰竭，健忘。

误刺不同部位的后果

人体有些部位是不能针刺的,针刺时必须规避这些部位,否则,会造成预料不到的后果,如误刺五脏后病人会在几天后死去。

误刺五脏的后果

针刺时若误刺了心脏,大概一天就会死亡,死亡的征兆为嗳气;针刺时若误刺了肝脏,大概五天就会死亡,死亡的征兆为病人自言自语;针刺时误刺了肾脏,大概六天就会死亡,死亡的征兆为病人有打喷嚏的症状出现;针刺时若误刺了肺脏,大概三天就会死亡,死亡的征兆是有咳嗽的症状出现;针刺时若误刺了脾脏,大概十天就会死亡,死亡的征兆是病人有吞咽困难的症状出现;针刺时若误刺了胆,大概一天半就会死亡,死亡的征兆是病人有胆汁外泄且呕吐不止的现象出现。

误刺经脉的后果

针刺脚背时,若误刺了大动脉,就会使病人流血不止而死亡;针刺面部时,若误刺了与眼睛相通的经脉,就会使病人双目失明;针刺头部时,若误刺了中脑户穴且针刺深入骨髓,会使病人立即死亡;针刺舌下时,若刺入脉中过深,就会流血不止,导致病人失音;针刺脚下时,若误刺了足下布散的络脉,就会使血无法流出而形成肿胀。针刺委中穴时,若针刺太深而误刺了大的血脉,就会使病人昏倒,脸色苍白;针刺气街穴时,若误刺了血脉,血液留滞于内而不得外出,鼠蹊部位就会瘀结为肿。针刺脊柱间时,若误刺了脊髓,就会使病人出现背弯曲的病变;针刺乳中穴时,若误刺了乳房,就会使病人出现乳房肿胀甚至腐蚀为疮的危险;针刺缺盆时,若误刺太深而伤及肺脏,肺气外泄,就会使病人出现喘息、咳嗽、气上逆的症状。针刺手上鱼际穴时,若刺入太深,就会使病人局部发生肿胀。针刺大腿内侧穴位时,若误刺了大的血脉,就会使病人流血不止而致死亡;针刺客主人穴时,若刺入过深,误刺了血脉,就会使病人耳底出脓甚至耳聋。

《内经》名言

原文: 必问贵贱,封君败伤,及欲侯王。

释文: 诊断疾病时必须了解病人的贵贱、贫富、喜乐三方面情况。比如原先是封君拜侯,后来罢官削职,即原先尊贵有势,后来卑贱失权了,虽然没受外邪侵袭,但精神上却受打击,因而身体败坏,甚至导致死亡。

误刺五脏的后果

人体的五脏各有其要害所在，针刺时要避开这些地方，否则，就会发生危险。

误刺心脏，病人一天死。

误刺肺脏，病人三天死。

误刺肾脏，病人六天死。

误刺肝脏，病人五天死。

误刺胆，病人一天半死。

误刺脾脏，病人十天死。

耳鸣的发生

耳鸣是指自觉耳内鸣响，常常是耳聋的先兆。治疗耳鸣，可补足少阳经的客主人穴及位于手大指指甲上的手太阴肺经的少商穴。

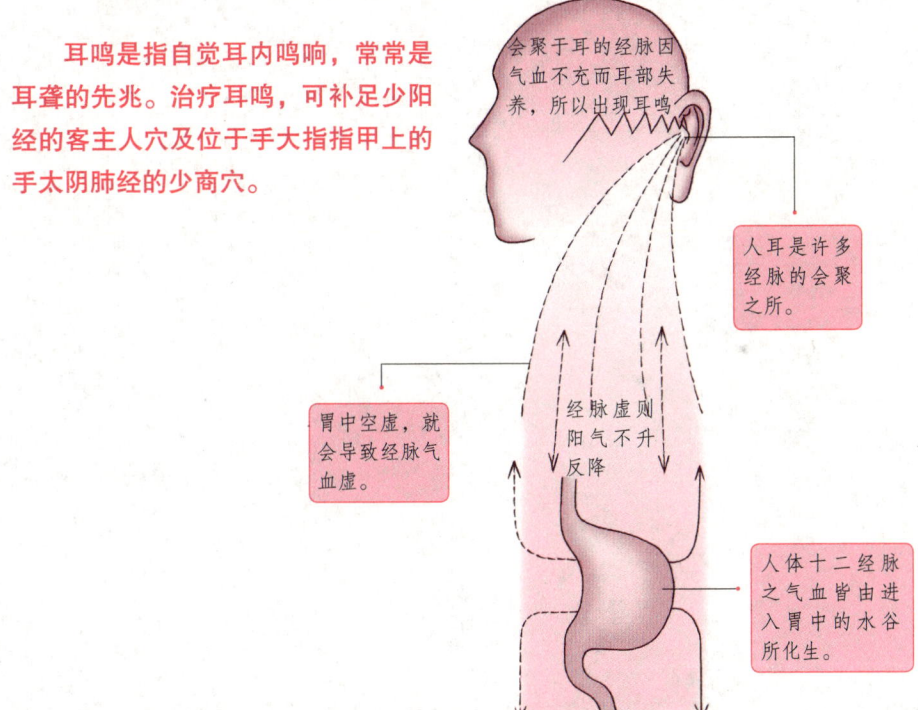

会聚于耳的经脉因气血不充而耳部失养，所以出现耳鸣。

人耳是许多经脉的会聚之所。

胃中空虚，就会导致经脉气血虚。

经脉虚则阳气不升反降。

人体十二经脉之气血皆由进入胃中的水谷所化生。